Changing Lives Through Redecision Therapy

(Revised and Updated Edition)

沟通分析的再决定疗法

（原著修订和更新版）

［美］ 玛丽·麦克卢尔·古尔丁 (Mary McClure Goulding)
罗伯特·L. 古尔丁 (Robert L. Goulding)　　　　著

周司丽　译

中国轻工业出版社

图书在版编目 (CIP) 数据

沟通分析的再决定疗法 / (美) 玛丽·麦克卢尔·古
尔丁 (Mary McClure Goulding),(美) 罗伯特·L. 古尔
丁 (Robert L. Goulding) 著；周司丽译. -- 北京：
中国轻工业出版社，2025. 2. -- ISBN 978-7-5184
-5196-8

Ⅰ. R749.055
中国国家版本馆CIP数据核字第2024LZ3920号

版权声明

责任编辑：林思语   责任终审：张乃東
策划编辑：孙蔚雯   责任校对：刘志颖   责任监印：吴维斌
出版发行：中国轻工业出版社（北京鲁谷东街5号，邮编：100040）
印　　刷：三河市鑫金马印装有限公司
经　　销：各地新华书店
版　　次：2025年2月第1版第1次印刷
开　　本：710×1000　1/16　印张：18.5
字　　数：270千字
书　　号：ISBN 978-7-5184-5196-8　　定价：82.00元
读者热线：010-65181109
发行电话：010-85119832　　010-85119912
网　　址：http://www.chlip.com.cn　http://www.wqedu.com
电子信箱：1012305542@qq.com
版权所有　侵权必究
如发现图书残缺请拨打读者热线联系调换
221140Y2X101ZYW

献给全世界

曾在西部团体与家庭治疗研究所

及工作坊中

与我们学习过的

所有心理治疗师

推　荐　序

作为一名年轻的心理学家，我想学习如何做好心理治疗。1975 年，我从瑞典隆德大学毕业时，已经学过精神分析和行为疗法，但对于如何将这些知识应用于实际的心理治疗，却知之甚少。我的大学老师们说："我们教给你们的是理论基础。你们必须在开始工作后自学如何开展工作。"由于心理治疗在当时是新兴职业，这种说法并不是没有道理的。但通过图书，我知道在我们的大学之外的其他地方，存在着实用的心理治疗方法。毕业前，我和同学罗兰·约翰逊（Roland Johnsson）研究了心理治疗市场。在那个互联网和人工智能还没有出现的年代，收集信息意味着在纸上写信，然后投进黄色的信箱，也许两三周后就能收到回信。

但这成功了。我们确实得到了回信，而且很明确。我们可以获得实用的心理治疗知识。美国加利福尼亚州与瑞典几乎在世界的两端。最好的回信来自鲍勃·古尔丁（Bob Goulding）[①]和玛丽·古尔丁（Mary Goulding），他们在加利福尼亚州沃森维尔的西部团体与家庭治疗研究所（Western Institute for Group and Family Therapy，WIGFT）提供国际心理治疗培训服务。罗兰和我决定去参加。我们在美国花了 4 个月的时间，学习如何进行真正的沟通分析（Transactional Analysis，TA）和格式塔心理治疗。回到瑞典后，我们对沟通分析和格式塔疗法的了解几乎超过了所有人。于是我们"开业"，创办了我们的生活治疗研究所（Institute for Life Therapy，IFL），开始接待前来治疗的来

[①]　Bob 是 Robert 的昵称，即本书作者罗伯特·古尔丁。——译者注

访者，并通过为其他专业人士提供教学和督导逐渐传播我们的知识。现在，10 年后，50 年后，我们仍旧可以有把握地说：它成功了。

我们曾经学过的疗法，也是现在对我们和全世界无数 TA 治疗师都有效的疗法，在本书中得到了最好的描述。这本书最初写于 1979 年，即我们接受古尔丁夫妇的培训并亲身体验他们的再决定疗法的几年后。即使我没有参与书中所举的具体案例的工作——鲍勃和玛丽那些年有很多学生和来访者——我也能认出他们所写的几乎所有内容。我可以证实本书是依据真实情况写成的。我曾在现场，所以我知道，也可以感受到它的真实性。我很高兴周司丽能将这本关于沟通分析的再决定疗法的书翻译成中文。它是 TA 的经典之作，记录了 TA 可以如何有效地应用于心理治疗。TA 的创始人艾瑞克·伯恩（Eric Berne）从未将 TA 作为一种心理疗法发展到这种程度。他过早地离开了人世，年仅 60 岁。他的最后一本书《人生脚本：说完"你好"，说什么？》[1] 可以看作他的 TA 理论的奠基之作。而古尔丁夫妇的这本《沟通分析的再决定疗法》则可以看作第一本真正意义上的 TA 疗法应用指南，阐释了如何在伯恩的理论基础上进行有效的心理治疗。

鲍勃和玛丽为我们提供了非常具体且具有实践性的治疗培训。当鲍勃和玛丽与来访者进行团体治疗时，我们这些学生就坐在房间的后面。之后，我们讨论并学习鲍勃和玛丽的干预方法。在治疗过程中，鲍勃偶尔会在空中竖起两根手指，说类似这样的话："后面的人，这是二度症结的工作！"在家庭治疗实践中，我们还可以练习与鲍勃或玛丽进行协同治疗。

我不会忘记，在一次现场夫妻治疗中，我是玛丽的协同治疗师。我们坐在相邻的椅子上，那对夫妻，他和她，就坐在我们前面。在整个治疗过程中，我几乎没说过一句话。每当我终于想好要说什么的时候，玛丽已经想好了更聪明的话，并且已经说了出来。她没有等我。她敏锐且有效地向这对夫妻提出了挑战，让他们在困顿的关系中找到了新方法。她很快就能理解他们各自的人生脚本是如何环环相扣的，并能够提供让他们在情感上做出再决定的方

---

① 该书由中国轻工业出版社于 2016 年出版。——译者注

法，以及能够让他们以此时此地的方式相处的方法，而不是把父母的面孔贴在对方身上。这很精彩，但并不神奇。这也是本书所描述的沟通分析的再决定疗法的一个例子。

如果问我，作为玛丽的协同治疗师，我学到了什么？事实上，我并没有学到更多东西，在观看她为其他来访者做治疗时我就已经学到了：在治疗过程中看到来访者的脚本行为的重要性，以及以此时此地的方式在场的重要性。她并没有过多地关注我，也没有注意到她作为我的教师的身份。钦佩她很容易，但与她亲近就没有那么容易。通过这种方式，我认为我学会了对短期且情感强烈的再决定治疗的夸张效果保持警惕。我看过，且自己作为治疗师也发起过非常感人的再决定工作，这些工作对来访者产生了巨大的影响。但是，长期的心理治疗师职业生涯（现在比我大多数老师的职业生涯都要长）告诉我，形成破坏性的脚本需要时间，而通过再决定来重塑健康的生活也需要时间。这无法通过本书所倡导的一次、两次或数次情绪激烈的再决定就达成。陷入困境是一个过程，摆脱困境并痊愈也并非一蹴而就。你无法通过再决定疗法改变生活，但再决定疗法可以为你改变你的生活提供重要帮助。

或者，正如我喜欢说的那样，慢慢来。

托马斯·奥尔松（Thomas Ohlsson）

心理学哲学博士

瑞典执业心理学家、心理治疗师

国际沟通分析协会教师、督导师

译 者 序

　　在这本《沟通分析的再决定疗法》出版前，我已经与中国轻工业出版社合作，翻译了5本沟通分析领域的重要图书——《人生脚本》《人间游戏》《慢慢来：托马斯老师讲沟通分析》《我好，你好》以及《课堂中的行为管理》。图书翻译工作琐碎且耗时，因为个人健康以及工作、家庭事务繁杂，时间对我来说总是非常紧张，但本书一直排在我的翻译列表上。这是为什么呢？

　　首先，本书是沟通分析流派中再决定学派的创始人鲍勃·古尔丁和玛丽·古尔丁的重要著作。在沟通分析流派创始人艾瑞克·伯恩离世后，沟通分析流派内部划分成三个分支学派，分别是经典学派（Classical School）、贯注学派（Cathexis School）和再决定学派（Redecision School）。经典学派主要沿袭了创始人伯恩的理论思想和实践方法；贯注学派主要是将沟通分析理论用于精神分裂症患者的治疗，并发展出了一套独特的工作方式；再决定学派则是将沟通分析与格式塔治疗进行了创造性的结合，广泛地应用于团体与个体心理治疗中。在我看来，这种疗法兼顾理性与情感，能够恰当、有效地处理童年创伤，并且，研究显示它的治疗效果显著。

　　其次，鲍勃·古尔丁和玛丽·古尔丁是首次将沟通分析理论引入中国的人——瑞典心理学家托马斯·奥尔松老师的老师。按照中国的"辈分"来看，鲍勃和玛丽可以算作我们的"师祖"。阅读"师祖"的著作有助于我们更深入地理解沟通分析流派及其发展脉络。

　　最后，从我国台湾地区早年的繁体中文译本中，我早就知道本书是一本理论讲解与咨询实录相结合的精彩之作。书中除了对再决定疗法的理论进行了详尽的介绍外，还如实记录了大量真实的咨询对话。这些对话无论对专业工作者，还是对一般读者来说，都十分宝贵且具有参考价值！

本书的翻译和出版其实是一个相当不容易的过程。它的英文原著第一版出版于 1979 年；而鲍勃去世后，经玛丽修订和更新的版本于 1997 年发行。对照本书第一版，修订和更新版增加了处理童年虐待的内容，以及鲍勃发生个人转变的一个真实故事。因此，就我本人来说，非常希望能够翻译修订和更新版。然而，由于两位作者均已去世，修订和更新版版权的获得十分艰难。多亏中国轻工业出版社"万千心理"的编辑孙蔚雯女士不厌其烦，一遍遍联络沟通，历时 1 年，版权问题才终于尘埃落定。从最初的格鲁夫出版社（Grove Press），到后来的泰勒（Taylor）出版社，再到国际沟通分析协会（International Transactional Analysis Association）的工作人员以及玛丽的女儿……她始终没有放弃对版权的寻找，最终才使本书有机会与各位读者见面。另外，也感谢中国轻工业出版社"万千心理"的编辑林思语女士对本书的细致编辑。

本书作为修订和更新版虽然增加了新的内容，但对比第一版减少了沟通分析基础理论的介绍。对不熟悉沟通分析理论的读者来说也许稍有影响。假如是这种情况，我推荐大家补充阅读《今日 TA：人际沟通分析新论》[①]或《人际沟通分析学》[②]，从而更好地理解本书的理论内容。

书中有大量咨询对话，是以美国当时的时代和生活背景为基础的。我在翻译过程中尽量查阅资料，确保理解的准确性，但难免有疏漏之处。如果读者发现错误，敬请批评指正。

在翻译过程中，我深刻感受到了鲍勃和玛丽犀利、智慧、富有洞察力、鼓舞力和生命热情的工作方式。同时，我也在阅读一个个案例的过程中，获得了对自己的反思、治愈，还学习了专业技术。我真挚地欢迎大家走进本书，亲自去感受这一切！

周司丽

---

① 《今日 TA：人际沟通分析新论》由世界图书出版公司于 2017 年出版。

② 《人际沟通分析学》由中国人民大学出版社于 2018 年出版。

致　谢

在 1965—1970 年间，我与弗里茨·佩尔斯（Fritz Perls）、弗吉尼亚·萨提亚（Virginia Satir）①、艾瑞克·伯恩、鲍勃·古尔丁彼此的居住地不超过 1 小时车程。我们偶尔是合作者、竞争者，有时又是对手，但同时也是亲密的朋友。我们的共同点是对陈旧的、缓慢的心理疗法及精神分析感到厌倦；我们不屑地谈论着长期心理治疗"无命中、无跑动、无失误"的消极状态。我们每个人都希望找到能满足大多数人需求的最快、最好的治疗方法。那是一段激动人心的时光，充满了趣味、友谊与治疗创新。

艾瑞克·伯恩希望成为一名科学家，他提出了有关人类的人格和社交行为的理论，起名为"沟通分析"，并创建了"国际沟通分析协会"。我和鲍勃是其中的教学型会员。在研讨会中，艾瑞克曾说："在每次团体治疗前，我都会问自己，'今天，我将如何治愈每个人？'"1965 年，艾瑞克和鲍勃一起买下了位于卡梅尔的一座办公楼并开设了他们的私人诊所。几个月后，我在那里加入了鲍勃的工作。我们开始向卡梅尔及全国的其他治疗师教授沟通分析。

就在街那头的埃萨隆，弗里茨·佩尔斯使格式塔疗法成为打动人心的戏剧，他激发来访者为取得心理胜利而战。他真是令人难以置信。作为他的来访者……好吧，鲍勃曾参加过佩尔斯早期的工作坊，他说："在我的记忆中，这是我第一次接触到我的独特性、我的力量和我的能力。"鲍勃认为，在他与

---

① 弗里茨·佩尔斯是格式塔疗法的创始人，弗吉尼亚·萨提亚是萨提亚疗法的创始人。——译者注

弗里茨的这个工作片段里，弗里茨用不到 1 小时极大地改变了他的人生。后来，他们成了最好的朋友。正如弗里茨在《进出垃圾桶》（*In and Out of the Garbage Pail*）一书中所写的，"我真的很喜欢鲍勃·古尔丁"。

弗吉尼亚可以在四五次会面中改变整个家庭；她能够在几十位同行治疗师面前，在公开的舞台上，帮助他们扭转生活的局面。她的工具是爱与敏锐。在那期间的大部分时间里，弗吉尼亚都是埃萨隆的居民，她常常拜访我在卡梅尔山谷的家，与我一起共度安宁、私密的夜晚。她也拜访住在卡梅尔的鲍勃。1965 年，他们曾在埃萨隆共同带领了第一个为期 1 周、为家庭开设的工作坊。当我和鲍勃决定结婚，购买我们的农场，并在圣母山宣布我们的西部团体与家庭治疗研究所开业时，弗吉尼亚也自告奋勇，在 1970 年的夏天与我们一起开办了第一个工作坊。

在与艾瑞克、弗里茨和弗吉尼亚培养友谊的这段时间里，我和鲍勃也发展出了自己的疗法。它是艾瑞克的沟通分析、弗里茨的格式塔与弗吉尼亚的联合家庭治疗的混合体，外加我们自己的理论和技术。10 年后，我们在《沟通分析的再决定疗法》的第一版中对我们的方法进行过阐释。

如今，短期焦点疗法已成为每位治疗师在工作中不可或缺的要素。我受邀对《沟通分析的再决定疗法》一书进行扩展、更新与再版。

弗里茨、艾瑞克、弗吉尼亚和鲍勃均已过世。

本书的这一新版本是为了纪念这四位治疗大师。

当然，特别是为了纪念鲍勃。他写了本书的绝大部分，并且这么多年来，他始终是我的挚爱。

玛丽·古尔丁

序　言

　　本书所表达的内容、精神和方向始于第二次世界大战期间（1941—1945）产生的生存性需求。

　　简单来说，全世界对人类的一个群体向另一个群体犯下难以理解的暴行感到愤怒。

　　每一位涉及其中的男性和女性，其自身的力量对阻止这场灾难来说都必不可少。在武装部队中，这意味着工作人员受到心理伤害时，必须尽快恢复工作。

　　没有时间可以浪费。然而，当时治疗心理障碍的技术和理念都非常缓慢，治疗结果通常也不理想。这些方法更侧重于病理学。

　　更加快速有效的方法亟待出现。后来，心理疗法侧重于强化健康，以期快速见效。这种取向直接针对个人及其有待恢复的能力，并相信有可能实现。

　　新的关注焦点在于如何尽快恢复正常机能。有句老话"需要乃发明之母"，在此适用。人们很快发现人类重塑自我的潜能远超过以前的想象。新的可能性开始浮现了。

　　这些努力在民间的私营心理诊所显效甚微。不过，在战争结束后的几年，聚焦于整合、改变的希望以及相信人们能够"康复"的疗法开始显露。它们嘲弄既有的心理疗法并终于开始对其实施改造。格式塔疗法、沟通分析、理性情绪疗法、生物能量学、罗尔芬及其他一些身体疗法、家庭治疗和短期治疗是其中的一些代表。

　　对这些新疗法的创始人遭遇的各种"起起伏伏"，我不会进行赘述。现在，已经有足够多的证据表明人类"有能力"成长和发生改变，他们可以为自身的幸福"负责"。

所有孩子出生时都非常弱小。他们身边的大人引领他们成为功能完善的成年人。从出生起，这些大人就开始看管他们，或者在他们能够看管时看管他们，因为没有孩子可以照顾自己。

这些导师（父母）只能展示他们学会的东西。如果他们在学习如何成为功能完善的人的过程中存在缺失或扭曲，那么，他们也会把这些传递下去。

这些导师尽己所能。但由于他们很少关注如何才能成长为功能完善的人，因此我们大多数人都是以未获取资质的工作人员为基础而建立自我的。课程大多聚焦于顺从和服从，以此为沃土形成的有关个人的决定和结论通常是有害的。然而，这些决定和结论却常常"感觉起来"是遗传的。

对人们来说，希望感至关重要。对治疗师来说，这种需要也至关重要。

有关希望的哲学、对人类成长和变化过程的理解、促使成长和改变发生的技术和方法、相信人们可以改变的"骨子里"的绝对信念，可以将治疗师"倦怠"的危险转化为有希望的感觉以及他们确实可以提供帮助的信念。

我认为玛丽·古尔丁和鲍勃·古尔丁完全理解以上内容。这使得他们能够带着慈悲、希望和确信感抵达每一个人身边。他们相信人人都可以成为功能完善的人，并展示了如何用简单、直接的方法实现这一目标。

弗吉尼亚·萨提亚

目　　录

第一章　再决定疗法简介　//　001

第二章　再决定与沟通分析　//　005
　　　　禁止信息　//　007
　　　　决定　//　012

第三章　症结与再决定　//　015
　　　　小结　//　019

第四章　合约　//　021
　　　　制定合约的过程　//　021
　　　　不自杀和不杀人合约　//　025
　　　　不发疯合约　//　032
　　　　与不情愿或非自愿的来访者制定合约　//　040
　　　　改变不可接受的合约　//　042
　　　　没有合约的治疗　//　053
　　　　隐藏合约　//　056

第五章　安抚　//　067
　　　　给予安抚　//　069

接受安抚　//　072

寻求安抚　//　075

自我安抚　//　077

第六章　情绪　//　083

愤怒　//　089

压抑的愤怒　//　099

责备　//　105

悲伤　//　108

压抑的悲伤　//　120

恐惧和焦虑　//　122

压抑的恐惧　//　128

羞耻　//　129

内疚　//　133

后悔　//　143

第七章　告别　//　147

第八章　再决定　//　159

再决定的场景　//　159

背景、他人和来访者　//　176

第九章　治疗抑郁　//　189

如果情况太糟，我就自杀　//　191

如果你不改变，我就自杀　//　194

我会自杀，这样你就会后悔（或爱我）//　201

我差点死了，这样你就会后悔（或爱我）//　202

我会让你杀了我　//　203

我会证明给你看，即使那会要了我的命　//　204

即使要了我的命，我也要给你点颜色看看　//　211

总结　//　213

第十章　强迫症：案例一则　//　215

第十一章　恐惧症：一个周三的下午　//　233

第十二章　童年期虐待　//　255

性虐待　//　255

身体虐待　//　262

情感虐待　//　263

第十三章　如何钓鱼：实施再决定　//　267

第十四章　结语　//　273

第一章

再决定疗法简介

本书的写作目的是教心理治疗师如何治愈他人。同时，也是为了帮助人们治愈自己。作者不认为二者存在冲突。我们的主要读者是心理治疗师，但我们并不认为他们被赋予了魔法般的力量，他们想治愈的人也没有这种力量。事实上，如果结果只取决于治疗师的神奇力量，治愈将不会发生。

上述这段话开启了《沟通分析的再决定疗法》第一版（1979年）的导言。从那时起，各个地区都表现出对短期、聚焦、有效的疗法的明显需求。随着来访者数量的持续增长，这种取向如今已成为强制要求。大多数保险方案只允许来访者接受6~12次治疗。在这种情况下，来访者在接受专业帮助之前和之后阅读本书，从而发现他们可以为自己做些什么，是个好主意。

接受迷宫式长期疗法训练的治疗师正挣扎着将他们的知识转化为短期聚焦式的工作方式。本书列举了几十个短期的再决定疗法案例，并附有几乎可以适用于所有来访者的阐释。

什么是再决定呢？一位男士曾参加过我们的一场讲座，并在之后向他的治疗师抱怨，她从没对他做过"任何再决定工作"。她提醒他，他现在已经不想自杀了，他开始交朋友而不再是孤身一人，工作效率也在不断提高。能够实现这一切，说明他一定已经做出了很多再决定。"哦，"他失望地说，"不知为什么，我还以为再决定疗法更炫酷呢。"

如果炫酷意味着戏剧化或复杂，那么，再决定不总是"炫酷"的。当一个孩子不再恐惧，他会到地下室探索。他可能会为这种新的勇敢感到骄傲，甚至可能忘记自己曾经害怕过。不论是哪种情况，他都已经做出再决定了。

只是通过学习"事实"并不足以做出再决定。一个孩子试图说服自己进入地下室，如果他只是提醒自己"事实上，地下室没有任何可以伤害我的东西"，那么，他的反应将会像克雷普拉奇（Kreplach）故事里的小男孩一样。心理治疗方向的研究生经常会听到这个故事：一个小男孩害怕克雷普拉奇（一种有肉馅的三角薄饼），他的家人因此带他去看精神科医生。精神科医生设计了一个精妙的治疗方案。她带小男孩一起购买克雷普拉奇的烹饪原料。然后，他们一起剁肉做馅，添加其他原料，并准备面团。他饶有兴趣，并无恐惧。接着，他们揉面、切面，加入肉馅，做出了克雷普拉奇的第一个角。他仍不害怕。之后，他们做出了第二个角。正当他们做出最后一个，即第三个角时，小男孩尖叫道："啊，克雷普拉奇！"然后跑出了房间。成人自我状态的理性并不足够。

顺从也无法实现再决定。如果孩子会被羞辱、被打或者被罚站，直到他愿意按吩咐去做，他可能也会去地下室，但原因是父母比地下室更可怕。在这种情况下，他不仅仍旧害怕，还会做出其他病态的决定。他可能决定永远不再相信父母，也可能决定永远不会让其他人知道他的恐惧。他可能会压抑自己身上儿童的部分，认为是他的"幼稚"引发了问题。如果他因为勇敢才被爱，因为克服了对地下室的恐惧才足够好，那么，他可能会因为希望被爱而进入地下室。同样，他也会做出其他决定，这些决定都与被爱要付出代价这一主题有关。

在再决定疗法中，来访者会体验他自身儿童的部分，享受自己孩子般的品质，并创造出想象的场景。在这个场景中，他能够安全地放下童年时做出的具有局限性的决定。他会再现地下室的场景，而这一次是按照他自己想要的方式来做。

杰伊从小时候看了《绿野仙踪》（*The Wizard of Oz*）开始，就一直害怕独自一人处于黑暗中。他正在创造这样一个场景：他手里拿着一个手电筒，假装正在夜晚的家中。当他因为黑暗而吓唬自己时，就会打开手电；当他停止吓唬自己时，就会关闭手电。在想象中，他到达地窖门口，他打开手电筒，并报告自己很害怕。治疗师建议他大声说出："嘿，我不会进入地窖，因为那里面可能有邪恶的女巫！"这样做时，他开心地笑了起来，并意识到自己不再害怕女巫了。

佩吉假装是自己家地下室里的小妖怪，并试图吓唬团体中的其他"小孩"。当她变成让别人害怕的人时，自己的害怕就停止了。伊莲再次呈现了和母亲之间的一个早年场景。她意识到自己真正害怕的不是地下室，而是施虐的母亲。她的母亲过去常常把她关入地下室作为惩罚。她确信自己现在可以保护自己免受母亲的伤害……那么自然，她也就不害怕了。

一位抑郁的来访者想象自己把自己当作新生儿抱了起来，爱自己，向自己承诺"我会照顾你"。他想象自己就是那个被爱、被照顾的新生儿。为了摆脱过去的病态，来访者一次又一次在或愤怒，或悲伤，或有趣，或振奋的场景中"变得像孩子一样"。这就是我们所说的再决定疗法。

第二章

再决定与沟通分析

一位来访者踏入治疗师的工作室时，会被询问的第一个问题便是某个表达"你为什么来这里？"的问题。鲍勃以"今天你想改变自己什么？"开启咨询。目标，或称想要的改变，或称预约的理由，构成治疗合约。在制定合约的过程中，我们对来访者的人生了解甚多……他和谁住在一起，他做什么工作，谁对他重要，他看重什么，他的优势是什么。在短期工作中，我们关注他的优势，而非他的病态。举一个例子。

曼努埃尔是一位男士，和伴侣一起居住在旧金山。他来接受治疗是因为每当伴侣出差，或由于工作回家较晚时，他都会惊恐发作。曼努埃尔的相关成长史如下。曼努埃尔在婴儿期时，他的父母去了美国，把他留在原籍国一个小村庄的亲戚家里—— 一位非常慈爱的姨妈对他视如己出。6 岁时，父母来接他。他不认识他们，也不想和他们走。到美国后，他感到恐惧和被抛弃。童年时，他有几次和父母一起回到家乡的经历。每次与慈爱的姨妈相聚后，他都会在返家时再次体验到被抛弃的痛苦。

在长程治疗中，治疗师可能会聚焦于探索曼努埃尔因丧失导致的病态。在短程治疗中则相反。

> 治疗师：我对你能够与姨妈一次又一次重建关系的能力感到惊讶。这真
> 是不可思议。大多数被抛弃的孩子会拒绝重新建立关系。你能

　　　　　够忍受痛苦、保持联结，真的很坚强。你没有失去爱的能力。

　　通过与来访者健康的部分工作，治疗师利用 2 次会谈成功地结束了咨询。在这 2 次会谈中，曼努埃尔进行了与姨妈的双椅工作[①]，并且意识到自己不再是 6 岁的孩子了。当伴侣不在时，他也可以活下去。

　　标准诊断分类的问题在于其基于病理学。它们当然是有用的，特别是当治疗师处于新手阶段时。另外，在治疗师填写表格以及与其他治疗师进行有意义的交流时，也必须使用它们。但是，假如标准诊断意味着漫长的治疗或者必须终生接受支持性治疗，而缺少成长与改变的预期，那么，这些诊断则可能成为自我实现预言。假如你的个案有这种情况，那就把诊断丢掉吧。

　　一种比较有用的诊断来访者的方式是评估他们的自我状态及童年决定。来访者需要激活哪种自我状态中的力量才能做出合约中的改变？一旦做出了这些改变，他们在多大程度上能够维持这些改变？

　　养育型父母自我状态。来访者能够良好地滋养自己吗？来访者的自我滋养能够促进他的成长与改变吗，还是来访者只有在生病、受伤或受到他人虐待时才能给予自己积极安抚？对自己的爱如果大多只在自己不幸福、不成功时给予，治疗的成果将无法持久。这样，第一份合约需要是学习明智地爱自己。为了示范积极的养育，治疗师必须对来访者的成长或改变给予积极安抚，也要对他们"只是存在"给予积极安抚。

　　批判型父母自我状态。与个人价值和成功相比，来访者更关注自己的错误和瑕疵吗？具有破坏性的自我批判会毁掉来访者在治疗会谈中取得的任何进步。因此，来访者需要学会用滋养代替自我批判。

　　如果来访者将治疗会谈的时间都花在批判他人上，那么自我改变也不可能发生。治疗师必须保持警惕，避免成为来访者或者他们批评的那些人的法官。为了避免承担这个角色，治疗师持续将治疗聚焦在合约上。"今天，你想改变自己的什么方面？"

---

① 在不同的椅子上扮演不同的角色并进行对话。——译者注

成人自我状态。当事人的成人自我状态，或者思考的部分是清晰且未受污染的吗？如果来自父母自我的污染阻碍了合约的实现，那么首先需要解决这个问题。例如，诸如"让别人知道咱们家的秘密是对家庭的不忠""所有父母都会尽己所能""孩子必须挨揍才能免于成为罪人"等父母信念显然会阻碍人们从儿童虐待中康复。来自儿童自我的污染，诸如对透露个人信息的恐惧或者为了取悦治疗师而过度顺从也会妨碍治疗。

自然型儿童自我状态。从定义来说，这是每个人健康、快乐、聪明、富有能力的核心，它是治疗取得成功的基础。特别是在短期治疗中，治疗师会与来访者人格中的这个部分交朋友，并教会来访者运用并强化儿童自我状态中健康的内容。

无论对治疗师还是来访者来说，有创意的儿童自我和思维敏捷的成人自我能使短期治疗高效且激动人心。

顺从型儿童自我状态。在再决定疗法中，一个重要的问题是：童年早期做出的决定如何引发今天的问题？正如艾瑞克·伯恩最初提出的那样，来访者当下的问题主要是由童年时的禁止信息和决定导致的。

禁止信息

禁止信息来自父母的儿童自我状态，它们在父母处于自身的痛苦时发出：不幸福、焦虑、失望、愤怒、受挫、隐藏的欲望。这些信息尽管对孩子来说没有道理，但对发出这些信息的父母来说，却看似相当合理。

在过去的 10 年间，我们列出了一个有关禁止信息的列表，并撰写了几篇文章。我们也一直在世界各地的讲座、研讨会和工作坊中教授它们。我们的列表并没有穷尽所有可能性；毫无疑问，父母也会给出其他信息，孩子会根据这些信息采取行动或不采取行动。不过，我们列出的常见禁止信息列表仍能帮助治疗师更好地倾听来访者，从而改进自己的治疗计划。

以下是我们的基础列表：不要做（Don't）；不要存在（Don't be）；不要

亲密（Don't be close）；不要重要（Don't be important）；不要做小孩（Don't be a child）；不要长大（Don't grow）；不要成功（Don't succeed）；不要做自己（Don't be you）；不要神志清醒（Don't be sane）；不要健康（Don't be well）；不要归属（Don't belong）。

不要做。这种禁止信息由恐惧的父母发出。出于恐惧，他们不允许孩子做很多正常的事：不要靠近台阶（对学步儿童）；不要爬树；不要玩轮滑；等等。有些父母不想要他们的孩子，他们发现了自己不希望孩子存在的原始欲望，并对自己的想法感到内疚和恐慌，然后就变得过度保护。还有些父母因为疾病或意外失去年长的孩子后，也会变得恐惧、患上精神病或过度保护。随着孩子长大，他们会为孩子的每个行动担忧，并说"也许你再多想想会更好"。孩子会认为自己做的任何事都不对或不安全，他们不知道该怎么办，会四处找人给他出主意。这样的孩子在后续生活中将很难做决定。

不要存在。这是最致命的信息——并且是我们在治疗中最先聚焦的信息。该信息会以不易察觉的方式发出，例如"孩子，要不是因为你，我就和你爸爸离婚了"。较易察觉的方式是"我真希望你没有出生……这样我就不用和你爸爸结婚了"。这些信息还会以非言语的形式传递，例如父母抱着孩子却没有拥抱的感觉，在孩子吃饭和洗澡时皱眉或怒视，当孩子想要某样东西时尖叫，或者对孩子进行身体虐待。有大量方式可以传递这种信息。

这种禁止信息可能由母亲、父亲、保姆、家庭教师和年长的兄弟姐妹发出。父母传递该信息可能是由于未婚怀孕或不想再要更多孩子而罹患抑郁。母亲因怀孕而死去，父亲或祖父母可能会将母亲的死怪罪于孩子。母亲难产，孩子可能会被责怪出生时个头太大："你出生时都把我撕裂了"。当着孩子的面，这些信息被说了很多次，然后就成为"出生神话"，换句话说，就是"如果你没有出生，我们的生活会更好"。

不要亲密。父母如果不鼓励孩子靠近，孩子就可能将其解释为"不要亲密"的信息。缺乏身体接触和积极安抚会导致孩子做出这种解释。另外，如果父母死亡或离婚，孩子失去了与之亲密的父母，也会给予自己这种禁止信息，例如对自己说"亲密有什么用呢，反正他们都会死的"，然后就决定永远不再与他人靠近。

不要重要。例如，如果孩子不被允许在餐桌上说话，被告知"孩子只能被看见，不能被听见"或者以其他某种方式被漠视，那么他将体验到"不要重要"的信息。孩子在学校也可能接收到这种信息。过去在加利福尼亚州，西班牙裔美国孩子在重要性方面曾有过一段艰难的岁月，其他只说一种语言的孩子嘲笑他们既说西班牙语又说英语，并且一开始说得并不准确。当然，黑人也会从白人那里接收到这种信息。很多黑人母亲也会传递这种信息，因为他们不希望孩子感觉自己太重要，从而在白人那里惹麻烦。

不要做小孩。父母要求年长的孩子照顾年幼的孩子时会传递这种信息。过早进行排便训练的父母也会传递这种信息。他们把学步儿童变成"小男人"或"小女人"。他们会在孩子懂得礼貌的含义之前就因为他们表现得礼貌给予安抚；在孩子仍旧是小孩时，告诉他们只有小孩才会哭。

不要长大。母亲通常会给最后一个出生的孩子这种禁止信息，不管是第二个还是第十个。父亲通常会给青春期前或青春期的女儿传递这种信息，因为他可以感受到某种性唤醒，并因此变得恐惧。然后，他可能禁止女儿做女儿的朋友们都在做的事——使用化妆品，穿与年龄相符的衣服，或约会。另外，女儿一旦开始成熟，父亲可能会停止身体层面的安抚。女儿会将其解释为"不要长大，否则我不会再爱你"。

不要成功。父亲与儿子打乒乓球一直可以击败儿子，而当儿子击败他时，他就不玩了。儿子可能将其解释为"不要赢，否则我就不再喜欢你了"。这种解释可以转变为"不要成功"。完美主义的父母常常批评孩子，这会传递"你什么事都做不好"的信息，这种信息会被翻译为"不要成功"。

不要做自己。"错误"性别的孩子最常会被赋予这种信息。假如母亲已经生了三个男孩，想再生一个女孩，可是又生了一个男孩，她就可能把最后一个男孩当作自己的"女儿"。生了几个女儿的父亲可能会把最年长的女儿当作儿子般的哥们儿。不过，现在我们发现，基因与环境影响一样，是非常重要的因素，在性别身份认同中扮演着重要的角色。

不要神志清醒和**不要健康**。如果父母在孩子生病时给予安抚，在孩子健康时却没有安抚，这相当于在告诉他们"不要健康"。如果发疯的行为能够获得奖赏，或者孩子模仿了发疯的行为却没有得到更正，那么这就成了"不要神志清醒"的禁止信息。我们见过很多患有精神分裂症的孩子，他们在检验现实方面存在困难，但事实上他们并不是精神病患者。他们表现得很疯狂，经常会被人像精神病患者一样对待。

不要归属。 如果父母经常表现出觉得自己应该在其他地方，例如，俄罗斯、爱尔兰、意大利、以色列、英格兰（就一些居住在澳大利亚和新西兰的前英国人而言），那么孩子就很难知道自己归属于哪里。他可能总是缺乏归属感——即使他在美国、澳大利亚或新西兰出生。

应该信息

应该信息是从父母的父母自我状态发出的信息，它们也是具有限制性的信息。如果孩子遵从，就会阻碍成长与灵活性。应该信息包含泰比·凯勒（Taibi Kahler）提出的"驱力"："要坚强（be strong）""要努力（try hard）""要完美（be perfect）""要赶快（hurry up）"和"要讨好（please me）"。当然，这些难以评估：一个人何时才是足够坚强、足够让他人高兴、足够努力或足够快的呢？我们无法做到完美。玛丽在凯勒的列表上增加了与"不要做"这种禁止信息相伴随的应该信息："要小心（be careful）"。

应该信息也包含代代相传的信仰、种族和性别刻板印象。即使是相信自己已经获得了解放的女性，也常常在日常工作之外承担做饭和打扫的任务，因为她们仍然遵循着女性在家庭中扮演何种角色的应该信息。

应该信息是显而易见、通过语言表达的，不是秘密。应该信息的发出者相信他们的说法是正确的，并且会维护自己的观点。"女人当然属于家庭。如果女人不承担她们的责任，孩子该怎么办！"他们的反应与禁止信息发出者的反应截然不同。禁止信息是秘密地发出的，发出者无法意识到他们的话语的影响。如果告知一位家长，他向孩子表达了"不要存在"的禁止信息，他可能会相当愤慨和无法相信，并说自己在任何时候都没有这种意图。

来自父母自我状态的信息之所以被称作应该信息[1]，是因为艾瑞克·伯恩最初认为它们可以"对抗"禁止信息。因此，如果来访者遵从应该信息，就不必遵从禁止信息。例如，如果禁止信息是"不要存在"，应该信息是"要努力"，那么来访者就可以通过努力工作和忽视自杀冲动来挽救自己的生命。不过，来访者更容易遵从禁止信息而非应该信息。因此，他们尽管"努力工作"，但仍旧抑郁。诸如"要努力"的应该信息和"不要长大"的禁止信息无法同时遵守。想象一个男孩的困难处境，他接受了"不要做男孩"的禁止信息，于是可能通过做女孩的事来取悦父亲或母亲。可是，这位父亲或母亲却告诉他要出去和其他男孩踢足球，而不要在家闲逛，表现得像个怯懦的男孩。有时，应该信息和禁止信息是相同的，一位家长从所有的自我状态出发，可能都在告诉孩子不要存在、不要重要、不要长大。在这种情况下，孩子将很难拒绝这些信息。

混合信息

有些信息要么是从父母的父母自我状态发出的，要么是从父母的儿童自我状态发出的，特别是有关思考和感受的内容。有关思考的禁止信息和应该信息包括："不要思考""不要思考……（一些特定的想法）"或者"不要思考你思考的——思考我思考的"（"不可以反对我"）。有关感受的信息也一样："不要感受""不要感受……（一种特定的情绪）"，或者"不要感受你感受的——感受我感受的"（"我很冷，穿上你的外套"或者"你不是讨厌弟弟，你只是累了"）。

---

[1] "应该信息"的英文是 counterinjunction，直译是"对抗禁止信息"的意思。——译者注

决定

再说一次，尽管父母会给予孩子禁止信息和应该信息，但如果这些信息要对孩子的发展产生重要影响，孩子必须接受它们。孩子有力量接受或拒绝。禁止信息不会像伯恩认为的"像电极一样插入孩子体内"。此外，我们认为很多禁止信息父母甚至都没有发出！孩子会幻想、虚构和误解，因此给予自己禁止信息。当弟弟死去时，孩子可能不了解肺炎从而认为是自己的嫉妒魔法般地导致了他的死亡。然后，带着愧疚，他可能就会给予自己"不要存在"的禁止信息。如果挚爱的父亲死去，孩子可能决定永远不再和任何人亲近。他可能给自己"不要亲密"的禁止信息，从而避免再次体验失去父亲时的痛苦。实际上，他说的是"我永远不会再去爱，这样我就再也不用受伤害了"。

我们列出的禁止信息数量有限。然而，孩子针对禁止信息做出的决定几乎是无限的。这里，我们列举几类决定。第一种，孩子不认可禁止信息，因此拒绝它。孩子之所以会这样做可能是因为他识别出了信息发出者的精神异常（"我妈妈病了，她的意思不是她说的那样"），或者他发现某人反对该禁止信息，然后相信这个人（"我的父母不想要我，但是我的老师想要我"）。下面我们罗列了针对禁止信息，孩子可能做出的一些病态决定。

"不要存在"："我死了你就会爱我。""即使杀死自己，我也要得到你。"其他列举在第九章中。

"不要做"："我不能做决定。""我需要别人为我做决定。""世界太可怕了……我可能会犯错。""我比任何人都弱。""我再也不会独立做任何决定。"

"不要长大"："好吧，我会维持小孩的样子""无助""不思考"或者"不性感"。这个决定常常能够从身体、语调、言谈举止以及行为中反映出来。

"不要做小孩"："我再也不会要求任何东西了。""我会照顾自己。""我会永远照顾他们。""我再也不会开心地玩耍了。""我再也不做任何幼稚的事了。"

"不要成功"："我永远做不对任何事。""我很蠢。""我永远赢不了。""如果要了我的命，我就能打败你。""如果要了我的命，我就能给你点颜色看看。""无论我现在多好，都应该做得更好，因此我感到很挫败（羞愧、内疚）。"

"不要亲密"："我再也不会信任任何人。""我再也不会靠近任何人。""我永远不会有性欲。"（外加对所有有关情感或身体亲近的限制。）

"不要健康"或"不要神志清醒"："我疯了。""我的病是最严重的，我可能因此而死去。"（外加对使用身体或思维过程的限制。）

"不要做自己"（你的性别）："我会让他们看看我和任何男孩或女孩一样好。""无论我多努力，都不会让别人高兴。""我其实是个男孩，即使我看起来是个女孩。""我会假装自己是男孩或女孩。""像这样我永远没法高兴。""我永远会感到羞愧。"

"不要重要"："从来没人让我说或做任何事。""在这里，其他人都是第一位的。""我永远不会有什么成就。""我会变得重要，但我永远不会让任何人知道。"

"不要归属"："我永远不属于任何人"或"任何团体"或"任何国家"，或者"没有人会喜欢我，因为我不属于这里"。

针对思考和感受的混合信息。

"不要思考"："我很蠢。""我没法自己思考。""我永远没法集中注意力。"

"不要思考……"："关于性的想法很糟糕，所以我最好想点别的。"（这个人可能变得强迫。）"我最好永远别再提……或者永远别再想……（可能是任何想法，例如被收养，或者'父亲不是我真正的父亲'）"或者"我不擅长数学（或科学、烹饪、足球，取决于禁止信息的种类）"。

"不要思考你思考的——思考我思考的"："我总是错的。""在知道其他人的想法前，我不会开口。"

针对有关感受的禁止信息而做出的决定类似。

"不要感受"："有情绪是浪费时间。""我什么感觉都没有。"

"不要感受……"："我再也不会哭了。""我再也不会愤怒了……愤怒会杀人。"

"不要感受你感受的——感受我感受的"："我不知道我的感觉怎么样。"此人会询问治疗师和团体成员："我应该怎么感觉呢？如果你是我，会有什么感觉？"

在完成本书第一版后，我们逐渐意识到了"不要想要（或需要）"这个禁止信息的重要性。可能的决定包括："我可以自己做""我不需要任何人"，甚至还可能导致致命的决定——饿着肚子以证明食物甚至都是不必要的，或者在某种程度上是有辱人格的。

我们针对禁止信息和早年决定最惯常的工作方法是在发现禁止信息或决定时，回到过去做出再决定，然后回到当下加以巩固。我们会为来访者提供适合过去，也适合当下的一些"成人"①的信息，这样，当事人在两次会面间就有一些可供思考的内容。

鲍勃给予来访者的信息是："回击。你不再是小孩了。你不必继续做过去的受害者。你有力量改变自己的人生。"

---

① 为了方便起见，全书用加引号的"成人""儿童""父母"指代成人自我状态、儿童自我状态和父母自我状态。——译者注

第三章

症结与再决定

症结是两股或更多股相对抗的力量汇聚的点——卡住的地方。一个人坐在金门大桥的栏杆上。他停下来，对自己说："但我不是真的想死。"他的另一部分说："是的，我想死。"只要他在桥上处于冲突的平衡状态，就是处于症结之中。如果他跳下去了，症结就打破了。如果他退回来决定不寻死了，症结也打破了，他站在了生存的一边，至少暂时如此。未来，他可能再次面对相同的症结，但在此刻，症结解决了。（我们并不满足于这种暂时的解决，它通常是由"成人"决定的。我们会努力获得"儿童"的再决定，无论当下还是未来都不会自杀。）

鲍勃将症结划分为三种类型或三种程度。一度症结存在于个体的"父母"和"儿童"之间，以应该信息为基础。像我们之前解释过的那样，在世的父母从他的"父母"发出信息，例如"要努力"。父亲告诉儿子"任何值得做的工作都值得做好""永远要多付出 10% 的努力"。想要取悦父亲并得到父亲认同的小男孩从他的"小教授"（A_1[①]）做出了通过努力讨好父亲的决定。他带着对父亲的取悦一直努力工作到了 55 岁，对此仍旧没有觉察。55 岁时，他

---

① A_1 是沟通分析理论中与第二层自我状态相关的概念；A 代表成人（adult）。详细解释可以参考《今日 TA：人际沟通分析新论》一书。——译者注

决定放慢一点速度，所以他从"成人"做出决定，每天只工作 8 小时，每周工作 5 天，另外每年放 1 个月假。然而，仅从思考的"成人"做出决定往往不够。他一慢下来就开始头痛，甚至在开始打高尔夫球时发现自己每天要打 36 洞，让自己筋疲力尽。他去钓鱼也不是放松，而是在黎明时分就到达黄石公园，忙忙碌碌一整天，试图把公园里所有的鱼都钓完。他还在听从过去的"父母"信息，即应该信息，然后努力，取得成功，"把工作做好"。他还处于症结中，因为他还没有深入自己的内心，没有从早年的"儿童"中的"成人"做出再决定。

针对他的治疗必须具有以下性质：他需要连接到童年时的一个场景，在这个场景中，他正在与父亲对峙（当然是想象）。他看着父亲并告诉父亲他不会再继续努力工作了。通常，人们确实会记起一个真实的场景，并能够感受到那个场景中的情绪。例如，我们马拉松团体中的一位成员想起他想报名参加少年棒球联赛时，他的父亲（一个小农场的农场主）却不让他去，因为他需要采摘浆果。这位患者回到那个场景，告诉父亲，无论父亲说什么，他都要去打棒球。他不打算那么辛苦地工作了。

他第一次对父亲这样说时，绷起了自己的肩膀，仿佛父亲要打他一般。我们请他换一种方式再说一次，然后成为父亲，用父亲会回应的方式来做出回应。他坐在父亲的椅子上（作为父亲），说："你不要这样跟我顶嘴。滚回卡车里。"然后，他坐回自己的椅子，再次告诉父亲他要去打棒球而不是工作，父亲已经没法伤害他了。然后他询问父亲为什么在他想玩的时候从来不让他玩，父亲回答："因为我们要吃饭，我自己干不完所有的活，如果你不帮忙，我们就没饭吃了。"然后，作为自己，他回答道："曾经是这样，但现在不是了。我已经赚了足够多的钱，不需要一直超额工作了。"在"儿童"做出再决定后，他成功地制订了"成人"的计划："我要去菲尔丁（一所研究生院，有校外学位项目）读书。并且我要减少个人执业时间，这样我就不会日夜工作了。我会搬到一所便宜些的公寓，把比较昂贵的车换成便宜一点的型号，这样我就能负担得起了。"

再说一次，一度症结是针对应该信息做出的回应。孩子最初决定按照父母的要求去做，例如要努力。只要他能够通过努力工作获得安抚，没有感觉工作干扰了生活中其他愿望的实现，就会觉得这没有什么问题。但是当他想要改变，减少工作时，就会感到卡住，"无法"改变，这时他就处于症结中。想要打破症结，他需要从"自由型儿童"中的"成人"做出再决定——与做出要努力这一早期决定相同的"小教授"。

在二度症结中，"小教授"是针对禁止信息做出了决定，而非针对应该信息。例如，父母的"父母"给出了"要努力"的信息（一度症结），父母的"儿童"给出了"不要做小孩"的禁止信息。那么，孩子可能的决定是"我再也不会做幼稚的事"。我们训练和治疗的很多治疗师都属于这种类型。他们非常努力，花很少时间玩耍。当他们玩耍时，也不像没有接受过这种禁止信息的人那样自发、自由、天真。他们甚至利用假期的时间来我们这里接受 1 个月的培训！

这些治疗师可以从他们的"成人"做出不那么努力工作的决定，也可以从"成人"做出更常玩耍的决定，但是他们的玩耍仍旧是程序化的，而非自由的。二度症结存在于孩子早年"儿童"中的"成人"（A_1）与父母的"儿童"之间，父母的"儿童"现在已经成为孩子早年的"父母"（P_1[①]）。二度症结的解决与一度症结的解决相比，会卷入更多情绪。要想成功解决二度症结，患者要将自己带回对真实父母的记忆中，他们的声音听起来如何，他们看起来如何，他们感受起来如何。二者的差异通常在于父母的情绪，一度症结的工作通常不会饱含那么多情绪。解决二度症结时，治疗师会创设出一个与患者最初做出决定时情绪强烈程度相当的场景。患者必须处于他的"儿童"而非"成人"！这个场景通常是一个早期场景，其中，患者不仅能再次生动地体验当时的地点和人物，也能再次生动地体验自己和他人的情绪。

建立对话，患者陈述自己的目标："如果我去玩，我是好的。如果我做幼稚的事，我是好的。如果我大笑、快乐、兴奋，我也是好的。"

[①]　P_1 是沟通分析理论中与第二层自我状态相关的概念；P 代表父母（parent）。详细解释可以参考《今日 TA：人际沟通分析新论》一书。——译者注

在努力打破症结的过程中，对话持续，患者扮演父母的角色并发出禁止信息，然后再次成为自己。有时，他内化的父母会紧抓不放，患者必须向前一步，在自身其他部分——"儿童"中的"父母"——的反对面前做出再决定。有时，他从自己内在的其他地方找到支持，比如内化的另一位父母或内化的祖父母——或者内化的治疗师。有时，他不得不为自己创造出新"父母"，这样他的"儿童"中的"成人"和他的"儿童"中的"父母"最终才会同意做出再决定。最后，他说出、相信并体验到"我正在玩，我正在做幼稚的事情，我正在大笑，我很快乐，很兴奋！我像个孩子，我是好的！"。

这项工作并不容易。治疗师需要仔细倾听和创设环境。如果治疗师只是每周单独见患者 1 小时或 2 小时，这项工作极其困难，但如果是在团体中或者持续整个周末、1 周或 1 个月的工作坊中，难度将没有那么大。

三度症结是指患者体验到自己总是自己感觉的那个样子。例如，成功修通了二度症结并做出了不自杀的再决定的抑郁患者可能会——很高的可能性——放弃他的抑郁。不过，他可能仍旧感觉自己没有价值，并说总是感觉自己一文不值。他不觉得这种感受是源自父母的禁止信息和自己选择顺从的结果，而是感觉自己自然的存在状态就是如此。他说，他"天生"就是这样的。在三度症结里，禁止信息非常早并且（或者）以非常强的非言语形式传递，所以患者没有意识到自己曾被给予过。因此，二度症结的工作（在患者的"儿童"及幻想的父母的"儿童"之间）无法触及三度症结的根源。即使我们知道患者有某种禁止信息并做出了早年决定，但是他无法感受到这一切。那么，工作的关键就在于他自身的"小教授"的两面之间——顺从的"小教授"和自由型儿童的"小教授"，后者能够凭借直觉找到一种新的生活方式。这项工作完全在"儿童"的两面之间，以"我 – 我"的双重独白而非二度症结通常使用的"我 – 你"对话的方式进行。

再说一次，来访者处于三度症结时，会相信自己一直都是固执、愤怒、毫无价值或不能玩耍的，或者相信自己真的是相反的性别，只是不幸地出生在错误的身体里。要解决这类症结，患者需要同时考虑两个方面——"我是男性的我"以及"我是女性的我"，或者"我是爱玩的我"以及"我是从来不玩的我"——交替成为每一面，直至他体验到自由"儿童"这一部分的能量。当他体验到，例如自己是有价值的，就会知道开始改变的兴奋感。这是非常有力量和感动的体验——来访者做出再决定，放弃似乎会持续终生的特质，感受自身的自由和自主。

小结

至此，我们讨论了 TA 的主要原则。首先介绍了三种自我状态的基本概念——成人自我状态存储和加工信息，并依据信息采取行动；儿童自我状态是童年经历的总和，包括真实发生的事以及想象的事；父母自我状态以养育自我或养育他人的方式行动，是从父母、代理父母或个体利用自身"儿童"和"成人"的力量创造出的"父母"那里获得的。

我们也曾写过有关沟通、安抚和游戏的内容，解释过扭曲情绪（即长期的刻板情绪）、禁止信息、应该信息和早年决定。本章，我们聚焦于症结并开启再决定这一主题。

我们的目标是什么？并非发展一种新的语言或说服他人使用我们的语言。术语没有魔法；它们可以被替换。这些术语只是为理解有关行为发展的理论提供了便捷的标签。只有当它们能够帮助人们过上更快乐的生活时，才是有用的。

我们的目标是创立一种改变的环境。我们创造出一个密集而非宽泛的环境，鼓励患者在短时间内改变自我——1 个周末、1 周、2 周或 1 个月——然后出去练习自己的这些改变，而不再接受进一步治疗。我们不鼓励负向或正向移情。我们不反对患者喜欢我们本身的样子。我们知道我们在以一切方式鼓励患者为自己的行为、思维和情感负责。我们不鼓励依赖。我们对个体内心的改变更感兴趣，而不是分析沟通、团体过程和人际关系。我们对团体过程兴趣不大，对此很少谈及，不过我们在工作坊中当然鼓励"过程"。这一真实的过程每天 24 小时发生着，人们一起吃饭、一起玩耍、一起住在 2~4 人的房间里。在团体中，我们主要做一对一治疗。因为如果现场的情况保持简单，真正参与者的数量保持在最低水平，患者就更容易维持在儿童自我状态，并做出再决定。再决定的工作过后，患者可以练习他学到的东西——在泳池里、餐桌边，以及在弹奏吉他和安静交谈的夜晚。

第四章

合约

制定合约的过程

治疗合约为治疗设置了焦点。来访者从信念、情绪和行为三个方面具体决定她要做出什么改变从而达到自己指定的目标。她与治疗师一起工作确立合约，同时也是与自己制定合约。治疗师扮演见证者和促进者的角色。

有些来访者很清晰地知道自己想要什么。

唐：嗨，我是唐。我来这儿是因为我升职了。这意味着我必须给销售人员做一些培训。我听说你们可以治疗公众演讲恐惧症。我……很害怕在公开场合讲话。

有些来访者比较模糊。

拉尔：我想处理的是……我努力与老板和睦相处。另外，在某种程度上与此有关，我们最终会争论不休。

鲍勃：举个例子。最近你想和老板和睦相处，但最后争论起来的例子。

拉尔：好吧，就在上周。我们在我的办公室……

玛丽：很好。你能不能假装你此刻就在办公室，用正在发生的方式把这个场景讲出来？这是另一把椅子，当你是老板时，就坐到那把椅子上说出老板说的话。

在我们询问来访者想要改变什么之前，必须知道他们谈论的是什么。当拉尔说他想与老板更和睦地相处时，治疗师和来访者需要一些共同的信息。我们获取信息的方式是要求举例，请来访者将某个场景带到此时此刻，然后扮演这个场景中的每一个人。我们鼓励"我－你"对话，即使这个"你"只存在于来访者的幻想里。这种工作方式比使用过去时，进行"发生了什么"的讲述更为丰富和真实。此外，来访者沉浸在场景中讲述，更容易产生感受。

安：每当我喜欢一个男人，每当我想告诉一个男人我想……和他交朋友时，我的内心都会变得非常紧张。

玛丽：想一个你最近想和他交朋友的具体的男人。比如，"我正在参加一场聚会，然后……"

安：我应该这样说，我只会对单身男士这样。对已婚男士不是。

玛丽：好。挑一位男士和一个场景。

安：好。对。上周五。我……约翰是我的老师。课后我和他一起喝咖啡。我想告诉他我很喜欢他。我想象着问他我们是否可以再见面，但是我突然跟他说我必须走了。然后我就离开了。

鲍勃：假如你现在已经完成了治疗。用你已经发生改变的方式，用你想要的方式再呈现一遍这个场景。

安：我很开心，给他讲述我的工作。我想象着和他再次见面。我没有逃开……（停顿。）……我说"我喜欢和你一起喝咖啡。这真愉快。我们能再见面吗？"，我很开心。这就是我想要的。对！

安创造了一个新场景，同时体验着思考与感受的过程。她看起来生机勃勃，为每个人都树立了清晰的榜样。

当来访者使用不明确的词语时，会发生很多假性理解："我想对自己感觉更好""我想和人更亲近""我想更好地交流"。在每种情况下，举一个具体的例子便能加速合约的制定过程。

汤姆：我想放弃录音带……一种感觉……一种脚本。（他的用语告诉我们，他了解 TA，但是正在错误地使用它。）

鲍勃：什么？

玛丽：录音带，脚本，感觉？看到你是怎么陷入困惑的了吗？如果我们说好的，我们就会和你一起困惑。

汤姆：确实。当你们和巴里工作时，他说"我想自杀"，他感觉很悲伤。然后我想到自己的父母，我曾有这种疯狂的想法："我绝不会自杀，但是我最终会和我的父母一样。我会死得很不开心。"

鲍勃：你说的"死得很不开心"是什么意思？

汤姆：他们从来没得到过他们想要的东西。

玛丽：那就是说他们活得很不开心，然后死去了。那么，你想要什么？如果你拥有了，当你即将死去时，你就可以说"我活得很开心"。具体一点。

我们不知道汤姆想要什么。他含糊地谈着，拒绝举例。最后他解释说他工作非常努力，在工作方面自寻烦恼而不是享受工作，他没有兴趣爱好，他的妻子也不喜欢和他做爱。他很抑郁，没有价值感。他的第一份合约是不自杀。他的第二份合约是有价值感。他的第三份合约是玩得开心。

罗格和汤姆一样，说的话也很难懂。改善治疗师和来访者沟通的另一种方法是请来访者用孩子的方式说话。

罗格：我想实现自己，拥有自己。

鲍勃：用孩子的语言再说一次。

罗格：我总是感觉我哪里有问题。

鲍勃：嗯，比如呢？（鲍勃也用了"孩子"的语言。）

罗格：（停顿。）我又蠢又脏，我也不喜欢别人。

鲍勃：你是这样的吗？（如果罗格的回答"是的"，我们就会请他举例，在什么时间、什么地点，他是自己所说的"又蠢又脏"的样子，以及是他认为自己"哪里有问题"的样子。）

　　罗格：不，我不是这样的。我想停止所有对自己的贬低。

茱迪刚开始时也不知道想改变自己什么。

　　茱迪：我有一种被毁灭了的感觉……我……我现在就能感受到。害怕、
　　　　　颤抖。

　　鲍勃：你在头脑里说了什么，所以你感到害怕和颤抖？（鲍勃强调是她
　　　　　给了自己这些感受；她没有理解。）

　　茱迪：嗯。有一件很难做的事，我不想做。（非常轻，声音很小。）

　　鲍勃：什么事？

　　茱迪：我不知道。我正在颤抖。

　　此时我们有两个选择，一个是聚焦于茱迪的恐惧和"颤抖"，另一个是邀请她忽略自己的恐惧，从而发现自己想要什么。

　　玛丽：那么，如果你不颤抖，你想在哪方面工作呢？

　　茱迪：在被听到、被重视的方面。

　　鲍勃：很好。用"我"来说。

　　茱迪：被重视？我想被重视。我想被倾听。

　　鲍勃：再来一次。声音大到可以被听见。

　　茱迪：我想被重视。我想被重视。

　　鲍勃：（大笑。）我听见你说的了。好，所以你的目标是停止吓唬自己并
　　　　　且被听到。很好。

　　梅也在当次的治疗中展现出她的问题。她对治疗师的反应就像很久前对父母的反应一样。

　　梅：我感觉很好。就算我什么都没做对时，也想感觉很好。

　　玛丽：举个例子？最近一次你没有把所有事都做对，所以你感觉不好的
　　　　　例子。

　　梅：（长时间停顿。）我一个也想不出来。

玛丽：你此刻感受怎么样？

　梅：很蠢。

玛丽：很蠢是评判。当你说自己蠢时，你感受到什么？

　梅：我不知道。（停顿。）悲伤。

玛丽：好。所以在当下，在和我在一起的情景里，你想不出例子，这意味着你没有把所有事都做好，你说自己蠢，并感到悲伤。这个模式你熟悉吗？

　梅：是的。（叹气。）像是我的人生故事。我妈妈比我聪明多了……我总是感觉自己蠢……还有悲伤。

玛丽：你刚才做了一个很敏锐的判断……你在用我是你妈妈的方式对我做出回应。所以我很确定你不蠢。在这个例子里，你想不出来，你说自己蠢，并且你感到悲伤。有什么是你想改变的吗？

　梅：停止认为我很蠢。

玛丽：很好！

这些最初的改变合约对这些来访者来说，可能不是他们可以为自己制定的最重要的合约。事实上，来访者常常会从一份较没有危险的合约开始，这样他们在对团体感到安全之前就不会暴露自己。在治疗过程中的任何时间，来访者都可以改变自己的合约，或者在治疗师听到新内容时提出制定另一份合约的建议。

不过，在第一次会谈结束前，我们希望对来访者有足够多的了解，以尽可能确定她不会自杀、杀人或变得精神错乱。

不自杀和不杀人合约

对潜在可能自杀或杀人的来访者，不自杀和不杀人合约需要排在他们想要实现的其他合约之前。这种合约是由来访者的"成人"做出声明，他将自我监控从而成功克制自己自杀或杀害他人的冲动。他保证在 1 天、1 周、1 个月内不杀人，并在这段时间内继续接受治疗。如果来访者还没做出活下去的再决定，新的暂时性合约必须在旧合约到期前制定。假如来访者愿意再多活 1 天，那么治疗师必须在这天结束前安排一次会面……如果出于某种原因，治疗师不能出席当天的会面，需要与来访者谈妥与其他人的会面。本章，我们关于不自杀合约的所有论述都同等适用于不杀人合约。

当来访者有自杀倾向时，我们首先会针对他当下生活的事实提问。他的生活里正在发生什么，有什么问题没有解决，因此可以用作谋杀自己的正当理由？问题可能是离婚、破产、没有工作、朋友的疏远、孤独、所爱之人离世。在他做出即使这些问题存在也要活下去的再决定之后，以上问题才成为需要进一步解决的问题。

有些有自杀倾向的来访者并没有具体的现实问题。他们在童年早期发现自己不快乐时决定"当我长大并成功时，就会快乐"。在幼儿园时，他们认为自己上了二年级就会快乐；二年级时，他们认为自己小学毕业就会快乐。然后，他们认为如果能够发表毕业演说就会快乐。再然后，如果能够进入医学院，就终会感觉良好。他们成功跨越了一个又一个障碍，然后来到我们这里，说："我有一份很好的工作，赚的钱也够花销，我有自杀倾向。我的人生没有什么挑战，尽管我取得了这些成果，但从来都不快乐。"他的合约与有严重现实问题的来访者一样：一边活着一边做出永不自杀的再决定。当来访者做出上述再决定后，缺乏挑战、无法快乐的信念才成为有待解决的问题。

泰德是一位中年男士，最近刚离婚。他体重偏低，因为一直没有吃饭。2 个月前，他有一次严重的自杀尝试的经历，然后就一直抑郁。我们和他讨论了他的问题：孤独，没有朋友，除了偶尔的一夜情，没有爱人，对曾经喜欢的工作越来越不耐烦。我们请他幻想一个典型的工作日，然后是典型的周末的一天。我们发现他大多数时间都是独自度过的，沉思着过去。

然后，我们拿来两把椅子，请他体验自身的两个部分，想要杀死自己的部分以及想要活着的部分。在第一把椅子上，他是想杀死自己的部分。

泰德：我可怜的小老头的部分……我一生一直都是一个小老头。这个部分从来没有快乐过，从来不知道如何跟人打交道。这就是我孤独的原因。坦白来说，我不值得被了解。（这些话说得很慢，持续了10分钟。）

我们询问另一部分，值得被拯救的部分。

泰德：我不觉得那一部分存在。

鲍勃：在的，他存在。他把你带到了这里而不是杀死自己。从这儿开始。"我把泰德带到了这里……"

犹豫了很久后，泰德接触到喜欢自己的工作能力、自己的头脑以及同情他人的部分。

泰德：我不太相信治疗。

鲍勃：好的，我听到了。我也知道我没法治疗尸体。在我们工作的过程中你愿意让自己活着吗？

泰德：坦白讲，我不知道。（停顿。）我不知道。

泰德谈了他的抑郁，他不明白是自己让自己抑郁了，而是感觉自己被一种不治之症控制了。他讲述了一些历史，一些非常悲伤的早期记忆。与此同时，我们持续重申制定让自己活着的合约的重要性。

鲍勃：再到你想活着的那一面。那是充满同情心的、聪明的、希望生活里拥有欢乐的一面。是那一面今天把你带到了这里。

泰德：我不太了解那一面。

玛丽：开始了解他。从"我想活着"开始说。

泰德：我想活着。坦白说，我不相信死后的生活会很好。如果我相信，就去死了。

鲍勃：和想活的那一面待在一起。

泰德：我知道生活中有比我拥有的更多的东西。我来这儿……是的，有一部分的我是有希望的……否则我不会来这儿。我听说你们很擅长和我这样的人工作，是的，我确实知道我有希望。我把自己带到这儿是为了不那么痛苦……事实上，我想彻底做出决定。好吧，我会活1周。

泰德在那周确实活着。他参加了我们全部10次治疗团体，也预约了一些个体治疗。在第6天，他将自己活着的合约又延长了1周。在第三周开始前，泰德已经做出再决定"我永远不会意外或故意地杀死自己"。他继续每周参加两次团体，以克服与人亲近和玩得开心的禁令。6个月后，他的家庭发生了一场悲剧，泰德再次陷入抑郁并想到自杀。他重新制定了合约，允许自己哀伤，然后回到了活下去和关心自己的合约中。

对于像泰德一样抑郁的来访者，我们建议一定要制定短期合约。这样，我们就会使来访者聚焦于最关键的议题——他自己的生命。延续几个月的合约可能存在风险，因为治疗师和来访者会被诱导至非关键的议题展开工作，或者来访者可能"筋疲力尽"，悄悄放弃治疗，然后自杀。一个有自杀倾向的来访者可能因缺席一次预约而放弃治疗，我们会立刻与他联系，与他再次确认合约或者请他住院治疗。

不自杀合约建立后，我们会观察当事人不遵守合约的信号。他们的身体语言可能存在不一致，例如，来访者说的话是肯定的，却在否定地摇头，或者双手外推，像要与治疗师保持距离。来访者也可能使用模棱两可的语言，例如"我想我可以说我不会自杀"。精神病性抑郁的来访者可能对合约表示同意，然后又增加了自己的焦虑不安，或者只是平淡地重复治疗师让他说的话，而不是真正在制定合约。

当一个人知道自己在合约存续期间不会自杀，他通常会报告或展示出情绪上的变化。他可能立即说出自己的解脱感，即他有一段休息时间，不用痛苦地纠缠于"生存还是毁灭"的问题。他也可能说自己很绝望，因为他在解决问题前堵塞了逃避问题的通道。不管是哪种情况，他的声音通常都会变强，动作也会更一致。

如果我们对他不自杀的意图或能力有任何怀疑，会请他假装刚走出工作室，并用现在时大声说出自己的想象。从离开咨询室的那一刻到他下一次回来面谈之间，他正在做什么、想什么、感受什么。在他报告抑郁或想到自杀的任何时候，我们会打断并询问他会做什么，从而活下去。我们想让他提前做好计划，可以依靠谁获取支持，以及如果无法获得那份支持，他会做什么。

像泰德一样有严重自杀倾向的来访者如果不住院治疗，需要每天接受面谈。有些来访者必须住院或受到保护，因为他们的思维过程不够完好，无法制定坚实的"不自杀"或"不杀人"合约。他们可能是精神病患者，大脑有损伤的人，或者因服用酒精或毒品而头脑混乱的人。使用酒精或大麻后变得更加抑郁和更想自杀的来访者需要先决定戒酒或戒毒，这样他们才不会再想自杀或杀人。有歇斯底里人格特征的人，如果拒绝为自己着想，可能因为太冲动而无法遵守合约。一些适合进行门诊治疗的来访者，可能因为社会环境或经济状况太艰难，而被导向自杀或杀人的方向；因此，暂时入院治疗可能是最佳选择。治疗师评估每一位来访者制定合约的能力，任何一位不能或不愿制定坚定的不自杀或不杀人合约的来访者都需要住院治疗，直至他可以制定合约。

抑郁的来访者可能会反复思考自杀的问题，而不告诉治疗师他们自杀的想法。无论何时，当来访者说他孤独、悲伤、抑郁，或者呈现出任何失去生活兴趣的迹象，我们都会问："你有自杀倾向吗？"

爱丽丝：我想改变我对待女儿的方式。

玛丽：她多大了？

爱丽丝：13 岁。

玛丽：告诉她。想象她现在在你面前。告诉她，在对待她的方式上，你具体想改变什么。

同样，这一做法也是邀请来访者举例，用"我–你"的现在时讲述。这样，来访者和治疗师都可以了解来访者的现实是什么，以及来访者希望在她的现实中如何改变。

爱丽丝：我的女儿是苏珊。苏珊，我想倾听你。我想更多地倾听你，给你更多时间。我希望你受到欢迎，出去享受自己的生活。我想，你一直陪在我身边是因为我很孤独。

鲍勃：你孤独吗？

爱丽丝：是的。

鲍勃：有自杀倾向？

爱丽丝：我有这种想法但不会这么做。我女儿需要我。

玛丽：现在，你的抑郁比你对女儿的行为更重要。这周你能活着，同时朝决定为"你"而活工作吗？

爱丽丝：可以。

鲍勃：很好。我猜你来这里的真正原因是停止抑郁。

爱丽丝：是的。

　　为了测试来访者坚持合约的力量，我们会询问是否有什么"可能发生"的事会使她改变主意，不再遵守合约。

鲍勃：你说这周会活着。是否有什么事可能发生……什么都可以……会让你作为自杀的理由？

爱丽丝：我想不出什么……这周我女儿身上不会发生什么……

鲍勃：想想这个问题。别着急。你决定这周无论女儿身上发生什么都会活下去吗？或者任何人身上发生什么。

爱丽丝：这周？是的，是的，我会的。

鲍勃：确定？

爱丽丝：是的。

鲍勃：你有没有想到其他事，你可能会用它作为本周自杀的理由？

爱丽丝：没有。不会的，我这周会活着。

　　对一些在临床上没有被诊断为抑郁，但是对自己有危险的来访者，我们也会使用不自杀合约。他们会鲁莽地开车、飞行，在爬山或进行水肺潜水 [①] 时冒险，或者有"易出事故"的历史。我们也与不能好好照顾自己身体的人制定相同的合约：吃饭时"作弊"的糖尿病患者，保持高血压的来访者，以及所有通过毒品、尼古丁、酒精或暴饮暴食缓慢杀死自己的所有来访者（见第九章）。

与想象谋杀或者行为暴力的来访者制定不杀人合约并做出再决定是必要的。他们需要制定无论发生何种挑衅行为都不伤害或杀害任何人的合约。我们使用的方法和技术与不自杀合约中的描述一样，另外，我们会向来访者的"儿童"呼吁，避免谋杀也等同于避免接受谋杀后的惩罚。如果来访者不能或不愿制定这种合约，我们希望他被拘押。

不杀人合约可以为偏执型来访者带来极大缓解。在一次为期 1 周的工作坊中，一位参与者急性偏执发作，坚信另一位参与者正在筹备杀死他，然后和他的妻子结婚。那时猎鹿季刚开始，我们房屋周围的山上有不少枪声。这个男人以此为证据，坚信那个打算杀死他的准杀人犯已经雇用了杀手来射击他。我们首先与"另一个男人"工作，很容易就得到了不杀人合约，因为他并不爱那个人的妻子，也没打算用任何方式杀人。然后我们与这位偏执的参与者做了完全相同的工作。几次会谈后，他坚定地说他不会杀人……他不会杀死另一位参与者、他的妻子、鲍勃、玛丽或任何人，不管有什么真实或想象的挑衅行为发生。当他坚定地相信自己时，偏执症状也消失了。他能够识别出自己的愤怒和嫉妒，并处理它们。工作坊后，他又继续进行了几年治疗，急性偏执没有进一步发作。

有时，治疗师认为只有罪犯或精神失常的人才可能成为杀人犯，而忘记与可能意外杀人的来访者制定不杀人合约的重要性。我们会与酒驾的人制定不杀人合约，并提醒他们的行为是一种潜在的谋杀。制定该合约后，他们会停止酒驾。有一次，我们与一位长相甜美，看起来毫无恶意的年长女士制定了这份合约，因为她视力严重受损却一直在开车。

---

① 指潜水员自行携带水下呼吸系统所进行的潜水活动。——译者注

不发疯合约

针对有过短暂、急性精神病发作史的来访者，我们有时可以与他们成功制定未来面对压力时不再精神错乱的合约。我们与他们一起探索当前的问题以及其他可供选择的解决方法，同时留意如果相似的情况再次发生，他们会如何做出选择。他们可以帮助自己留意自身内在的危险信号，并利用这些信号提醒自己重返治疗或者采取其他有助于预防精神病发作的行动。

长期患有精神病的来访者可以监控自己的行为，避免再次入院。简曾是一名长期患者，从 18 岁到 43 岁几乎一直在住院。她曾接受过多次电击治疗。她参加了我们的两个治疗团体，每个团体每周会面一次。她来参加我们的团体时刚出院 1 周，她的亲属就已经开始吵着让她重新住院了。她的合约是尽可能改变自己，从而避免入院。为了达成合约，她解雇了姨妈为她雇用的执业护士，停止给亲戚打电话（很幸运，这些亲戚并不住在附近），最后独自去了高等法院，并获得了监护权的变更。她做以上事情时仍不时产生幻觉，并在思维方面显示出器质性损害的迹象。

在团体中，她常常引发混乱，比如她说英国人往供水系统投毒，指责团体成员精神错乱。我们会面质她的精神病性发言，说"嘿，简，你又说疯话了"，同时在她停止混乱时给予安抚。慢慢地，她发现自己变"疯"是为了不听团体成员谈论有关愤怒或性的话题。之后，她给予自己许可，如果她愿意，可以离开某次团体治疗从而回避这些话题。之后，她可以忍受所有主题，对团体成员进行敏锐的观察，并与他们实现了一定程度的亲密。2 年后她结束了团体治疗，并且——在 10 年后——仍在社区中生活。

对于有边缘型人格障碍的来访者，在与他们生活中的其他议题工作前，我们会先与其制定不发疯合约。卡尔就是一位边缘型来访者，正在参加我们的周末工作坊。通常，我们会把这样的来访者剔除，因为他们需要的是长程团体，其他成员的工作强度可能令他相当不安。卡尔躲过了我们的筛查程序。

卡尔：我一直在转移注意，然后把它转回来。我对人们和他们的眼睛有了更多了解。有时，我喜欢在这里工作。我不确定要做什么。因为有一个事实是，我一旦开始工作，就会失去与他人的联结。（在他的每一句话之间都有很长的停顿。）最后，我以选择别人喜欢的或接受别人的建议收场。然后听从建议。所以我现在做的是退缩。

鲍勃：不管是哪种情况，你都退缩。

卡尔：这其中也有一些价值。我愿意……今天……嗯……花时间……嗯……去……探索。

卡尔说他一旦开始工作就会发生的事在这里并没有发生，因为这是他在工作坊中第一次讲话。每次休息时，他都不停地讲话，不会倾听，展示出相当混乱的迹象。

卡尔：我想……我不希望有被侵犯的感觉。

鲍勃：很好。

卡尔：问题在于……

玛丽：我不想花时间探索，除非我知道你想改变自己什么。

卡尔：这就是我刚才正在说的。（很长的停顿。）我想……对我来说，我不知道我想做什么。我无法克服这一点……我无法开始思考。

玛丽：你肯定是在漠视自己。比如，你获得了什么学位？

卡尔：什么学位？

玛丽：对。你足够聪明，已经读完了大学，对吧？

卡尔：是啊。

玛丽：你既漠视了你的优势，又漠视了你的头脑。

卡尔：（很长的停顿。）我认为你不了解。

玛丽：那告诉我。

卡尔：我是什么情况，对吧？我的体验对我来说有一点难以描述，因为我没有可以描述的语言。

鲍勃：不可能。我感受到你说得很多，做得很少。

卡尔：是的！

鲍勃：想要改变那一点，还是想维持现状？

卡尔：我有两个选项？

鲍勃：不，你有很多选项。

卡尔：我想我现在感到不满的是你正在草率地对我下结论。

鲍勃：我说的是我体验到的你。你在每次休息时都说了很多话，但其中我能理解的非常少。我听到你在谈论做某事，但并没有做。你头脑里有什么，你对自己了解了什么，我不知道。我只知道我体验到的东西。

卡尔：嗯。

鲍勃：我猜你头脑中正在发生的是强迫，而不是思考。

卡尔：（很长的停顿。）我愿意考虑一下。我可以考虑一下。我也有过一闪而过的想法。事实上，我想……反过来说也是对的。

鲍勃：什么反过来？

卡尔：与不想被冒犯相反。我可以考虑想要……让自己……敞开心扉，进入你选择和我一起去的领域。

鲍勃：我不打算那么做。

卡尔：现在让我困扰的是……我还保持着联结吗？我不想……

玛丽：又一次，听听你对自己的漠视。你正在漠视你的头脑，你正在漠视你知道自己想要做什么，正在漠视你有足够的力量对我说"不"。这是你真实想说的话，因为从一开始，你就一直在用自己的方式说"不"。所以，在所有的漠视之后，我理应替你思考。

卡尔：你想让我说什么？

玛丽：我没有想让你说什么。像鲍勃说的，我不会引领你，因为那是在漠视你的头脑。

卡尔：事实上，我把思考搁置了。

玛丽：你想要改变自己的什么地方吗？

卡尔：我想从以下方面来探讨这个想法……

玛丽：我投降了。我放弃。（挥动白旗。）

卡尔：根据我的经验，它并没有那么糟糕。

玛丽：反正我是投降了。我放弃。你赢了。

卡尔：（很长的停顿。）发生了什么？我没有……我尊重你的放弃。

玛丽：你明白吗？

卡尔：我想你的意思是我需要进一步走出来，你才能和我工作。

玛丽：不。我是希望听到你想改变自己什么。我不会和你探索一种想法。

卡尔：我想要两样东西。一样是这个。（停顿。）拥有信念。

鲍勃：什么？

卡尔：拥有我将会思考的信念。我需要慢下来。我想和你分享我头脑中的东西。在绝望中交易（停顿。）以换取反击的机会。

鲍勃：你对什么绝望？

卡尔：我听到你说的了。等一下。不要打断。惩罚。就像……（听不清。）

玛丽：在你的人生中，你对什么绝望？

卡尔：是为了什么。此刻我就需要一些东西。嗯……我知道了。嗯……你走得太快了。（生气的语气。）我意识到所有这一切都是防御，好吗？伸出你的手。我体验到伸出手，然后经历了被打断的痛苦。

玛丽：我愿意更慢一些。另外，我喜欢事实，而不是幻想。我想知道在你的日常生活中发生了什么，你对什么感到绝望。

卡尔：大多数时候我在生活中都是退缩的。让我想想。我在 4 或 5 个领域有所参与，多数时候试图有所作为，试图从中找到乐趣。

玛丽：给我举一个领域的例子。

到目前为止，我们都很难进行"成人"–"成人"的沟通。来访者做出的是跑题的回应。我们希望来访者处于"成人"，而非困惑的"儿童"。

卡尔：当然。（叹气。）有关……我对绘画很着迷。

鲍勃：你画画？

卡尔：不。我曾经画过两幅……很久以前。我对心流的感觉很着迷……

玛丽：我希望你说得具体一些。你靠什么谋生？

卡尔：抱歉。我赖以为生的是（一项政府工作的名字）。我没有任何朋友。而且我没有……感觉没有做任何事情。我感觉不到希望。工作中我也什么都没做。我坐在办公桌边。我不去交流。

玛丽：你和什么人一起生活吗？

卡尔：我感到很挫败。不知道怎么和别人接触。我有一个女朋友，这把问题搞得更复杂了。所以我猜我需要为自己做些什么。

鲍勃：你抑郁吗？

卡尔：我不知道。

鲍勃：有自杀倾向？

卡尔：没有。我感觉不到我在哪儿。

鲍勃：你有没有考虑过自杀，当你绝望的时候？

卡尔：我一直在抵抗它……我想过。我……不会自杀。

玛丽：现在你讲话很清晰。你有没有决定不会通过发疯来逃避？

卡尔：（很长的停顿。）我没想过。我没有意识到自己想发疯。

玛丽：我这样问你是因为你在用跑题的方式讲话。你正在漠视，表现得好像你无法思考。（停顿。）你能让自己不发疯吗？

卡尔：当我这样做时，会体验到强烈的无助感。如果我请求帮助，就会感到被羞辱。

玛丽：那么现在呢？现在你已经指出了你需要帮助的地方。你现在感觉怎么样？

卡尔：羞愧。

玛丽：真的吗？

卡尔：我突然注意到房间里的所有人。

玛丽：他们的精神都非常健康，并且不会考虑请求帮助。（笑。）

卡尔：好吧，这听起来很滑稽，但这种想法真的可以给我一些支持。（开始哭泣。）

鲍勃：J，请你给他递一下纸巾好吗？（鲍勃：听录音时，我很惊讶我被他的无助感染了。通常，除非患者要求，我不会给他们递纸巾。）

卡尔：我不需要。

鲍勃：好吧，你需要的话可以用。

卡尔：我现在没事了。

玛丽：你知道吗，我真的很喜欢你的直接。

鲍勃：我也是。

卡尔：你们喜欢吗？

玛丽：是的。不用纸巾你可能会让自己更难受，但是我很佩服你……比如你没有接过纸巾假装使用它。

卡尔：我不理解"假装"这个词。

玛丽：你没有因为鲍勃说"给他递一下纸巾"就假装使用它。

卡尔：好的。是的。如果我这样做，就是在浪费时间。

鲍勃：嗯。

卡尔：我们说到哪里了？我现在感觉有点乱。

鲍勃：我了解到有关你的一些事实。我了解到你有一个女朋友，这方面有些复杂的情况。你没有做你的工作，你感到绝望。这比 15 分钟前我对你的了解多得多。我的直觉是你需要围绕你可以成功，即使别人对你也有同样的期待，在这方面做大量工作。也就是即使别人对你有期待，你也可以成功。

卡尔：即使他们期待？

鲍勃：是的。你相当固执，就像使用纸巾。如果有人想让你做什么，比如取得成功或使用纸巾，你可能就会说"去你的"，然后报复他们。

卡尔：这可能是个危险。

鲍勃：是的。这个描述适合你吗？

卡尔：是的。"投降（surrendering）"这个词，包含"使变得（rendering）"的含义。这是一种奇妙的感觉……试图通过不合作使某人变得无力。

鲍勃：对。

（很长的停顿。）

　　玛丽：现在在你的生活里，你的父母在哪儿？

　　卡尔：我的家人都回南部了。我的母亲和父亲都健在。我的父亲大约50岁，母亲大约45岁。她和一个医生再婚了，我的父亲还单身。他在"某"行业工作。我最近和他联系了。我之前意识到需要和父亲联系。我有这种需求已经很长一段时间了。所以我给他打了电话。没有自我介绍。我说："爸，是我。我真的很关心你。"他做的事和我一直做的一样……什么都不清晰。就像去抓什么却什么也没有。毫无意义。我退缩了，说好吧。和我妈妈的联系……最近一次是我读大学的时候。我给她寄了一些诗……我不能专心写作……

　　鲍勃：你不愿意。

　　卡尔：我不能，然后……

　　鲍勃：不愿意。

　　卡尔：然后……

　　鲍勃：（大喊。）不愿意！

　　卡尔：我明白你的意思了。（每个人都笑了。）

　　玛丽：看，你遇到一个和你一样固执的人了。（团体成员都在笑。）

　　卡尔：我没有能力……那才是"不能"。

　　鲍勃：你有坚持的能力……你不愿意。只要你不说"不能"就没有问题。你完全可以选择写或选择不写。

　　卡尔：我听到你说的了。所以我写了诗。这是个有趣的问题。她彻底改写了它们并复印寄回给我。她把它们寄给她所有的朋友以及我所有的朋友，重写的。所以我打电话给她。我非常生气。

团体成员：她改了你的用语？

　　卡尔：是的。

团体成员：这太可怕了。

　　鲍勃：难怪你很难伸出你的手。

卡尔：我不得不向她解释我的意思。她不理解我为什么生气。所以那也行不通。然后……和我父亲的下一次接触，他出来看我。这个人就是个疯子。他疯狂……偏执。强迫。行为幼稚。是个酒鬼。他来了。我们带他四处转转，他带了个女人。他对她粗鲁、卑鄙、暴力。他还吐在别人身上。嗯。他到达时我去拥抱他，他的反应是很不舒服，就好像只穿着内裤一样……在整个拜访期间这种不舒服一直持续着。我的女朋友变得很害怕和焦虑。（在整段叙述期间他的声音都没有情绪。）

玛丽：这是一次令人悲伤的拜访。

卡尔：结束时，好吧，我和他坐下来，我说……我就像现在这样，颤抖着。我说："在我家里你不能这样做。你必须得体地对待别人，你必须停止这样做。"（努力控制哭泣。）他对我说……（哭泣，捶打椅子扶手。）就像你们看到的，他说的话伤害了我。很多伤害。他的反应是："我很惊讶。我不相信。我花了人生中 3 周的时间就是为了听这个。"我告诉他："爸爸，我真的很关心你。"他说："撒谎。你甚至都不叫我'爸爸'。"我不得不提醒他我刚才就叫了。这是非常受伤的部分，你不得不提醒自己的父亲你爱他。所以我，唉，切断了和他的联系。没有切断伤害。我真想杀死他。

鲍勃：你不会吧？

卡尔：我讲这些的时候，情绪非常强烈。我想象不出自己会回到南部这样做。不，不会。

鲍勃：你的父母有些古怪。

卡尔：我也这么觉得。

鲍勃：我也是。他们都不正常。祝贺你成功了，你没有变疯。

卡尔：谢谢。

玛丽：我看到你多么希望找到一些其他的方式长大。

卡尔：是的，玛丽。（再次哭泣。）

玛丽：你已经找到其他的方法了……你告诉你父亲的方式——在你的家

里没有暴力和卑鄙。

卡尔：是的，玛丽。我想谢谢你没有打断我。

玛丽：我想谢谢你在我打断你时告诉我，当我进度太快的时候。

卡尔：我需要时间。我不能快速工作。

鲍勃：你能，你刚才就做到了。（很多笑声。）

鲍勃：我想让你知道的是，你一开始讲话的方式很疯癫。就是我们称为跑题的方式，意思是你会用无法理解的方式离开主题。然后你停止说疯话，变得完全清晰。

卡尔：（愉快地笑。）

（团体成员鼓掌。）

在这段对话中，我们向卡尔坚持以非精神病的方式谈话表示敬意。我们关心他的健康而非病态。在他能够澄清自己与父母之间的差异，坚定地说出无论自己变得多么孤独、绝望或愤怒都不会发疯前，还有一段路要走。他需要因自身敏锐的思考以及允许自己同时思考和感受而持续得到安抚。

与不情愿或非自愿的来访者制定合约

应对不情愿或非自愿的来访者时，主要问题在于他们认为别人对他们拥有某种形式的权力，那些人才应该负责合约的制定。这种情况通常属实。父母与治疗师讨论孩子的哪些症状需要"治愈"。福利与缓刑机构、监狱及医院中的治疗师通常会为他们的来访者选定目标。拒绝参加妻子的团体治疗的男人认为自己也有相同的处境……治疗师和团体已经为他决定他出了什么问题以及他需要改变什么。

针对不情愿的来访者，我们从生活中的"其他人"希望他发生什么改变这类问题开始。我们解释想知道这些是为了避免与那些人结盟……即使他们的合约符合来访者的最佳利益。

玛丽：好，你妻子希望你戒酒。她可能是对的，你知道。这东西有毒，最后你可能会脑损伤或死于肝病。不管怎样，这是她的希望。如果你可以自己选择在某方面做出改变，你希望是什么？

或者

鲍勃：我听到你的福利工作人员说想让你停止接受福利，你想待在家里陪孩子玩和种菜。所以……他们愿意为你支付 6 次团体的费用。在这 6 次会面中，你打算如何改变自己，从而让自己满意？

很多年前，玛丽受邀治疗一位缓刑的年轻人，他宣称自己想要的和法官对他的希望一样……停止逃学，获得好成绩，成为"好公民"。玛丽说她不相信他想规律地上学，或者不相信他会去学校。然后，她对规定进行了解释："你必须连续 6 周每周来这里 1 次，否则就要回少管所。法官正是这样告诉你和我的。如果你不来，我会给你的缓刑监视官打电话。如果你来，我不想让你成为法官希望的样子。我想让你决定你想成为什么样的人。"在第 3 次治疗时，他半感到挑战半充满渴望地承认希望自己停止脸红。"停止脸红或停止关注脸红"成为他的合约。6 个月后，他不再关心脸红的问题，回到学校参加了一个半工半读的项目，并能够良好地应对。出于自愿，他在规定的 6 次会面后，继续接受治疗。

对于入院治疗或被监禁的来访者，我们希望知道他们想要的、可实现的目标是什么。显然，我们得到的第一个回答是"我想从这儿出去"。好吧！我们询问这个地方的规矩……一个人怎样才能出去？如果来访者不知道，收集信息就变得很重要。然后，为了出去，来访者做了必须做的事吗？如果参与作业治疗①和"与其他患者社交"是必要条件，那么缺席作业治疗并拒绝社交

---

① 英文为 occupational therapy，是指为因身体或精神方面存在障碍或残疾，不同程度地丧失生活自理和劳动能力的患者安排的有目的、经过选择的作业活动，对其进行评价、治疗和训练的过程。它是一种康复治疗方法，目的是使患者最大限度地恢复或提高独立生活和劳动的能力。——译者注

就意味着患者的某些部分在为继续待在这些机构而努力。探索完这些后，合约可能是严格按照出院或释放的要求去做。

对于囚犯，行为改变可能并不能加速"从这儿出去"。那么，问题便成为"假如你做出改变并不能缩短刑期，那么你可以如何改变，从而在这里拥有更好的生活？"马里恩监狱中进入治疗社区的囚犯对成为治疗师很感兴趣，他们努力学习，与其他多数囚犯相比，他们当然拥有更多具有创意和快乐的时刻。

改变不可接受的合约

"父母"合约

"父母"合约是指来访者"应该"实现的合约。只有来访者的"儿童"想实现它时，我们才会接受该合约。所有关于停止吃东西、抽烟、喝酒、吸毒的合约基本都是"父母"合约……在"儿童"做出活下去和保持健康的再决定前，这些合约很可能无法实现。因此，从一开始，"儿童"必须参与合约的制定。

有些"父母"合约很难诊断，因为一个人的"父母"可能并不适用于另一个人。杰夫想停止愤怒，因为他使用愤怒会阻碍他实现亲密，这是"儿童"合约。戈登也想停止愤怒——他的是"父母"合约。戈登最近结婚了，是初婚，他因为对继子的愤怒而自责。他的两个继子不收拾自己的东西，戏弄他的狗，他们表现出来的基本就是一个人可以想象得到的年轻男孩对待新继父的方式。戈登自己在童年时对父母很顺从，他学会了压抑愤怒，取而代之的是感到内疚。现在，他每次对两个男孩感到轻微或中等程度的气恼时，都会感到内疚。我们没有接受他压抑愤怒的合约，而是建议他熟悉自身愤怒的自我，并通过学会坚定果断来满足自己的愿望。

安提出了一个自己不打算遵守的合约，这可以从她的用语"我应该……"

中看出来。

安：我的问题在于保持家里的整洁。（停顿。）我"应该"保持整洁。

玛丽：为什么？（在我们的治疗中，"为什么"是一个很少被提出的问题。我们倾向于在来访者认为原因不言自明时才会使用。）

安：因为屋子很脏。

玛丽：所以呢？当我的孩子还小的时候，我和他们待在家里。我总是会把吸尘器放到前门边上。这样，如果有人来访，我就可以迅速拿起它，假装我正要开始打扫。

安：（大笑。）好吧，我"应该"……

玛丽：当然，你应该。像你这么好的人……如果不打扫房间，至少应该感到内疚。你至少会感到内疚吗？

安：你很搞笑。

玛丽：我知道。搞笑的人可以不做诸如打扫房间之类的蠢事。

安：好吧，如果你不接受我这光荣的合约，本周我就不知道要做什么工作了。

玛丽：哦，该死！那么你就要浪费来这里付的钱了。如果你不清理你的房子，至少应该清理你的心灵。

安：没关系。我会开心地坐在这里，并且不会感到内疚。

鲍勃也提供了一个相似的"父母"合约案例，但他采用的方法不同。这发生在为南部精神科医生举办的一日工作坊中。鲍勃当时正在给一大群听众做讲座，其中一位听众请他展示制定合约的技术。这位男士自愿扮演患者，然后走到房间前面（因为本次会谈没有录音，因此凭记忆撰写）。

鲍勃：你今天想改变自己什么？

精神科医生：什么！

对于传统治疗师来说，"今天改变"的观念令人震惊，因为大多数培训都会让他们做好长期、持续与患者工作的准备。然而，这个提问是最重要的。

它提醒患者改变是可能发生的，并且此刻就能发生，无须等到下周或明年。这个提问也在提醒患者一个事实——他将为自己的改变负责。有些治疗师会问"你今天想对什么进行工作？"鲍勃喜欢用"改变"，因为患者可能会选择一直工作，永不改变。

精神科医生：我想也许我可能想要……

鲍勃：想……也许……可能。（鲍勃强调了逃避式的词语。）

精神科医生：（大笑。）我想停止拖延。（他举了一个拖延写用来发表的文章的例子。）

鲍勃：关于不写文章，你对自己说了什么？

精神科医生：我当然会痛骂自己。我对自己感到悲伤和愤怒，对拖延写作感到内疚。

依据我们的经验，拖延不是问题，拖延时人们对自己做了什么才是问题。他们批判自己，感觉糟糕，保证会做得更好，执着于未完成的事情。我们倾向于先接受停止烦恼的合约，再接受完成拖延之事的合约，因为前者代表的是"儿童"的利益。否则，如果我们站在"父母"这一边，患者可能也会"击败"我们，从而更加严厉地批判自己，并感受到更多内疚。

鲍勃：你想先放下自己糟糕的感觉，并停止自我攻击吗？（从精神科医生和听众那里传来笑声。）

精神科医生：是的。

鲍勃：很好。你愿不愿意每次因为拖延开始想痛骂自己时，切换频道，替换为性幻想呢？（再一次，患者和听众大笑。）

鲍勃提议将自我痛骂替换为性幻想是想向他证明他才是掌控自己思想的人，他不必想着诸如自我烦扰的不愉快的想法。

精神科医生：好吧！

鲍勃：好，既然这个问题解决了，你打算写的文章的题目是什么？

精神科医生：（想了一会儿，说出一个题目。）

  鲍勃：你愿意把你的题目写到一张纸上吗？（精神科医生写了。）
    现在你愿意写下第一句话吗？（精神科医生写了。）现在你
    愿意写下结束语吗？（精神科医生写了。）好的，你现在有
    了题目、开场句和结束句。中间的内容什么时候放进去？

精神科医生：明年春天之前。

  鲍勃：你每次因为拖延而责怪自己时，会替换为性幻想吗？

  他可能会写文章，也可能不会。只有他想写多于不想写时，才会去写。不论他写还是没写，鲍勃都认为这位精神科医生已经学会停止因拖延而导致的自我苛责了。

  有时，制定合约的困难在于来访者的"叛逆儿童"只是把治疗师看作要与之斗争的"父母"。不论合约是什么，只要治疗师接受该合约，来访者都会将其转化为"父母"合约。我们的同事鲍勃·德赖（Bob Drye）建议，当治疗师发现这一点时，要立即引发来访者的注意，甚至要对来访者叛逆中的创造力、力量及兴奋给予积极的安抚。鲍勃·德赖为我们提供了下述案例。

  帕特：我有很多愤怒。在另一个团体中，我看见有人在释放愤怒，但治
    疗师和团体成员却把他们的怒火压制下来。这也许有帮助。我的
    呼吸很紧。

  鲍勃：关于你的愤怒，我想先获得更多信息。让自己更深地呼吸。

  帕特：（没有深呼吸。）我的愤怒像火球一样。我对我的母亲如此愤怒，
    我站在门口想："如果她不听我说话，我就发疯。"

  鲍勃：你没有深呼吸。

  帕特：如果我想到深呼吸，就会感到悲伤。

  鲍勃：就像我想从你身上拿走些什么？你希望做有关愤怒的练习，我请
    你深呼吸。

  帕特：是的。（微笑。）

  鲍勃：我猜你母亲没法让你做很多事。你还是没深呼吸。

帕特：她和我在一起过得很糟糕。（大笑。）

鲍勃接受了帕特的一部分合约，即允许自己深呼吸，但很快，这份合约就变成帕特需要去抗争的"父母"合约。当帕特真的要建立合约时，他可能需要加上："即使我的成功能够让我的治疗师、团体和母亲高兴，我也要成功。"

改变他人的合约

另外一种无法工作的合约是要求他人改变。约翰表面希望自己改变，实际上对妻子雪莱提出了一份"父母"合约。他们两人一同参加工作坊。

约翰：我需要改变一些东西。（停顿。）哦，见鬼，我不知道从哪儿开始。

玛丽：以"想要"开始，而不是"需要"。需要对应生存，那些不知道可以"想要"的人才会说"需要"。

约翰：好吧，感觉起来像是一种需要。我……我想要并且需要改变和雪莱相处的方式。

鲍勃：告诉她。

约翰：我想要改变和你相处的方式。这是我的合约。

鲍勃：对她多说一些，具体一点。

约翰：我希望能够自由……

鲍勃：你现在就能。

约翰：什么？

鲍勃：你现在就能。（在我们理解他的表达之前，就已经开始通过强调"想要"和"需要"的区别，以及"不能""无法"和"不愿"的区别来挑战他的受害者角色。）

约翰：我想找到一种自由的方法。

玛丽：和她说得具体点。一个你想改变的具体行为。不要使用"自由"这样的标签，因为它没有意义。

约翰：我不知道。我只是感觉受到很多控制。举个例子。在飞机上。我们坐在吸烟区。如果我想和你在一起，就必须待在吸烟区。

雪莱：确实是这样。我想抽烟。如果你不想，我愿意独自坐在这儿。

玛丽：所以这份具体的合约是让你的妻子改变，对吗？

约翰：我希望她停止抽烟。

玛丽：所以……回到最开始。你想怎么改变自己……不论你的妻子抽烟还是不抽烟……你都能感到自由和建立更好的关系？这些是你之前提到的目标。

之后，我们会问雪莱是否愿意为了自己停止吸烟。如果她愿意，我们会接受这份合约，而不会接她为了让约翰感觉更好而停止吸烟的合约。这是胁迫。

通常，伴侣中的一方都对另一方有所打算。

拉斯：我希望对妻子更具有滋养性一些，不要那么批判。（这是一份"父母"合约……是他"应该"希望的。）我不喜欢我们的争论。（这可能是"儿童"的。）

冰：我不同意你对争论的定义。很多时候我并没有争论，我只是比较兴奋。比如我谈论州长的时候，你认为我是在争论。我只是觉得有趣，我不喜欢有人告诉我我太吵了。（她已经开始争论了。）

拉斯：我认为我的定义是准确的。我在坚定自信方面存在困难，但我允许你坚定自信，而没有变得恐惧或愤怒。（他在争论中退让了，他的"儿童"可能害怕当下的争论。）

玛丽：（跳过了争论和投降。）我对"允许"这个词感兴趣。

鲍勃：当然。（笑。）

拉斯：我想这是我的问题。（再次投降。）

冰：我不喜欢你说"我允许你"这个，"我允许你"那个。这正是我生气的原因。在某些方面，我也需要对此负责。我曾经喜欢你这样说。但是现在我已经重返校园，独立做事情，非常有创造力了，我不喜欢或者不想要这些了。

团体成员：为你欢呼。

团体成员讨论了冰和拉斯的问题的诸多方面，并陈述了他们自己的想法以及一些"你为什么不"的解决建议。

团体成员：所以，冰，你正在改变，你（拉斯）不喜欢……

拉斯：我喜欢，但是……

冰：这正是我想来这儿的主要原因，这样拉斯就可以放手了。

团体成员：所以你们来这儿都是想改变对方。

玛丽：很棒的评论！你说得很对。好吧，让我们回到你们每个人自身想做出什么改变上。

冰：这很重要。我希望他放手。这有什么问题吗？

鲍勃：（递给他们一根带子。）你们每人抓住一端。然后告诉对方放手。

冰紧紧拉住，大喊"放手！"。拉斯放手，冰继续紧紧抓着自己那一端。

鲍勃：冰，你还抓着呢。

冰：哦。（停顿。）

玛丽：懂了吗？

冰：是的，我懂了。我懂了。（扔下带子。）当我因为你抓紧不放而愤怒时，我通常才是那个不愿放手的人。谢谢。我学到了一些东西。

鲍勃：不客气。

玛丽：很好。还有一点……拉斯，你来自一个安静的家庭吗？

拉斯：非常安静。我是独生子。我家非常安静。

玛丽：好吧，作为练习，也是为了好玩，下次你妻子很吵时，你可以假装自己是希腊人佐巴 ①……很吵闹的、打着手势说话的男人……

---

① 《希腊人佐巴》（*Zorba the Greek*）是 1964 年的一部电影。其中的主人公佐巴具有爽快、率真、重义气、爱幻想等特点。——译者注

　　然后回应她。

拉斯：（笑。）好的。

玛丽：玩得开心。

拉斯：我会的。

游戏式合约

　　游戏式合约是来访者请求治疗师同意他做某事，但最后他却感觉受伤或不愉快。当然，来访者希望建立该合约时对此并没有觉察。

玛格：我想改变对爸爸的感觉。我感觉自己是个失败者。我已经和丈夫分开 1 年了，还没有告诉爸爸。他 84 岁了。

玛丽：继续。

玛格：我担心这对他打击太大了，我不该这么做。他可能非常失望，然后可能心脏病发作。他太老、太脆弱了。

鲍勃：有他应该知道的原因吗？

玛格：因为我。

鲍勃：为什么？

玛格：如果我不告诉他，我感觉自己不诚实。

玛丽：你现在仍旧希望从爸爸那里获得什么回应……关于你的？

玛格：我想要赞成，不想要反对。

玛丽：好，所以你让陈年批评继续下去……让他至死都反对你……的方式就是告诉他你和丈夫分开了。然后他就可以说"啊，反对箱里又多了一项证据！"，接着，你就可以感觉内疚。

玛格：是的，我会感到内疚。你是什么意思？我没有理解。

玛丽：第一步是"我希望你赞同我以及我和丈夫的分离"。（玛丽同时在黑板上书写游戏的步骤，并指出游戏诊断中的第一个步骤，表面信息。接着是秘密信息，然后是对秘密信息的回应，最后是结局。见图4-1。）

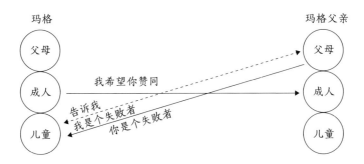

图 4-1   游戏图

玛丽：第二步是"告诉我我有多糟糕"。

玛格：不，不是"糟糕"，是"告诉我我是个失败者"。

玛丽：好。第二步是"告诉我我是个失败者"。第三步是"我当然会告诉你你是个失败者"。然后你就可以再次被反对了。之后，你就会对自己和他说一些话，感受到你的感受。这就是结局。

玛格：我不想要这样。

鲍勃：你能赢的唯一方式就是他发生改变。他改变的概率有多大？改变反对你和丈夫分开的概率有多大？

玛格：很小。不存在。

玛丽：好。那我不接受你的合约。接受这份合约仅仅意味着帮你玩游戏。

玛格：当他感觉不好时，我会感觉更糟。对。事实上，我不想那样。这一定是我为什么一直没有告诉他的原因。

鲍勃：很好。

当然，玛格的另一个选择是告诉父亲，并且无论父亲做何反应，她都不会"感觉更糟"。但是考虑到他的年龄以及她认为他会反应不佳，告诉他似乎没有什么意义。多年来，他一直坚信是女儿"让"他相信她是失败者……不过他不是我们的患者。

当我们怀疑游戏发生时，会请来访者进入未来，即游戏结束的时刻，去感受可能发生的"最好"和"最坏"的结果。由于游戏最初是由"儿童"或"父母"自我状态发起的，同时没有受到"成人"的监控，因此来访者可能阻挡了对"最坏"的结果的觉察。如果是这样，我们会讲出我们想象中可能发生的负面结果。

> 玛丽：好，所以你告诉老板你打算辞职，并且认为不存在糟糕的结果。我不理解。你是不是忽略了他可能会给你负面的推荐意见，然后你无法找到下一份工作的可能性呢？
>
> 鲍勃：很多开放式婚姻都失败了。如果他决定爱其中一位伴侣比爱你更多，你会有什么感受呢？

永远合约

有些来访者会永远朝未来的一个目标工作，其中包含的秘密计划是，除非他们被完美治愈，否则会一直不开心。他们会进行数年心理治疗，因为他们相信在可以开心起来之前，必须挖掘出精神病理学的最后一块拼图，了解其起源的最后一条线索，宣泄完最后一点负面情绪。他们寻求治疗的最初原因已经被遗忘或者毫不相干了。他们继续治疗就是为了接受童年时接受过的相同的安抚，因为努力和痛苦而获得的安抚。对于这类来访者，我们只接受一种合约：停止让自己因为过去而痛苦。

> 艾维：我与父亲有未完成事件。
>
> 鲍勃：父亲去世了？
>
> 艾维：是的。
>
> 鲍勃：你与过世的父亲的未完成事件怎么影响你现在的生活？
>
> 艾维：我对你很生气。生气你不保护自己……不为做自己而战……（他忽略了鲍勃的提问，立刻开始与父亲进行双椅对话。）
>
> 玛丽：鲍勃请你先回答紧紧抓住父亲不放如何影响你现在的生活。
>
> 艾维：嗯……什么？怎么了……我被他困住了。
>
> 鲍勃：如何被困住的？

艾维：嗯……我现在意识到的是……如果我不对他愤怒，就没法完成这个事件。它就会重复出现……

鲍勃：因为这样或那样的原因，你不断提起它，你没有说完成这项工作后，你打算做出什么改变。

艾维：我联想到的是我必须学会战斗……学会捍卫自我。

鲍勃：继续往下说。

艾维：我对你很生气，因为你没有教会我如何战斗。你逃避情绪，我也做相同的事，因为那就是你教我的。（艾维自行其是，继续他的对话，鲍勃和玛丽一直等到他慢下来。）

鲍勃：你现在怎么样了？

艾维：我觉察到我的妻子和孩子的悲伤。我的孩子是个跛子。（详述妻子和孩子。）

玛丽：我不觉得父亲是个重要的议题。我听到你给自己讲了非常多戏剧化的悲伤故事，你一次又一次重复讲。你做了多久的治疗？

艾维：10年。超过10年。

玛丽：天啊！所以在10多年时间里，你找出了这么多悲伤的理由。

鲍勃：你确定你愿意花很多钱只是证明你的悲伤？你愿意丢掉悲伤的姿态吗？

艾维：是的。（向上看。）

鲍勃：（笑。）你看起来像是天要塌了。

艾维：好吧，可能是。如果我丢掉我的悲伤，它们可能会再次反弹。

玛丽：你可以把你悲伤的大球想象成悠悠球。你可以继续让它反弹10年，或者把绳子剪断。

在为期4周的工作坊中，我们只聚焦于艾维接受和享受自己原本的状态。除了自我接纳和快乐外，我们拒绝倾听其他任何"改变"合约。他开始享受在这里的时光。回到自己的治疗实践中，他激动地报告他对自己的很多长程个案使用短程治疗后取得了良好的效果。

没有合约的治疗

纯格式塔治疗师很少制定合约。他们不制定合约，而是与来访者交流觉察，就出现的阻塞或不一致进行工作。有时我们也会这样开场，不过与他们不同，我们最终还是会制定合约。

鲍勃：正在发生什么？

凯：正在发生什么？我大脑空白。

鲍勃：多说一些。

凯：刚才我停止呼吸了。

鲍勃：再多说一些。

凯：我真不该来这里。（停顿。）好吧，我现在说的是我不知道正在发生什么。

鲍勃：你不知道正在发生什么？

凯：我不知道。

鲍勃：你刚刚点头了。你的点头是在表达什么？

凯：我害怕告诉你。我其实知道我们两人之间正在发生什么。我想告诉你我是一个好的治疗师。

鲍勃：留意你的头部。不要挺直。留意你头部的角度。现在把头挺直，然后重复"我是一个好治疗师"。

凯：（挺直头部。）是的，我是一个好治疗师。（带着泪水。）它的感觉完全不同了。

鲍勃：你可以说"我"，而不是"它"吗？

凯：我感觉不同了。当我挺直头部时，感觉很有能力。（歪头。）这样很难是好治疗师。（挺直头部。）我完成了。谢谢你。

在这项工作后，凯建立了合约——在个人和职业方面感受到自己的重要性。

琼在合约清晰之前就完成了工作。

琼：我很高兴来了这里。我现在的感觉真的非常好，非常有生命力。然后，我的感觉就变得不好了，放弃了。我不知道为什么。

玛丽：举个例子？

琼：我想不出来。我妈妈在那儿告诉我要练习，我爸爸的情绪也不稳定。我感觉想放弃。我从来不会感觉好很长时间。

鲍勃：有没有人称赞过你，说你像现在这样就很好？

琼：（很长的停顿。）我不确定我这样很好。在我的头脑中，你说什么我就信什么，我不知我的直觉去哪里了。我的直觉是不相信自己是好的。

玛丽：嘿，你的崇拜对象是圣女贞德（Joan of Arc）吗？（玛丽说这句话是基于直觉，因为那些感觉自己"不好"的女孩很有可能被期待是男孩。）

琼：哦，是的！

鲍勃：总是要做得更多、更多。

琼：并且总是带着被烧死在木桩上的预期。是的。我这一生都在说"我再多战斗这一次"。

玛丽：你出生时有什么问题吗？（显而易见的问题。）

琼：我是个女孩。

玛丽：那也是圣女贞德的问题。嘿，我听说×××大学的医学院可以为女性做很好的变性手术。一次真正的突破。不仅是整容术。他们做手术……

琼：我对那个不感兴趣！我本来的样子就很好！哇哦！我本来的样子就很好！太棒了……因为我是我。我现在确实可以感觉到。

鲍勃：很好。那么你的合约是强化你的决定，你本来的样子就很好……这样，你就不必一直战斗了，除非你自己愿意。

琼：我喜欢这份合约。我想我刚才就进行了强化。

有时，来访者不知道自己想要什么，我们没有合约也进行工作，不过这种情况非常少。我们这样做不会超过一次或两次的治疗时间。

麦克：我不知道我想要什么。太多时候我都让自己疏远别人。有时我会出来，既然我已经来到这个工作坊。其他时候，我会切断自己和他人的联系。我以前为此烦恼，但现在不再烦恼了。我不知道我想要什么改变。

玛丽：从这个房间挑选一个你想和他切断联系的人，然后和那个人说话。我想看一看和听一听你身上正在发生什么。

麦克：好。我想切断和你的联系，皮特。（皮特是我们的一位朋友，他没有参加工作坊。他在观察学习，他只在这里待 2 天。）如果我过去和你谈话，会觉得有点儿蠢。

皮特：为什么会这样？

麦克：你明天就离开了。所以我对你没有任何期待。

玛丽：很快离开……所以我不想了解你。这适合你小时候的情况吗？

麦克：不，没有人曾离开我。

鲍勃：那你离开过吗？到处搬家？

麦克：噢。我每年都是新孩子。我们从没有在任何一个地方停留超过 2 年。（他描述了交朋友的困难。）我刚才对发生的事产生了一种模糊的感觉。它是……昨晚我和你谈话，哥们儿（对另一位参与者说），期间我想，天啊，我真想陷入其中吗，我想困在和你的谈话里吗？然后我留了下来，过了一会儿我开始享受。共度时光。就是这个，共度时光……我不知道。

鲍勃：你知道的。完成你的话。"就是这个，共度时光……"

麦克：（哭泣。）我总是错过。

鲍勃：好。再说一次。

麦克：共度时光，这是我总在错过的东西。

鲍勃：是啊。然后你说："哦，有什么用呢，我明天就走了。"

麦克：是这样。

鲍勃：这是你的人生中错过的东西，也是人生的真谛。人生是今天的，
　　　不是明天的。你的行为就像生活在明天。

麦克：是的，我……我听到你说的了。进入今天很难。

玛丽：那么今天你想对皮特说什么？

麦克：（哭泣。）今天，我想了解你。

麦克不需要详细说出他的合约。他已经与一个他回避的人进行了重要的接触，并学到了有关生活在此时此刻的一些东西。

有时，来访者不想制定合约，因为他们有比改变自我更紧要的事。一位女士收到了研究生录取通知书，她分享了自己的成功。一位男士的儿子在商店行窃被捕，他与团体中的朋友分享了愤怒与悲伤。一位来访者的亲戚去世了，她想说说自己的哀伤。在这些时候，我们鼓励其他成员用他们的想法和情感做出回应，我们也会回应。

隐藏合约

每一位来访者都希望成长、改变、拥有更好的生活……每一位来访者也都会在他们的觉察之外与自己的治疗合约抗争。隐藏合约是治疗师与来访者之间达成的阻碍来访者实现目标的合约。如果来访者抑制情绪，治疗师会进行分析，而不会设置可以让他体验情绪的情境。如果来访者抑制思维，治疗师会给出建议。如果来访者不采取行动，治疗师会同意来访者"不能"代表自己行事。如果治疗师和来访者都否认了来访者的力量，那么，来访者就是受害者。如果他们都认为来访者有力量，但是改变他人的力量，而不是自己的力量，那么来访者既是受害者，又不切实际。

避免隐藏合约最简单的方法是留意治疗师和来访者否认自主性的用语。我们建议治疗师录下他们的会谈以仔细倾听词语的使用。治疗师可以问自己："我的用语怎样强化了来访者自主性的缺乏呢？"

"你能尝试（try）告诉我吗？"

"你能（can）描述一下你的症状吗？"

"也许（perhaps）你可以（could）多说一点儿（little）？"

"那让（make）你有什么感觉？"

"你的抑郁（depression）是从什么时候开始（begin）的？"

尝试

当来访者说"我会尝试……"时，我们会怀疑她愿意做出的是以失败而告终的努力。孩子为了让父母放心，学会了说"我会尝试"。厌倦了斗争的父母会接受孩子用"尝试"作为"行动"的替代物。当然，有时该词的使用也是合理的：我们游泳时可以尝试比现在游得更快；我们可以尝试一种新口味作为试验；或者我们可以尝试影响他人，同时知道选择权在他们身上。

治疗师和来访者需要留意来访者的"儿童"，他所表达的"尝试"是在恳求治疗师加入阻碍目标实现的协议：来访者"尝试"戒烟，"尝试"准时到达，或者"尝试"享受海滩假日。"父母"式的治疗师会用邀请来访者"尝试"或者提供让"正在尝试"变得更容易的建议。

鲍勃有一个牛铃，名叫"尝试铃"。每当他听到有人不恰当地使用了"尝试"时就会大声摇铃。我们会邀请来访者体会当他使用"尝试"而不是"做"时，她打算怎样给自己搞破坏。

不能

与"尝试"一样，"不能"是禁止自主性的词语合集中"不愿"的替代品。在改变思维、情绪和行为方面，我们很少有不能做的事。只要相信"不能"，我们就不会做很多。

一位来访者说："我不能谈或者写与自己有关的东西。我有一封非常重要的信要写。我必须写才能升职，但我就是不能。"很明显，她能，同时她不愿意。只要她相信自己"不能"，就仍然是受害者。她的治疗工作从"我不愿写与自己有关的东西"这一陈述开始。

治疗师和来访者一样，也会选择性地使用"不能"以遵从自己的禁止信息和应该信息。有一次，玛丽对此进行解释时，注意到一位社工正在用力点头表示同意。然而，在茶歇期间，这位社工对一位朋友说："要是来访者在晚上打电话过来，我能挂了他们的电话就好了！"显然，她没有听到自己的"不能"。只要这位社工没有认识到自己的手是有能力挂断电话的，她就很可能没法与那些被礼貌规则所困的人成功工作。他们都会认为这些规则是"不能"打破的。

让我感觉

儿童被教会要为他人的情绪负责。除下述事件之外，玛丽的奶奶是一个伟大的、充满爱心的女人。她曾做了一份培根生菜沙拉，要求玛丽必须吃，"这样才不会伤害奶奶的感情"。奶奶为什么会利用玛丽的食物偏好让自己受伤，她又为什么因为自己给予自己的情绪而责怪玛丽？当然，是因为有人教导她，她的感受是由别人造成的。当孩子行为不当时，愤怒的父母说"你让我很生气"；悲伤的父母说"你让我很伤心"；内疚的父母说"你让我很内疚"。如此长大的孩子成为治疗师后，会问来访者"那让你有什么感觉"，从而把来访者带入受害者的陷阱。

我们曾见过一位很好的行为治疗师为一位恐惧症来访者进行脱敏治疗的过程。我们听到他说："当飞机让你害怕时，举起你左手的食指；当你感觉舒适时，举起你右手的食指。"他的陈述暗示来访者是飞机的受害者。我们认为，来访者认识到她在乘坐飞机或想象乘坐飞机时是在自己吓唬自己非常重要。

坚信别人为自己的情绪负责的 TA 治疗师会围绕"让人们感觉不好"写

作①，并且会盗用"漠视"一词来表达这个观念。如果有人让你给她递盐，你必须听到她说的话，认可她的请求，并且把盐递给她；否则，她就会说你漠视了她，她有权感到愤怒、悲伤，并有权要挟你承认自己有错。当然，人们在不能恰当回应他人时，需要对此保持觉察。但是，我们每个人都有权力决定自己是否感到被漠视。下面这位来访者已经与一位 TA 治疗师进行过相当多治疗。这位治疗师认为漠视可以使人产生感受。

保罗：我见到乔安有一种隐隐的不舒服感。你知道，她做了两件严重漠视我的事。

玛丽：我不知道。

保罗：好，我会说清楚。乔安做了两件严重漠视我的事。她甚至都没有意识到。

鲍勃：如果乔安在你面前，确切地告诉她她做了什么。

保罗：（向乔安解释她忘记邮寄她答应邮寄的某些重要材料，以及答应不再回去后，又回去探望了一位老邻居。）乔安，如果你漠视我，我就不能和你一起住了。你让我感觉自己就像一个小男孩。

鲍勃：她没有让你感觉任何东西。你选择感觉像个小男孩。

保罗：那就是我的感觉，像个被欺负的小男孩。

鲍勃：她没有做你希望她做的事以及她说她会做的事。你决定感觉像个小男孩。

保罗：我感觉自己像个小男孩。你也曾告诉我你会做一些事，但你也没有。（他现在非常愤怒。）如果你告诉我你不打算做了，那也没关系，但是如果你告诉我你会做，但是没有做，你就会让我感觉不好。你漠视了……我感觉自己像个该死的小男孩。（关于他为自己设置了怎样的模式从而感觉自己像个孩子，我们工作了大约 15 分钟。我们强调了没有人可以"让"任何人感觉"不好"的事实。这是一种错觉。）

---

① 例如，你做了什么，是对别人的漠视，会让别人感觉不好。——译者注

玛丽：所以，她做了她的事。可能是某种游戏。我对她做了什么不
　　　感兴趣。你可以通过关注她好的方面而不是糟糕的方面解决
　　　问题，或者通过决定不继续和她住在一起解决问题。你做自
　　　己的决定。针对她的行为，只有你能决定是否要感觉像个小
　　　男孩。明白吗？

保罗：这是很新的观点。我正在思考。我正在学习的东西很重要，
　　　我感到惊讶。我感到一些自由。我可以选择。这是非常新的
　　　观点，和我在之前的团体里学到的一切恰好相反。对此，我
　　　需要多思考一下。

玛丽：很好。对于那些"他人让我产生感觉"的人来说，"漠视"是
　　　一个他们急着去使用的新词语。

鲍勃：我们会追上他们的。

团体成员：（笑。）

我 – 它

用"它"代替"我"否认了自主性。有些来访者拒绝赞美，只接受批评，例如，他们会这样说："在我忘记下一句说什么前，它（我的演讲）还好。"另外一些人则相反，他们说："我的演讲本来进行得很好，然后一切都被我搞砸了。"如果来访者一直用"我"来进行自我迫害，用"它"来降低自我表扬，我们会怀疑他有抑郁症。有人格障碍的人倾向使用"它"来推卸责任。

来访者说话的方式好像他们的症状是从外太空发射而来的……治疗师也是如此。他们说"抑郁开始了……"而不是"我很抑郁或者我很难过"。"我的愤怒压倒了我"而不是"我很愤怒，然后假装我没法控制自己怎么感受和行动"。诸如"一个想法经过了我的头脑"的说法否认了来访者的思考。"它感觉起来……"否认了来访者的感受。"它碰巧"否认了来访者采取行动的自主性。

有些 TA 治疗师会将自我状态转换为"它"，他们说"让我们带'儿童'出去喝啤酒""我的'成人'觉察到……"或者"我的'父母'想帮助你"。

在我们的团体中，尽管让来访者熟悉他们的自我状态是治疗的一部分，但我们仍旧希望他们能够通过说"我"来承认"我的各个部分所构成的整体"。

一位来访者说："当我做一些事情时，如果没有非常努力，它就没有意义。"玛丽请他将"它"换成"我"。"除非我非常努力，否则就没有意义。"他立刻哭了起来，想起自己还是孩子时在家里"没有意义"，因此他极其努力，试图变得重要。他的治疗焦点变成"我是重要的！"。几次会面后，他正在讲述一个新取得的成就，他说："这真是令人兴奋。"再一次，我们请他进行"我"的陈述。当他说"我很兴奋！"时，他微笑并深呼吸。"我很兴奋。""我很兴奋。"通过将"它"转换为"我"，他体验到了全新的力量感、重要感和兴奋感。

我 – 你

当一个人将"我"转换成"你"时，表明他的自我状态从"儿童"转换到了"父母"。信念、迷思、家庭口号以及父母的指示以这种方式再一次重述。一位年轻的男士从家庭接受了"不要亲密"和"不要行动"的禁止信息，他说："我想认识更多人，但你不能贸然行事。"一位女士说："我感觉特别棒，但是你不能期待这种快速的转变可以持久。"她之前的治疗师坚持认为快速的人格转换是不可能的。我们不会要求来访者将"你"改成"我"，因为理解"我"和"你"两方面的意义都很重要。

我 – 我们

在家庭治疗中，用"我们"代替"我"的来访者是自我指定的发言人。为了确保每位成员的自主性，有关"我们"的陈述必须被仔细核查，以确保它们能够反映每位成员的情感和观点。

可能

这些以及其他类似的修饰词需要治疗师的疑问式回应。通常，当治疗师带来她"感到卡住"的面谈录音时，我们听到来访者说的是"可能"，而治疗师则继续向前，假装来访者说的是"是的"。

来访者：我想可能我……想要的是有更多朋友。

治疗师：好的！

治疗师的反应应该是"可能？"或者"两面都有……你想要更多朋友以及你不想要更多朋友"。

第一个骗局

每次会谈的第一个骗局极其重要，因为如果它不能受到面质，整场会谈都会沦为一场骗局表演。一位来访者说"我永远不会做我说我打算做的事"，然后制定了戒烟合约。受训者（治疗师）辛勤工作了不成功的 30 分钟，然后我们打断会谈，重播骗局："我永远不会做我说我打算做的事。"治疗师惊呼："天啊，我完全没有听到！"

第一次会谈中没有受到面质的骗局，会构成整个治疗过程的基础。如果一位来访者告诉治疗师"我已经见过 17 位治疗师了，听说你对像我这样的案例很在行"，那么，英雄，要当心了，你可能会上当受骗。治疗师鲍勃的回应是："那你打算怎么打败我？"接着，鲍勃说："从为了你好的角度，我希望看到你在治疗中达成自己的目标。如果你不做出改变，我会像对待其他卡住的人一样，记得你几天。他们在未来的某天可能会改变，也可能不会改变，而我的生活都会照旧。"如果这个人没有改变，他之后可能会想起我们的预言，这个记忆可能会帮助他在下一次治疗中做出决策。

绞架上的笑

当一位喜剧演员证明了自己的无知、幼稚或无能时，人们会笑，或者当他以某种方式伤害自己时，人们也会笑。当来访者取笑自己，从而引发治疗师和团体成员的笑声时，他们的病态会受到强化，因此这被称作"绞架上的笑"。一位年轻的商人和他的几位同事参加了一个马拉松团体，他讲述了自己因为盯着一位比基尼上衣掉到腰部的女士而撞毁了摩托艇的故事。很多参与者都笑了。玛丽说："撞毁你的船并不好笑。"然后，他的同事提醒他，他最喜欢讲的很多故事都是与他让自己扫兴有关的。他不愿思考其中的含义，坚持这些故事"没有意义"。鲍勃请他做一个实验："1 个月时间内不要给自己或其他任何人讲故事，就是那些因为你破坏了美好时光而取笑自己的故事，然后告诉我们有什么结果。"

6 个月后，他写道："我仍然认为我开玩笑的方式没有什么意义，不过我不再喜欢那些笑话了。即使我认为这并没有心理含义，但我确实要报告，我在生活中拥有了比以前更多的快乐，我也再没有遇到可以开玩笑的麻烦或意外了。"

通过绞架幽默，我们可以识别出禁止信息和早年决定。当来访者演出"我差点杀死自己"的剧情时，会取笑自己的意外；当他们在金钱游戏中有"不要成功"的禁止信息时，会取笑自己输钱；当他们有不要思考、不要长大或不要做小孩的禁止信息时，也会取笑自己的不思考、不长大或不像小孩。无论何时，我们听到绞架幽默时都会说："这对你并不好笑。"很多人一开始会变得恼怒，坚称他们的笑"只是因为紧张"。我们邀请他们觉察是否只会对自己人生中的某些问题表现出这种"紧张式的笑"。

贝亚在她的工作中经常使用"绞架上的笑"。她本次的合约是停止驾驶时迷路。

鲍勃：现在在车里，你转错弯了。在你发现自己转错弯前，已经开了多久？

贝亚：好吧，我（咯咯笑。）过了一会儿才开始怀疑。

玛丽：你咯咯地笑。迷路对你来说并不真的好笑。

贝亚：不，不好笑。但我笑只是因为紧张。

玛丽：有关你的笑和笑声，你说了很多"是的，但是"。我认为你的笑和
　　　笑声有某种意义。我不知道是什么意义。

鲍勃：对。

贝亚：噢……我记得的是……我的联想是我还小时，我们会长途旅行，
　　　那时我爸开车，他总是迷路。（咯咯笑。）这也不好笑。我不知道
　　　我为什么傻笑。我妈总是在车里睡着，然后她醒来时，我们已经
　　　迷路了。（咧嘴笑。）

鲍勃：你既咧着嘴笑也咯咯地笑。

贝亚：（边说边大笑。）我妈会对他特别生气。

玛丽：上次工作时，你讲到他打你……很残忍。我猜，一部分的你很喜
　　　欢他迷路，以及他被妈妈吼。

贝亚：嗯。那很有趣。当我……当我们旅行时，我会帮他看地图。就好
　　　像我站在他那一边。

鲍勃：你帮他迷路？

贝亚：（爆发出孩子般的阵阵笑声。）我猜是的。好吧，我不会再迷路了。

　　通常，绞架上的发言如此幽默，以至于治疗师也会笑起来。典型的例子
是干醉者[①]讲述他们醉酒时的故事。治疗师一旦发现自己对病态幽默做出了
发笑的反应，可以说："我收回我的笑。我不会因为对你不好笑的事而笑。"
团体成员也可以学习识别病态的幽默，而不是一听笑话就笑。

身体语言

　　来访者可能说"是"，但同时摇头表示"否"；用力拉动婚戒，同时坚称

---

① 干醉者是指已经不再饮酒或吸毒，但仍有尚未解决的情绪和心理问题的人。——译者注

自己拥有幸福的婚姻；说完"我想工作"，但又情绪低迷；一边谈论他想和其他成员交朋友的愿望，一边用双手做出阻挡的姿势。

我们不会解释身体语言，而是会请来访者感受他的身体，了解他的身体正在对他表达什么。如果存在困难，我们会建议他增强并夸大自己的姿势或手势。在整个治疗过程中，我们强化自主的语言、健康而非病态的笑声，以及内外一致的身体动作。

第五章

安抚

　　玛丽正在观察女儿克劳迪娅与她 7 个月大的儿子布瑞恩的玩耍。他们一起坐在地毯上，他在她旁边，手里拿着一只很大的、有很多种颜色的木质昆虫。一支触角在他嘴里，另外几支正随着他的摇头而剧烈旋转。克劳迪娅抓起一支触角放到自己嘴里，他们一边一起晃动一边咯咯地笑。布瑞恩丢下玩具，抓住她的头发，紧紧盯着她，这时他去舔她的鼻子，她闻他的舌头。他用鼻子摩擦她的脸颊；她移动身体，先是轻轻地，然后大声地亲吻他的腹部。他尖叫、打嗝，她一模一样地模仿他打嗝，然后他们一起笑起来。他再打嗝，他们再重复。然后，他们无声地拥抱。

　　他们的互动是完全的、投入的、没有限制的、美丽且纯粹的。用 TA 的枯燥语言来说，他们正在交换身体的、非言语的、无条件的积极安抚。因为我们大多数人都已经学会抑制给予和接受安抚，治疗的一部分内容便是改变和扩展安抚模式。

　　阿尔：我喜欢身体接触，但在公开表达情感方面感到被阻碍。

　　鲍勃：被阻碍？（鲍勃正在对被动词语"被阻碍"做出回应。）

　　阿尔：是的。

　　鲍勃：那么，你打算什么时候为自己解除阻碍呢？你想和这里的哪个人
　　　　　建立联结？

阿尔：可能是任何一位女士。

鲍勃：挑选一位。

阿尔：（很久的停顿。）安。（他开始走向她。）

玛丽：稍等一下，阿尔。明确告诉她你想要什么，并询问她是否同意。

阿尔：你想给什么都行。

玛丽：不。这样不行。

阿尔：我希望能够……

鲍勃：这样也不行。你现在已经"能够"了。

阿尔：我希望和你手牵手走走，而不感觉很刻意或很尴尬。

玛丽：噢，阿尔。如果你请求牵她的手，那么，你并没有请求她对你的刻意或尴尬做任何事情。你愿意牵她的手吗，不管你感受到什么？

在阿尔请求和接受安抚的这个工作片段里，鲍勃和玛丽的评论中有几个非常重要的方面。他们强调，避免获得自己想要的东西的方式是将请求笼统化：从"可能是任何一位女士"那里得到"你想给什么都行"。他被邀请向一位特定的女士明确表达他想要什么，而不对他获得想要的东西后感受如何附加任何条件。他被邀请确认他选择的伙伴是否同意，这样可以避免因他试图强迫对方同意而导致的心理游戏，然后感到失望。

阿尔：你愿意吗？

安：愿意。

阿尔和安在房间里手牵手缓慢地四处走动。

阿尔：我感觉很好。我感觉很温暖。

安：很好。我很享受和你在一起的感觉，我感到兴奋。我们正在游行，其他所有人只能坐着看。我喜欢你的微笑。

阿尔：我也喜欢你的。

安：我们要不要看看其他人并和他们说话，还是只是走走？

阿尔开始和其他人聊天，并继续轻松地与安聊天，安也与他聊天。

阿尔：（对玛丽说。）我发现我可以像这样站着，并且不会感到尴尬。我
　　　想背后的原因是……

玛丽：你是打算享受你的体验，还是打算用各种理由把它弄得一团糟？

阿尔：（大笑。）我会享受这个体验。

阿尔继续愉快且充满热情地与他人建立联结，从前这对他来说非常困难。
之前，他不会接触他人，主要是通过谈论政治或心理理论来应对与他人的
关系。

给予安抚

对一个婴儿来说，她保持原本的样子就可以得到安抚，这就是无条件安
抚。言语型无条件积极安抚包括"我爱你"；非言语型安抚包括咯咯的笑声、
微笑以及一些姿势；身体型安抚包括触摸、拥抱、爱抚。负面安抚可能是，
婴儿可能真的被告知："因为你是这个样子，所以我不爱你。"也可能是扭曲
的面孔、令人痛苦或不舒服的身体接触。

有条件的安抚基于"行为"而非"存在"：当婴儿第一次独自站起来，
爸爸妈妈会兴奋地对她说话、拍手、微笑和亲吻她；当她摔倒或哭泣太长时
间，她可能会被骂、被怒视或被打。

要想成为有效的治疗师，学习如何以及何时给予安抚，是最重要的内容
之一。

雷吉腿上放着纸巾，他一张一张递给一位哭泣的女士。只要她继续
哭泣，他就继续为她提供纸巾，他是被需要的。他每递过一张纸巾，就
会充满同情心地微笑，他为她的流泪提供安抚。

汤姆是救护车式拯救型的人。他在当事人意识到自己的需要前，就
会快速抽取纸巾并递到她那里。

乔治是忧郁孩子的抚慰者，他想拥抱每一个哭泣的人。

乔安对罗兰说："我很高兴听到你表达情感。你最终加入了团体，我太高兴了。"

君对整个团体说："我喜欢听人们讲话，因为这样我就知道世界上遇到麻烦的人不止我一个。"

内德告诉弗兰克："我讨厌你。我觉得你可能想知道原因。我讨厌你没有问题的态度。这让你没法融入团体。"

以上所有成员，无论是充满爱的、充满怨恨的还是平淡无奇的，都在传递"不要健康"或"不要快乐"或"不要独立"的禁止信息。除了君外，其他人都是团体治疗师。我们教他们何时给予安抚以及何时停止给予安抚。通常，个人合约是最佳向导。如果某人的合约是学会依赖，那么，自己拿纸巾改为请他人帮忙拿纸巾时，就需要获得安抚。

对于压抑眼泪的来访者，当他们第一次落泪时，我们会给予安抚。对于总是哭泣的来访者，他们落泪时我们会停止安抚，同时对他的其他品质给予安抚。我们不允许任何人在来访者展现出自己典型的、刻板的负面情绪时给予躯体安抚。当喜欢拥抱的人开始拥抱时，我们会说"停下，不是现在"，之后我们会解释安抚可以强化病态，并询问拯救者是否有兴趣寻找新的、更为健康的建立联结的方式。

我们很少给予来访者负面言语安抚。我们发现，"让我们告诉强尼我们不喜欢他什么"这种方式具有破坏性。当一位来访者对其他来访者产生"怨恨"时，我们既不鼓励也不阻止他在第一时间说出自己的怨恨。我们知道他很可能来自一个鼓励"实话实说"的家庭或治疗团体。在那里，"实话实说"等同于负面安抚。如果这位来访者持续输出负面安抚，我们会询问他是否愿意学习新的安抚模式。

我们绝不会使用负面躯体安抚。我们讨厌表面试图避免暴力，实而在示范暴力的世界。我们在与父母、教师以及治疗师工作时，会邀请他们制定绝不殴打、掐拧或用语言羞辱儿童的合约……我们坚信成人也拥有不被伤害的权利。

君：我有恐惧症。我不允许自己的脚离开地面。（她解释自己不会去潜水或滑水。）

鲍勃：你害怕发生什么？

君：我不知道。

鲍勃：我想停留在你害怕发生的事情上。假装你正站在湖边。你体验到什么？你对自己讲了什么可怕的故事？

君：我的脚会从我身下离开。我会失去控制。

鲍勃：然后呢？

君：我不知道。我太害怕了。你知道吗，我爸爸曾抓住我，用手提着我的脚倒挂着，我的手没法碰到地面。他这么做是为了好玩。

玛丽：不，他不是。他这么做是因为施虐癖。

团体成员：你为什么那么说，是因为他在戏弄人吗？

玛丽：挠痒痒、戏弄、把雪球塞到裙子里、丢下泳池或湖里、抓住某人的脚踝……当更强的一方强迫更弱的一方时，所有这些行为都令人厌恶。它们属于强奸。你们愿意我称她父亲为强奸犯吗？

团体成员：但是，万一他只是玩呢……

玛丽：他违背了她的意志。君，你怎么样了？

君：我没有意识到。我妈妈太糟糕了，我以为爸爸是完美的。他友善、温暖、充满支持。除了头朝下抓着我的事……（哭泣。）我想我正在为小时候的自己哭泣，她没有过上好日子。

鲍勃：我不是你的父亲，我也不会让你做你不想做的事。我可以在10分钟内教会你潜水。想让我教你吗？

君：想。

鲍勃：午饭后我们泳池见。

中午，君学习了潜水……并不再恐惧水了。整个小组见证并欢呼。在每一项成功的工作后，参与者都会欢呼。这样，他们就能学会为成长提供积极安抚。有 1 个月时间，4 位法裔加拿大成员在每一位参与者成功工作后都会站起来高歌"太棒了，非常好"。工作坊和治疗小组在用新的方式给予安抚方面提供了良好的训练，从而增加了彼此的亲密度。

团体成员间的良好接触和亲密可能导致一个困难。他们可能会认为工作坊中的朋友比家人更有趣、更令人兴奋。也许的确如此。不会好好安抚他人的人结婚后，还会是老样子。为了避免与伴侣疏远，我们提出三点建议。出于种种原因，最好的计划是与伴侣一起参加工作坊。如果无法实现，我们会在工作坊中创设想象中的家庭场景，这样，参与者就可以在想象中将新习得的安抚技巧应用于家庭亲密度的提升。另外，在工作坊中，我们要求参与者除了伴侣外，不能与任何人发生性关系。这条规则可以避免"挑逗"的心理游戏，在这个游戏中，参与者发生性关系是为了让自己或他人之后不开心。这条规则也可以促进参与者在工作坊中提升与性无关的亲密感。

接受安抚

有时，倾听朋友、同事和来访者时，我们会想象他们每个人都有一本秘密规则手册，其中记录着拒绝安抚的全部条例。有的人的手册很薄，有的人的则比未删减的词典还厚。这些规则并非基于逻辑。一位善于做饭的女士一旦收到关于做饭的赞美，就会开始自我批判，然而，当她获得关于手工制作服装的赞美时却会接受这些赞美，尽管她做得一般。有些漂亮的女性拒绝接受别人对她们美貌的赞美；而另一些人则喜欢这种赞美。有些人不接受无条件的安抚；而另一些人则不接受有条件的安抚。这些规则非常详细，并且显然是很久前就写好的。

鲍勃：很棒的洞察！

汉克：谢谢。我正在讲述我的……

玛丽：你听到鲍勃说你有很好的洞察了吗？

汉克：是的。昨天，当我……

玛丽：嘿，你相信他吗？

汉克：事实上不信，如果你想听真话。我认为你们是在试图提升我的自信。（汉克继续讲述昨天和妻子的事。）

鲍勃：汉克，等一下再回到这个话题。我刚才敲了你的门，并传递了你有很棒的觉察的信息，你的一部分拒绝听到这个信息。你的这个部分拒绝了对你的智慧的赞美。

汉克：我不理解。

此时，任何人帮助他"理解"都是反治疗的。他正在操控别人为他的不思考而给予积极或消极安抚，并抵挡因思考而获得安抚。

鲍勃：如果你了解这个部分是什么样子的，可以告诉我。

汉克：关门的这部分？（很长的停顿。）我没有很好的洞察。这就是这部分说的话。我不像这里其他人那样受过训练。他们懂的都比我多。你很蠢。（这里，他说的话从顺从型儿童自我状态转换到指责型父母自我状态，表现为他说"你"而不是"我"。）你……你永远学不会。你总是在不恰当的时候插话。你说的一切都不值得听。哇。我哥哥就总是这么说。

鲍勃：很好的洞察。

汉克：（笑。）对，事实上，我听到你说的话了。我在不到半小时的时间里展示了两次很好的洞察，让我哥哥见鬼去吧。

像汉克这样的来访者在拒绝了安抚后，团体不会通过持续给他安抚或抚慰的方式来帮助他。在缺乏技巧的团体中，团体成员可能会力劝他同意自己有洞察力，从而试图改变他的想法。在本团体中，大家等待，直到他接受自己的洞察力，然后举出其他有关他的创造力和洞察力的事例给予他支持。

关于拒绝安抚，来访者有很多合理化的方法："他这样说只是为了提升我的自信""他这样说只是为了表示友善""他这样说只是为了改变我"，或者"他这样说只是为了从我这里得到些什么"。事实上，他们认为安抚提供者要么是骗子，要么是操控者，要么是勒索者，他们用这种方式找出他们的瑕疵，而不是接受安抚。我们会邀请来访者承认他们的所作所为，并通过对安抚提供者说"你是个骗子"，然后说"你不是骗子"的方式来看哪种情况更符合事实。

人们被训练吃下祖母的沙拉，不仅因为这样做她会高兴，还因为"她总是对你很好"。在经常以充满爱的安抚为诱饵促使孩子上钩的家庭中，孩子可能会保持距离，不信任安抚，或者在产生安抚饥渴时，带着或小或大的牺牲接受安抚。正因为如此，教会来访者在接受安抚的同时，拒绝与安抚相伴随的、不想要的义务十分重要。"我接受爸爸给我的生日支票，而无须认为我必须听他骂妈妈。""我接受晚餐的邀请，而不必同意之后与你发生性关系。"

拒绝安抚的另一个很常见的理由是"如果他们真的了解我，就会知道我没有价值"。一个很有效的技术是请来访者扮演自己的两个方面："有价值的"自己和"没有价值的"自己。通常，"没有价值"的一方除了能想出"小时候，我是个坏女孩，因为……"之外，很少能想出其他更重要的事。

一些来访者，包括很多少年犯，总是穿着一件可以阻挡所有安抚的隐形盔甲。加利福尼亚州青年管理局的管理人员称之为"反弹"。如果一位来访者"把你反弹"，意味着无论你说什么都不会对他产生影响，尽管他看起来是在倾听你，甚至看起来是在恰当地回应你。当人们处于惩罚的环境、贫困的精神病院以及展示任何情绪线索都会导致受伤或死亡的家庭或社区时，这种表现是一种保命策略。

不了解"反弹"策略的治疗师可能会谴责自己与这些来访者工作时毫无成效。治疗师需要识别出当事人对安抚的拒绝，并对他们能够使用这种策略保护个人安全表示称赞。她可以与来访者制定一份合约，即在他没有"反弹治疗师"时告知她。不过，她也可以让来访者放心，她能够预料到他会经常戏弄她，从而对她进行测试。来访者的治疗目标之一是学会明智地拒绝安抚。

寻求安抚

我们教导来访者寻求他们想要的安抚，而不是等待并希望适当的人主动前来。很多人认为寻求安抚是不礼貌的，向他人寻求而得来的安抚在某种程度上价值也会降低。玛丽的儿子和女儿知道，当他们生日临近时，提醒他人、索求想要的礼物或想要的惊喜是他们的责任。在有些家庭中，没有人会负责提醒，然后，内疚的信息就会被发送给那些忘记的人。

阿尔，那个和安手牵手一起走的人，愿意从"任何人"那里得到任何"你想给"的东西。当他这样说时，也许可以得到比牵手更好的安抚，但他仍旧处于受害者的位置，因为他将主动权给了他人。

不过，我们有时也会为来访者选择安抚。我们之所以这样做是因为我们感到某种特定的安抚比能否请求安抚更重要。

玛丽：告诉父亲你希望从他那里获得什么。

凯：我希望你说我可以做自己，可以做我自己的事。

玛丽：告诉他你真正需要的东西。

凯：（很长的停顿。）我猜我想让他说他接受……

玛丽：我听到你说话非常快。跑得非常快。你一直跑得非常快……各个寄宿学校，医学院，你一直表现得非常好……我没有听到有人说"我爱你"。

凯：（摇头并开始哭泣。）

玛丽：然后你放弃请求。

鲍勃：并且持续奔跑以避免悲伤。

凯：不可能，他不可能说"你很好"。不可能。

鲍勃：那真令人悲伤。没有人会这样说。

玛丽：你需要赞美，你也需要触摸。你希望有人像爸爸那样对你吗？你愿意它在这里发生吗？

凯：（很长的停顿。）你能再说一次吗？

玛丽：我想你可能需要爸爸的照顾。你一直都是一个孤独、努力、没有被充分安抚的小女孩。

凯：（再一次长时间停顿。）

鲍勃：你正在做什么？

凯：我正在思考。"我宁愿自己来"，我知道这就是我的人生故事。我发现这很难。我不喜欢我正在渴望爸爸的想法。

玛丽：我并不是因此指责你。我说的恰恰相反。我感受到你需要爸爸的照顾已经很久了。

凯：好的。我想我愿意。

玛丽：想要挑选一位吗？

凯：鲍勃，你愿意吗？

鲍勃：过来。（他把她抱起来，让她靠在自己身上，她把脸埋在他身上哭泣。鲍勃也流泪了。他们这样在一起待了一段时间。）

凯：谢谢。

鲍勃：很开心。真的很开心。随时欢迎。

团体成员：凯，你看起来非常美丽、柔和。

凯微笑着靠在椅子上。她的脸不再紧张，她继续微笑。

在这个场景中，我们使用的技术与和阿尔工作时描述的技术相反。凯是一名成功的医师，她照顾每个人，除了自己。她曾经需要别人无条件的给予。虽然她只提了一半请求"鲍勃，你愿意吗？"，但已经足够了。如果她当时说的是"我希望鲍勃能够抱着我，让我靠在他肩膀上哭泣……"，那么，接下来的一个技术就是询问她是否愿意放松，以及不要事先预期她会得到什么。这正是教授治疗的难点所在。与来访者工作，帮助他们学习给予和接受安抚时，需要治疗师敏锐的诊断、对差异的尊重以及能够自由地以不同方式与他人进行接触。

自我安抚

"我为自己欢呼，为自己歌唱"在沃尔特·惠特曼[①]的时代并不流行。我们的工作坊和马拉松团体是从安静中开始的，这时，我们会请参与者接触"你喜欢自己的部分"。我们之所以这样做，是为了抵制心理治疗主要是挖掘病态的观点，以及心理治疗是揭露来访者自认为糟糕或病态的秘密的观点。我们的目标是强化来访者已经知晓的和已经具备的优点，并且创造出一种有助于来访者发现新优点或迄今一直在否认的优点的环境。不论治疗合约是什么，自爱的来访者都比自我厌恶的来访者更容易达成合约。

杰克·杜谢（Jack Dusay）发明的自我图能够以简易的方式理解某人的人格特征。任何了解当事人的人都能凭印象画出他的自我图。该图可以展示他人是如何感知当事人的。我们可以从图 5-1 看到一位"典型"的养育型治疗师。

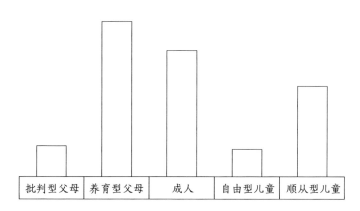

| 批判型父母 | 养育型父母 | 成人 | 自由型儿童 | 顺从型儿童 |

图 5-1　养育型治疗师

---

① 沃尔特·惠特曼（Walt Whitman），纽约州长岛人，美国著名诗人、人文主义者。他创造了诗歌的自由体，代表作是诗集《草叶集》（*Leaves of Grass*）。——译者注

我们可以从图 5-2 看到一位"典型"的智慧型治疗师。这两幅图中的批判型父母的比重都很少，不过，智慧型治疗师比养育型治疗师略多。养育型父母在第一幅图中的比重很高，在第二幅图中中等。成人自我状态的功能在第一幅图中的比重中等，在第二幅图中很高。在两幅图中，自由型儿童都很少，这正是治疗师在听到我们带着笑声和快乐谈论治愈时感到震惊的原因。两幅图中的顺从型儿童均为中等比重。

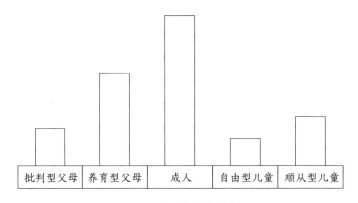

| 批判型父母 | 养育型父母 | 成人 | 自由型儿童 | 顺从型儿童 |

图 5-2   智慧型治疗师

这些图展示出的是世界看到治疗师的样子。我们一次又一次发现这些治疗师的内部图示与他们展现给世界的极为不同（见图 5-3）。这些内部图示对他人是隐藏的，只有在治疗师成为来访者时才能被看到。他看到自己与自由型儿童很疏远，在自我养育和自我称赞方面水平很低。他总是自我烦恼和自我迫害，而不是给予自己积极安抚。他绝不会用要求自己达到的完美水平来要求来访者。对这种治疗师来说，最主要的合约是看到自己是可爱的，以及找到方法爱自己。

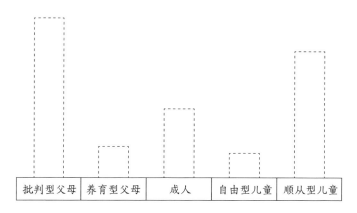

图 5-3　自我批判的治疗师的内部自我图

对这些治疗师 – 来访者来说，第一步是明确地识别出她在头脑内部对自己说了什么，即她自我迫害的内容："你很笨""你看起来帮不了任何人""为什么约翰能比我更好地帮助那位患者——他才是专业人员的助手！"。下一步是掌控这些迫害，方法是承认它们并非"头脑中的录音带"，或者来自"猪父母""食人魔"[①]或任何超出她可以控制的东西。"我用这些语言来迫害自己。"之后，来访者可以回到早年的各种场景中，发现是谁最初使用了这些语言，并对这些语言做出再决定——它们没有帮助或不恰当。

之后，有很多有趣的停止自我迫害的技术可供使用：夸张、为自我迫害谱曲和唱词、将迫害语言官方化、用夸张的非言语方式演出迫害等。通过这些方法，人们可以将自我迫害变得荒谬。来访者可以在团体中使用这些方法。例如，我们最喜欢的一位心理学家在一个为期 4 天的工作坊中，将自我迫害的语言用一首非常著名的咏叹调旋律唱了 2 天。他用优美的男中音这样开始："现在一切还好，不久他们就会对你厌倦，你这个浑蛋。"

其他人用了鲍勃的方法："当想要自我迫害时，就进行性幻想"。另一些人则持续进行觉察，对当下看到、感觉到、品尝到或听到的一切都敞开心扉。

约翰·霍华德（John Howard）为我们提供了一个停止自我迫害的有趣

---

① "猪父母""食人魔"等指一个人消极的父母自我状态，来自糟糕的真实父母。——译者注

技术。

　　约翰：下次你给自己消极安抚时，站起来并向自己道歉。

来访者：我不明白。

　　约翰：就像这样。（站起来。）我向自己道歉。我很抱歉刚才说了我很
　　　　　蠢。我对自己说的一切感到抱歉……我对任何人都不会像对自
　　　　　己这样刻薄。我不应该这样对待自己。我真的是一个很好的人。

来访者：这是你想让我在批评自己时做的事？

　　约翰：正是如此。

　　我们会布置类似这样的任务："今晚，在你入睡前，活动你的脚趾，直到
你意识到你的脚趾既有趣又可爱。然后说'脚趾，我爱你'。之后，活动你的
脚踝并重复。如果你愿意，对你的全身都这样做，然后回来报告结果。"

　　有时，我们会在整个团体中使用这个练习："看向窗外，看你看到的东
西。"我们给他们1~2分钟时间，然后让他们报告看到了什么。通常，他们
会看到山峰和丘陵、树木和花朵，以及鸟和牛。有时，他们会看到鹰在飞翔，
田野布满橙色的花朵。接着，我们说："现在想象你们在一个有镜子的房间
里。你已经脱掉衣服，并看着镜中的自己。你看到了什么？"他们经常报告
看到了疤痕……多余的赘肉，下垂的臀部或乳房，皱纹以及体态问题。我们
接着说："再看一次风景，用看你自己的眼光来看。看看你会看到哪些瑕疵。"
最后，我们说："再次进入有镜子的房间，这次用你第一次看风景的眼光看自
己。看看什么是美丽的。"

　　对那些不记得从父母那里体验过爱的来访者，我们设计了一个练习。练
习中，我们请他们想象自己就是自己一直在寻找的、充满爱的父母。

　　亚伯：当别人处于悲伤的场景中，尤其在他们还是小孩的时候，我也会
　　　　　感受到很多悲伤。我不知道该从何说起。

　　玛丽：你的直觉是什么？你没有必要完美地知道从哪里说起。（这样说是
　　　　　因为亚伯是一个完美主义者。）

　　亚伯：好吧……从我父亲开始吧，我从来没有感觉和他亲近过。总体来

说，我认为他的生活中没有我的位置。

亚伯已经在一些方面工作过，所以玛丽决定不与他回到过去和父亲在一起的具体场景中。

玛丽：你听我说。创造一个新父亲。

亚伯：什么？

玛丽：站起来和亚伯说话。现在成为你想要的那种父亲。

亚伯：（站起来。）他……我……呃……我非常关心你的感受。我不会和你生气。无论你做什么，我都不会总找出错的地方。我喜欢你正在做的事。你真的是一位非常有爱心的缓刑监督官。你做得很好。（转向玛丽和鲍勃说）这真尴尬。

鲍勃：继续，你是一位非常棒的新父亲。

亚伯：我对你感兴趣的事情也很感兴趣。我听到你想做什么并且同意。当你开始贬低自己时，我会告诉你停下来。那是我唯一会批评你的时候。我……我喜欢你。就是这样。我喜欢你。（开始哭泣，并坐回自己的椅子。）

鲍勃：你愿意再次成为父亲，告诉亚伯你喜欢他什么吗？

亚伯：（站起来。）我觉得你很有趣。

玛丽：父亲，当你这样说时，你在后退，还把双手插进口袋里。

鲍勃：除了语言之外，你还可以怎样用双手表达呢？

亚伯：（做出自我拥抱的姿势。）我觉得你很利落。我一直都想要你。（他开始哭泣。）我喜欢你。我不只是喜欢你，我爱你。（坐回自己的座位。）我多么渴望这样，我渴望这样很久了。我多希望如果有一天我变得足够好……我感到很踏实。我感到被爱。

玛丽：很好。你能持续这样对待自己吗？养育自己，爱自己。

亚伯：我会的。我非常满足。

后来，亚伯报告："我意识到我做的这些还有另外一个层面的意义。我有一个儿子。我也会用自己希望被对待的方式对待他。我会用同样的方式对待我们两个人。"

此时，亚伯的内在自我图从图 5-4 变为了图 5-5。

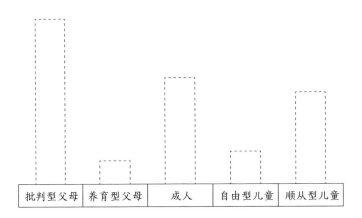

| 批判型父母 | 养育型父母 | 成人 | 自由型儿童 | 顺从型儿童 |

图 5-4　亚伯的内部自我图

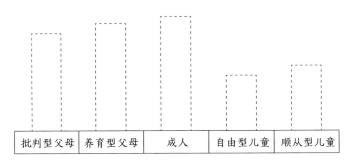

| 批判型父母 | 养育型父母 | 成人 | 自由型儿童 | 顺从型儿童 |

图 5-5　古尔丁印象中亚伯自我养育后的内部自我图

当来访者能够从自我攻击转变为自我养育，她便能喜欢自己。她将给予安抚、接受安抚和自我安抚相融合，更加能够意识到自己的可爱之处。"我是世上唯一的我。"这是 TA 态度的哲学基础——"我是好的"。

第六章

情绪

不幸福以及对幸福的渴求是普遍存在的。来访者雇用治疗师的主要原因是他们不幸福。他们的治疗师雇用其他治疗师也是出于相同的原因。人们结婚还是离婚，生孩子还是不生孩子，买东西还是存钱，努力工作还是不努力工作，接受信仰还是拒绝信仰，一切都是希望某些东西能够给他们带来幸福。有些人就希望此刻获得幸福，另一些人如果知道在未来的某个时刻（这一世或者来世）确保可以最终获得幸福，则愿意忍受此刻不幸福。

在与很多来自不同国家和文化的人工作后，我们发现每个人都认为他们所在的群体最不快乐。有些群体甚至以不快乐为荣。在虔诚的信徒家庭中，禁止信息是："不要感觉太好！如果感觉太好，你必然是在犯罪。"在儿童玩与性有关的游戏，甚至是在他大笑而不是学习时，这种信息会向他传递。在犹太家庭中，我们听到这样的信息："不要感觉太好，否则坏事将发生。"

一位来自以色列的心理学家正在我们的泳池学习漂浮。当她放下恐惧享受自己的成就时，她开心地大笑……然后，她从泳池跑开并开始哭泣。鲍勃跟上并询问她："怎么了？"她说她在体验快乐时恰好就突然想起了自己的侄子。她带着不好意思的微笑说："我认为我知道原因。他被杀死时，我正在丹麦参加会议，并且正在享受愉快的时光。就像现在这样。虽然听起来有些傻，但是我确实很害怕。我怕如果我太开心，以色列会有糟糕的事发生。"在童年的魔法中，她通过眼泪保护着以色列的安全。

　　婴儿并不是天生开心或天生不开心。内部或外部因素决定了他们何时幸福，何时痛苦。疾病、忽视、贫困或虐待可能带来"不要快乐"的禁止信息。但是，我们的文化强调亲子之爱，大多数婴儿是被爱的。世界在向他们欢呼，他们也在复制着自己看到的幸福。

　　在学步阶段，这一切可能会突然发生可怕的变化。此时，父母不再把这个小人儿定义为"婴儿"，而是"儿童"，后者必然会遭受惩罚。一个儿童如果玩弄自己的生殖器官，打碎了花瓶，或者尖叫着表达愤怒，她就会在毫无征兆的情况下受到惩罚。她会被吼、被掐拧或被打。她爱的人和需要的人暂时变成恶魔。这样的事"发生在她身上""突然出现""使她感到恐惧或悲伤"。大人使用的所有这些否认自主的语言都成了还未拥有自主的孩子的现实。她从内心深处无言地决定放弃幸福，以避免将来再遭受这种痛苦。随着孩子长大，她可能只记得创伤，而忘记了父母原本希望教会她的一课。"我记得父亲正在打我……我不记得原因了。"她可能也会压抑创伤经历，只将其保存在肌肉里：她不知道自己为什么会在体验快乐或性的感受时感到紧张，或者为什么她在大笑时会感觉糟糕透顶。

　　我们相信，即使儿童偶尔遭遇具有破坏性的养育方式，但只要他们的父母能够示范如何幸福，儿童就可以继续快乐。婴儿和儿童都需要一个能够模仿快乐的人，也都需要能够与他们一起快乐的人。如果他们的父母被困在自己的不快乐中，那么他们在家中示范的就是不快乐。我们会用下面这个练习帮助参与者觉察家庭安抚模式是如何强化快乐与不快乐的。

　　"回到小时候，看见你曾住过的房子。把所有家庭成员都放进这所房子里。你在外面。你即将跑进去，告诉他们以及向他们展示你的感受。

　　"首先，你摔倒了，摔破了膝盖。一滴血沿着你的腿流下来。你跑进房间，哭泣着说你的膝盖受伤了，即使你从来没这样做过。向他们展示你流出来的血。现在看看每个人脸上的表情。他们正在感受什么？他们正在对你说什么……以及对彼此说什么？他们正在对你做什么？对你的膝盖做什么？下一次摔破膝盖时，你猜你会如何感受……会说什么……做什么？"

我们会用不同的情绪重复这个练习。

"你哭着跑进房间。你非常悲伤，因为你把宠物蜗牛弄丢了。"

"你生气了，大喊大叫，还大发脾气，因为一个大男孩抢走了你的饼干。"

"你和之前一样生气。这次是对妈妈，她忘记把饼干放进你的午餐盒了。"

"你跑进房间，非常恐惧。你认为你在大树后面看到了一只巨大的动物。"

"你说你很羡慕隔壁的女孩，因为她有一根新跳绳，你也想要一样的。"

"你悄悄对他们说你感到羞愧，因为发生了一些糟糕的事。你尿湿了裤子，一些大孩子嘲笑你。"

"你跑进来，咯咯地笑着。你非常高兴，因为你的成绩单上有一颗金星。"

"你咯咯地笑着进来，很高兴，你也不知道为什么。你就是想咯咯地笑。"

大多数来访者仍在压抑童年时家庭无法接受的情绪。他们用被奖赏或被允许的情绪作为快乐的替代情绪。其中有些来访者在练习中愉快地发现自己的快乐得到了身边人的喜爱。通常，也是这些来访者知道如何快乐。

父母会教授并示范某种特定的不快乐。一个儿子可能会被鼓励愤怒，当他发脾气时，家人会发笑，说他和爸爸一模一样。当妈妈使用悲伤操控家庭或者使自己远离自主思考时，女儿也会成为泪眼婆娑的母亲的复制品，或者成为悲伤的、世界上所有妈妈的照顾者，试图让她们高兴起来。

在我们的文化中，人们预期男人在经历了"一整天的辛苦工作"后，"筋疲力尽地回到家里"，即使这一天他们只是在办公桌边坐着。他们从自己的父亲那里复制了"筋疲力尽"，他们的父亲又从祖父那里复制，他们的祖父又从他们的父亲那里复制。最早那些父亲确实可能筋疲力尽，因为他们需要砍伐森林，种植庄稼，也没有骡子的帮助。

　　一旦孩子学会了该展示哪种不快乐，她就会开始用这种扭曲情绪[①]（racket）操控他人。

　　玛丽：一意孤行和愤怒可能很重要……在你小时候，这可以帮你达成
　　　　　目的？

　　玛尔塔：哦，是的。我得到了很多我想要的东西。天知道，这可能是我
　　　　　　得到想要的东西的唯一方式。我没法通过提出请求得到任何东
　　　　　　西。我想要的一切都是通过斗争获得的。妈妈也会大发雷霆，
　　　　　　但是，如果我真的很想要，比如当我到了可以学开车的年龄，
　　　　　　想去参加生日聚会，天啊……我必须大发脾气6个月！

　　鲍勃：这就是现在你为什么总在寻找说"不"的人的原因。这样，你
　　　　　就可以继续保持旧有的愤怒，并继续逼迫他人。好吧，我想你
　　　　　也应该知道，就算你发脾气一整个月，我也不会改变不准在卧
　　　　　室吸烟的规定。

　　如果一个孩子展示出足够多的不快乐，她可能就可以像玛尔塔一样开家里的汽车。她甚至能说服父母待在家里，停止争吵，甚至可能在离婚后再次和好。尽管大多数孩子都无法通过保持不快乐对父母产生重大影响，但是他们会想象如果自己足够不快乐，就能改变父母，或者至少让他们感到内疚。

　　80岁的父母和他们50岁的儿子或女儿仍旧试图用不快乐来改变彼此。他们持续沉湎于过去，就好像如果他们现在感觉足够糟糕就能以某种方式改变过去似的。一旦长大成人，其实任何人都不需要关心我们的童年究竟过得怎样，但是来访者会使自己长年累月地困于过去，抱怨那些无法改变的事情。改变过去的魔法愿望煽动着当下的不快乐。

　　儿童学会，如果他们感觉足够糟糕，就有理由不做他们不想做的事。父亲如果筋疲力尽地回到家，就不必修理洗衣机、和孩子玩耍或与妻子交谈。妻子如果不快乐，也有理由不做晚餐，被带出去吃饭。上一章提到的拖延的

[①]　扭曲情绪是沟通分析理论的专业术语，指真实情绪的替代情绪。——译者注

精神科医生，只要他对自己不写作感到内疚，就不必为发表而写作。

接受"不要快乐"的禁止信息时，来访者会复制父母的不快乐，并因为不快乐而受到安抚。他们准确地学会了要体验哪种不快乐情绪，并且发现可以用这些情绪操控他人，这些情绪也可以作为他们自我辩解的理由……最后，不快乐成为习惯。

简：我不知道这样挣扎是否值得。出去工作。我喜欢工作，你知道。我就是讨厌被找麻烦。

玛丽：在你家里，谁是找麻烦的人，谁又是被找麻烦的人？

简：好吧，当我……如果我出去工作，孩子们就得好好表现。我没法都做到……他们现在这个样子，我没法出去工作。

玛丽：想象他们在你面前，并把这些告诉他们。

简：（在愤怒和含泪不快之间交替，她说希望他们自己做所有事情，这样她就能解脱，到家庭外工作。）

玛丽：我不理解。如果你出去工作，你家 1 个月会增加多少收入？

简：我会有一些开销。去除开销和税后，我估计每月大概有 800 美元。

玛丽：那你为什么不打算用这些钱买一所干净的房子和一些熟食呢？

玛丽知道原因。简很早就被教会了不快乐。这样说更公平，一开始是愤怒的妈妈"使她不快乐"。简之所以会抱怨，是因为她曾经是一个不快乐的小女孩，被困在了一个不快乐的家庭中。她认为做母亲意味着不开心以及成为愤怒的指责者。她成长为一个在父母的愤怒和儿童的抱怨之间交替的女性。在她想出去工作时，如果放弃因待在家里产生的不快乐，同时放弃指责孩子带给她的困境，那么，她将有"风险"得到她最想要的东西，也是她最少体验的东西——快乐。

爱普莉尔和简一样，最近没有什么现实原因，也感受到不快乐。她在我们圣母山的家里参加了一个工作坊。这里，她拥有美好的环境和食物，以及最激动人心的伙伴的陪伴。但是，她并没有很开心，而是在周一早上报告，她度过了一个"恐怖的周末"，以及"厌恶自己……我毁了这个周末"。

　　玛丽：好吧。以周日为例，说说你过了怎样的一天。

爱普莉尔：我什么都没完成。我开始写作，然后又放下了。我去游泳，但是觉得没有时间，因为我还没做其他事情。（说话速度很快，不友好，语气愤怒，常常叹气。）所以我游了一两圈就出来了，然后跳起来决定我要在安抚方面制定一份合约。然后我被绊倒了，把这件事也忘了。我还非常想利用这个时间过一遍我的录音带……然后我也没有完成。这一天结束时，我感到筋疲力尽，并彻彻底底地厌恶自己。

　　我们工作了大约 20 分钟，没有任何进展。爱普莉尔不知道自己想要什么改变，也不清楚她为什么让自己这么不开心。她的能量主要都用在自我谴责上了。

　　玛丽：嘿，我们做一些不同的事怎么样？假如你是你遇到过的最快乐的人。再把周日讲述一遍……用现在时……从最快乐的立场。还是你之前做的那些事。

爱普莉尔：（短暂停顿，请求重复说明要做什么，然后开始。）好吧，那么，事实上……我拿了一本格式塔的书，然后开始阅读……但是我真是不想读了……（咯咯笑。）对周日来说，这真是一本枯燥的书……所以我蹦起来在这个地方四处走动。我和某人在一起，我们谈得很愉快。然后我看到大家都在游泳，我意识到自己很热，所以我也跳进泳池，感觉太棒了。（笑。）我四处游动，然后对自己说，哦，我想再做点别的事。可以做的事太多了。大家都回去了，剩下我们几个人独享这里，真是太好了。所以无论我们做什么都很好。并且……我把录音带的事忘了……真是太糟了……

　　鲍勃：忘记我的录音带真幸运，这样，我这一天就不会被无聊的东西毁了。

爱普莉尔：你说得对！如果我把自己圈在房间里，就一个人，没人说话，

我……必须完成所有应该完成的可恶事情。相反，我和一群
非常好的人度过了非常棒的一天。

团体成员：（发出笑声和欢呼声。）

爱普莉尔：我不敢相信……完全不敢相信。我玩得很开心，但那天大部
　　　　　分时间我都让自己感觉很糟糕。我很开心。我会坚持下去。
　　　　　（笑，难以置信地摇着头。）

我们很高兴她得出了这个结论。接下来的周末，她停止了自我谴责，并
享受了令人兴奋的时光。她开始以一种全新的、充满活力的、年轻的方式走
路，说话也很生动。

治疗中，我们的目标是使来访者体验到长久以来埋藏的情绪，然后基于
所有情绪思考和行动。我们的观点是，来访者想要快乐，因此希望在痛苦中
花费尽可能少的时间。为了达成这一点，他们需要放弃长期、刻板的不愉快
情绪，我们将之称为扭曲情绪。

愤怒

我们很愉快地记起在纽约的一个工作坊中有一位聪明、愤怒的男士。比
尔坚信自己的愤怒是正义的，并向在场的每一位都发出挑战，请他们与他辩
论。他对政府愤怒，对前妻愤怒，此时此刻，他对我们提出的每个人是自身
情绪的掌控者这一理论感到愤怒。当比尔这样说时，玛丽跌坐到地板上假装
哭泣。"天啊，你说得对。看看你把我的情绪弄成什么样了！"他大笑，然后
在这一天剩下的时间里不再那么喜欢争论了。

第二天，他解释说自己总是愤怒，记忆中的自己一直都这样，我们表示
赞同。他是三度症结，因为他感觉自己的愤怒就像从基因中获得的，是他自
身不可缺少的一部分。我们问"你小时候住在哪里？""布鲁克林。""好的，
从前门走进去，看看正在发生什么。你正在对什么生气？"他发现那时的他

不像现在这般愤怒。他因为父母和亲戚展现出来的愤怒而恐惧。"他们不可能……太可怕了，又可怕又该死的人。互相泼汤、骂脏话，总是生气……"比尔在早年场景中工作，并且将自己与家庭的愤怒区分开。

第三天早上，比尔报告："今早在我来这里的路上，在我身上发生了一件非常疯狂的事。我开车行驶在我经常走的路上，交通还像往常一样糟。然后，我对自己说，我不必为这该死的交通愤怒。然后，我看见一个警察，我对自己说，我不必为这个该死的警察愤怒。然后，突然，疯狂的事发生了。我看见这座绿色山坡上一匹美丽的白马。我之前应该已经见过它一千次了……但在今天早晨之前，我从来没有真正看到它。突然间，我感觉很开心，看到了各种以前从未见过的事物。"那一周，他进一步做了很多工作来强化他的再决定——拥有快乐的人生和让自己开心。他是一个具有十足爆发性的男性，我们对他的希望是常年都能欣赏白马、青山以及自己。

与愤怒的来访者工作时，第一步是帮助他将感受与行为区分开，这样，无论他决定多么生气，无论他遭遇什么挑衅，都不会以伤害自己或他人的方式泄愤。"我想选择多么愤怒就可以多么愤怒，同时，我仍旧可以选择自己的行为。"一个易怒的、行为过激的人可能很乐意找到不具伤害性的表达愤怒的行为，比如劈木柴或朝树木扔鸡蛋。

下一步是确认他能够同时思考与感受，并且在感受很强烈时仍能继续思考。

玛丽：好，我听到你对部门领导很愤怒……并且你认为你能做的只有咆哮和愤怒……

乔治：我太愤怒了，没法思考。

玛丽：不，你不是这样的。你很聪明，并且能一直思考。做个实验。保持你的愤怒，把椅子放到你面前……对……现在，一边捶打一边尖叫，同时对如何应对这个场景给出两个快速的、具有创意的想法。

在确认了他即使愤怒也能够良好地思考，以及他不会伤害任何人之后，来访者可能需要享受愤怒的许可，而不是用它来贬低自己的价值。

　　鲍勃：所以你对他很愤怒。想象一下你想对他做什么。

　　我们希望来访者学习想象是没问题的，只要他不会付诸行动。鲍勃曾给来访者讲过他对艾瑞克·伯恩的愤怒。他去见密友弗里茨·佩尔斯，以下是他记忆中他们的对话。

　　鲍勃：弗里茨，我对艾瑞克非常生气，我被生气困住了。

　　弗里茨：好。你想对他做什么呢？

　　鲍勃：我想杀了他。

　　弗里茨：你想怎么杀了他？把你的想象说出来。

　　鲍勃：哦……我想吊着他的脚趾，然后慢慢把他放到一大桶沸水里。

　　弗里茨：（笑。）好。多说一些。

　　来访者可能认为他们需要愤怒才能更强大。"如果我不愤怒，就永远得不到我想要的东西。"在一些家庭中确实如此，只有某人的愤怒达到某种程度才会有人做出回应。这个信念可以在团体或家庭治疗中处理，个体可以学习并练习坚定与攻击之间的差异。

　　威尔对他的女儿很愤怒，并且认为如果他能够学会更愤怒，就能够更有效地处理和女儿的关系。

　　威尔：（在想象中与维姬对话。）维姬，我对你很愤怒是因为你表现得好像嘴里含着银汤匙似的。你已经大学毕业 2 年了，你到处玩，滑雪，这里干一点活儿，那里干一点活儿，现在你回家找工作。我正在养你……

　　玛丽：所以，一方面你告诉她不要长大……你在养她……另一方面，你因为她没有长大而愤怒。

　　威尔：是的。当我对你强硬时，我真的感觉自己很刻薄……

　　鲍勃：成为刻薄的样子，告诉她你的处境。要果断。

　　威尔：可恶，维姬，我希望你独立。

鲍勃：不要跟她提她的事。告诉她你的处境。

威尔：这是我的处境……我已经厌倦了软弱，厌倦了被人摆布，我必须付出比预期更多的东西。并且……

鲍勃：你不是被人摆布，而是在摆布自己。

威尔：对的。我在摆布自己，给出的钱比自己想给的更多，然后我对自己，对你都感到愤怒。

玛丽：制定让自己愤怒的合约就会产生这些问题。那么，你愤怒和不愤怒之间有什么差别呢……我听到你仍在给她钱。既然你决定养她，如果能为此感到高兴，似乎会更令人愉快。如果你想在余生享受给她钱的快乐，如果这是你想选择的，我很乐意与你一起工作，或者我也可以与你一起工作，享受不给她钱的快乐。我听到你"卡住的点"是不管哪种情况，你都会感觉不好……给她钱，你会愤怒，不给钱，你会内疚。

威尔：嗯。是的，我想停止内疚……或愤怒……

玛丽：所以你有些矛盾。好。做个试验。我想让你做的是回忆起自己在维姬这个年龄时的样子。可以吗？

威尔：可以。我那时正在供自己读医学院。

玛丽：很好。你父亲还健在吗？

威尔：是的。

玛丽：在想象中，告诉你的父亲："我已经下定决心瞎混几年，滑雪以及做类似的事。我知道你会养我。"

威尔：（笑。）

玛丽：你的笑声是什么意思？

威尔：爸爸根本不会同意。我16岁以后他不给我任何东西。（停顿。）如果我和我爸一样，我想我女儿就需要养活自己了，或者结婚。我现在不愤怒了，也没有必要内疚。

玛丽：好吧，威尔，你并不孤单。我们大多数治疗师都是因为接受了"不要做小孩"的信息才走到今天的。这是很好的信息，真的。我们需要感谢父母。后来的情况是我们都暗地里喜欢做小孩，并希望通过我们的儿童状态来体验生活。如果我们对我们的后代说不要担心，我会搞定一切，你可以做我从来没做过的事，比如滑雪，得到所有我没有得到的东西……他们最后就会成为婴儿，我们最后也会抱怨他们。

威尔：确实如此。说得太对了。我的孩子们都非常聪明和富有创造力。

玛丽：那么，我猜测，一旦你把女儿看作一个女人而不是孩子，她很快就会找到供养自己的办法。

鲍勃跟随威尔想要的方向工作，设置好能让他体验和表达愤怒的工作场景。当然，这项工作很难解决问题。如果威尔能够解决他的矛盾而不是练习愤怒，也许他会更快乐。就像前面那位来访者，只要他对不写文章保持不悦，就不必写。对威尔来说，只要他对女儿不能独立生活保持愤怒，他就不必把女儿从"巢"里赶出去。

有些来访者会用愤怒来合理化自己的行为，否则他们就没法允许自己做出这样的行为。在 TA 中，这被称作收集愤怒的点券从而兑换无须内疚的离职、离婚或狂饮。与这类来访者工作时，我们首先会请他们确认他们可以离婚、离职或饮酒，而无须收集点券来兑换。

玛丽：嘿，就是决定你不想和他一起生活了，这样不可以吗。你为什么必须愤怒才能和他分开呢？

格温：这行不通……你不能无缘无故地离开一个人……

玛丽：（回放了录音带里她说的话。）听一听"你"这个词。"你不能离开一个人"，这是一种程序设计。一部分的你说："你不能离开。"另一部分的你说："哦，但是，妈妈，我有充分的理由，他太坏了！听一听我对他愤怒的所有理由吧！"

格温：嗯。好吧，是这样。我们家没有人离婚。事实上，我已经给妈妈写信告诉她他的事情了。我希望她说"离婚吧"。相反，她说的是"要更努力"。（微笑。）我刚想到一个奇怪的主意。当她说"要更努力"的时候，我更加努力地寻找他的问题。

在这个世界上，尽管我们每个人都有许多方法来激发自己完成某些任务，愤怒的来访者认为只有愤怒才能促使他们行动。我们列出了以下问题，请这类来访者在愤怒时询问自己。

让我感到愤怒（悲伤、内疚等）的情况是真实的还是幻想的？ 如果她感到愤怒的事未来才会发生，那么，这种情况就属于幻想。如果她的愤怒是对某人行为的解释或猜测，那么，在搞清楚事实之前也属于幻想。

萨拉：我丈夫不关心我的想法，这真让我发疯。

玛丽：告诉他你的想法，看看他是否关心。他可能关心，也可能不关心。如果不问，你就只能猜测。

我可以做什么吗？ 如果萨拉发现丈夫确实对她的想法不感兴趣，她可以和他离婚，可以停止告诉他这些想法，可以发现他对什么感兴趣，或者也可以接着告诉他她的想法——但当他不关心时并不愤怒。

我选择做吗？ 列出所有选项之后，萨拉可以选择依照其中一种方法去做，或者选择什么也不做。不论她的选择是什么，愤怒对她都不再有任何价值。

来访者之所以认为她的愤怒不可避免，是因为她认为愤怒是那个情境下唯一可能做出的或者唯一符合逻辑的反应。她认为是他人或情境让她产生了这种感受。我们经常用以下的想象技术指明每个人都会选择自己的情绪。

"闭上眼睛。假装你正在开车。你的车速超过了限速几千米。你前面一辆车毫无预警地突然刹车，你紧急制动。你的车撞到了前面这辆车，你并没有受伤。在你的车里坐一会儿。你感受到了什么？走出去查看两辆车。你看到你的保险杠和散热器格栅均已弯曲。你又感受到了什么？你在头脑中说了什么话？"

当一组来访者一起做这个练习时，他们很快就会发现每个人的情绪各不相同。他们的情绪并非由事件决定，而是由关于这个事件他们对自己说了什么决定。恐惧者会讲述"我可能会被杀死"的故事。内疚者会批评自己或假想没法获得保险理赔，因为他们超速了。悲伤者会认为他们不得不把用于度假的钱用于修车。愤怒者则会把注意力放在没有提示就刹车的笨蛋身上。

如果来访者继续坚持是他人或情境使她愤怒，治疗师有可能放弃自己的主张，特别是在他也会对类似的情景做出愤怒反应时。他可能秘密地认同愤怒是合理的。然后，治疗师和来访者将进入"咨询"合约，而非治疗合约。他们在继续解决问题的过程中可能会忽略来访者的病理性。这种取向也许可以带来外部问题的解决，但如果问题解决了，来访者仍旧愤怒，那么，她可能会制造出新问题，从而将她愤怒的心理地位合理化。

很久以前，我们刚刚开始共同带领团体时，听到了露丝和希的争吵。希最喜欢的主题是妻子拒绝打扫两套出租公寓。租户离开后，这对夫妻已经有3个月时间无法出租公寓了，因为公寓没有打扫干净。露丝在两个主题间切换，一个是认错，另一个是指责希只想让她做清洁工。在希继续长篇大论时，鲍勃打断他并只就事实进行询问。他将事实写在黑板上：

租房损失：　150 美元 ×3 个月　　450 美元

　　　　　　200 美元 ×3 个月　　600 美元

治疗花费：　15×6 次

　　　　　　×2 人　　　　　　　180 美元

　　　　　　　　　　　　　　　　1230 美元

鲍勃询问打扫公寓需要花费多少小时，并写下：

　一个清洁工　　3 美元 ×40 小时　　120 美元

　　　　　　　　1230 美元

　　　　　　　　−120 美元

　　　　　　　　1110 美元

鲍勃说："你的愤怒对你非常重要。你为了维持对妻子的愤怒愿意损失1110 美元。"

与这类夫妻工作时有几种方法。与治疗背道而驰的方法是由治疗师或团体决定谁的错误更多，然后为这个人施加改变的压力。零治疗效果的方法是帮助他们解决具体的问题。团体中的每位成员都提供一个解决方案，或者这对夫妻被要求挑选并报告解决方案。如果这就是全部的焦点，两个愤怒的人会解决一个问题，然后下周带来另一个问题。他们会继续创设伤害自己的情境并继续保持疏远，这样他们就可以维持旧的心理地位。

为了避开具体问题的解决，鲍勃悄悄提出了一个显而易见的解决方案，并迅速聚焦于男士的病态，即他的非功能性愤怒。在本次治疗结束前，我们指出妻子在玩"踢我吧"的游戏：她通过答应打扫公寓，但后来又不打扫请求被踢。对于他们双方而言，我们聚焦在他们难以从情感层面保持亲密上。

在下一次治疗时，我们向他们展示了他们的"琐事墙"。

鲍勃：希，你说你很生气是因为她不愿意在早上做爱。

露丝：我当然不愿意在早上做爱。孩子们都醒了。你不关心孩子。事实上，我有时觉得你关心的只有该死的电视和你的公寓。

希：无药可救！（非常愤怒、声音很大。）

鲍勃：（为每个人画了三个圈，然后画了两块砖，在每块砖上写下"性"，见图 6-1。）你们都对性感到愤怒。露丝，你对希和孩子们在一起的事以及希和电视的事感到生气。（鲍勃再画了两块砖，命名为"孩子"和"电视"。）希，你还对什么生气？

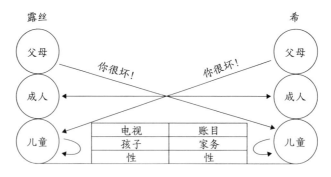

图 6-1　琐事墙

希： 我不明白你想说什么。对什么生气？很多。她打扫房间的方式……不打扫，我应该这样说。账目一片混乱……

鲍勃： 好的，够了。（他又画了两块砖；然后在不同的自我状态之间画上了沟通的线条。）我们把这个称为"琐事墙"。你们把琐事变得比亲密更重要。看看它对你们做了什么？它现在还足够低，让你们能够继续从父母自我状态谴责彼此。它足够低，让你们有时能够以"成人"对"成人"的方式谈话。但是看看当你们想一起玩的时候发生了什么。这堵墙阻止了你们。你们两人共同筑起了这堵墙，并维持着这堵墙。

露丝： 那意味着我们必须解决所有问题……

鲍勃： 完全不是。那行不通。你们每移走一块砖，就会多放六块砖。问题在于你们想要亲近、亲密吗？如果你们不想，那也可以。然后关注点就可以放在如何不通过筑墙的方式让你们保持距离。

下一次会面时，他们做好了探索早年决定如何影响他们当下生活的准备。

露丝： 我不理解我们的琐事墙。我不认为这是琐事，但我明白你的意思。如果我们极度（！）相爱，我们会找时间做爱，并且不会……我对他太生气了，所以不想做爱。

玛丽： 是，你觉得他很难相处。在希之前，你对谁生气？

露丝： 我没对谁像对他那样生气。

玛丽： 测试一下。闭起眼睛，回到你的童年……

露丝： （甚至没有花时间闭眼睛。）哦，你说童年？我那该死的哥哥就和希一模一样！

我们使用了露丝和她哥哥之间的一个场景帮助她识别有关男孩和女孩，男人和女人，愤怒和亲密的早年决定。重演早年场景时，她意识到哥哥的敌意是增加他们之间的距离的方法，以此压制他可能对非常可爱的妹妹产生的性欲。当她意识到这一点时畅快地大笑起来。把哥哥的脸从丈夫身上拿下来后，她能够更自由地寻找与丈夫亲密的方法。

在早年场景的工作中，希认识到他最初的愤怒是指向父亲和母亲的。父亲抛弃了他，母亲则迫害他。

> 希：我完全有权利生你的气。你离开了我们，我只有 6 岁。你期待我应付妈妈……你这个浑蛋！

> 鲍勃：你完全有权利，如果那是你的选择。告诉他"我选择对你保持愤怒，直到你改变"。

> 希：太对了。我会一直愤怒，直到你改变。你永远都不会改变。

> 鲍勃：当我 6 岁时，我会一直对你愤怒，直到你改变。

到此时，大多数来访者都能够识别出自己的疯狂态度，并且自然地放弃愤怒。希对此更为固执！

> 希：我会永远对你保持愤怒。

> 玛丽：这正是你卡住的地方。

> 希：好吧，你知道，他还活着……我还会和他见面。他还是老样子……还是一切为了自己。不为任何人考虑。（非常愤怒。）

此时，我们可以停止工作，让希体验处于症结中的感觉，或者我们可以建议他"今晚做与此有关的梦，看看梦告诉你什么"，或者做一些其他事。玛丽决定带他进行一次幻想之旅，这是她最喜欢的活动之一。

"闭上眼睛，想象你即将送父亲参加我们下一次为期 4 周的工作坊。你非常渴望他做出改变，所以你攒钱并为他花了 1200 美元让他来这里。现在，想象工作坊结束了，你父亲做出了比你任何狂野的梦中都更多的改变。他已经完全是一个崭新的人了。他慈爱、善良、体贴，喜欢你做的一切。无论你是什么样子，无论你做什么，都一直符合他的期待。继续想象。他顺着街道走，来到你家。他按响你的门铃。你让他进来，他拥抱了你。他说：'原谅我过去做的事。你小的时候我没有做对，甚至在你成年后我还没有做对。现在我对你你补一切。我会搬来与你同住，并在余生陪伴你。'"

当玛丽说完最后一句话时，希尖声说"没门儿！"，然后开始大笑。整个团体都笑了起来。通过这次想象，希突然切断了与过去共生的脐带，放弃等待父亲改变。

愤怒通常被儿童用于抵抗禁止信息的发出者。在看似良好的环境中长大的孩子可能也会用愤怒来抵制父母蜜糖式的养育方式。和蔼但令人窒息的父母说"我感觉很冷，穿上你的外套""你不是真的对弟弟生气，你只是累了"，或者"我勇敢的小男子汉是不会害怕的"。上述禁止信息是："不要感受你的感受，感受我的感受。"父母也会给出不要思考的禁止信息："小女孩对发动机一无所知，亲爱的""狗狗们只是在玩……不要用你的小脑袋担心"，或者"当然，圣诞老人可以爬下烟囱"。相信这些信息的人成了和他们的父母一样平淡乏味或虚假愚蠢的人。愤怒的孩子还保存着思考和感受的权利，因此，会成为比他们温顺的兄弟姐妹更有趣的成年人。

有些来访者用他们早年的愤怒来抵御具有致死性的禁止信息。他们拒绝同意自己是没有价值的、疯狂的或是父母生活的破坏者，并用愤怒进行回击。倾听少年犯和罪犯的早年史，我们常常发现他们的愤怒行为是一种替代选项，这意味着如果他们不愤怒则会陷入深深的抑郁或精神错乱。这些来访者应该了解并感激早年的愤怒救了他们的命，然而同时，他们也需要认识到他们在当下拥有解决问题的其他选择。

压抑的愤怒

有时，愤怒的儿童在意识到他们做了什么以及可能做什么后会吓到自己，并从此压抑自己的愤怒。汉克是在一连串糟糕的寄养家庭中长大的，他用行为表达他的愤怒，然后突然在没有治疗的情况下做出了再决定。他完成了大学学业，成了一名出色的心理治疗师……并在此过程中一直尝试隐藏自己的愤怒。

汉克：昨天，这里有一个男人肘击了我的肋骨。让我最担心的是……我

很舒适地说出"嘿，别闹了，我不喜欢"。但是不久之后，我又愚蠢地开始与别人挑起口角。我想停止找碴儿似的争吵。

玛丽：但是你没有也不想与肘击你的男人争吵。

汉克：是的。我没有与他争吵。我真想把他重重摔在地上。我没有选择那么做，也不会那么做。但是我不知道要怎么处理自己的情绪。（以一种谈论事实的语调说话。）

鲍勃：你想对他做什么？

汉克：我想做的就是说……

鲍勃：对他说。

汉克：我的想象是："别闹了。我可不想做你愤怒的对象。不要再这样对我了。"

鲍勃：你会在想象中打他吗？

汉克：真的没有。

鲍勃：把他重重摔在地上？

汉克：真不是。不是。我只是希望他不要肘击我。

鲍勃：想象打他……大声说出来。

汉克：我真的很害怕打他。

鲍勃：在想象里。

汉克：我真的很害怕。

玛丽：你害怕什么？

汉克：（非常紧缩的嗓音。）我害怕如果我开始打你，我就停不下来。（开始哭泣，然后停下来。）我害怕我有问题……我看到有人像你一样，也看到有人像我一样愤怒，我想……学会不愤怒。我不想再参与此事了。

鲍勃：我发现你甚至拒绝想象愤怒。

汉克：对的。我就是这样。

鲍勃：你说"我不知道要怎么处理自己的愤怒"，并拒绝想象如何处理自己的愤怒。你愿意往前走并开始想象吗？（玛丽拿来沉甸甸的

　　　　枕头。)

汉克：我不想……我害怕（很长的停顿。）我希望你把胳膊肘从我肋骨这
　　　　里拿开……去你的……（他打了两次枕头，很轻，然后停下。）

玛丽：发生的事情是你很愤怒，然后你设法通过变得害怕和恐惧很快压
　　　　抑它。你用你在现实中可能做的事来吓唬自己。你愿意在想象中
　　　　允许自己愤怒吗……

鲍勃：狠狠揍枕头。

汉克：（摇头。）

玛丽：从"我不敢打枕头"开始。

汉克：我不敢打枕头。

玛丽：为什么？

汉克：我不喜欢。这很蠢。

鲍勃：是很蠢，只管去做。

汉克：（爆发……打枕头，踢它们，用拳头和其他枕头打它们。)

玛丽：你感觉怎么样？

汉克：很累。我的手刺痛，我的肌肉还很紧张。

玛丽：那再多做一些。

汉克：（捶打并喊"啊""去你的"。他停下并坐下。）

玛丽：你现在感觉怎么样？

汉克：我感到平静。我的胃放松了。我觉察到我的呼吸。我想我需要这
　　　　样做。

鲍勃：是的。

汉克：是的。当我愤怒时，不确定要做什么。我把它憋在心里。我越憋
　　　　着，越会到处从言语上找碴儿，让它流淌出来。

玛丽：这就是我为什么希望你实际做一些什么……在想象里。

汉克：这一点我现在已经非常清楚了。

玛丽：你愿意感谢你自身愤怒的那部分吗？直到现在你一直压抑……看
　　　　看你感激它什么。

汉克：是的。啊。你是让我远离恐惧的部分。我很感激你在我小时候对我的帮助。当别人对我做不应该做的事情时，我感激你带给我的力量。你帮助我坚持自我。当我遇到困难时，当我需要你时，有你在身边真是太好了。

玛丽：你是否也愿意承认是你在掌控自己，而不是你的愤怒……

汉克：不是这样。（很长的停顿。）我一直很害怕自己愤怒的部分，它曾经失控了。是的，曾经失控。现在是我掌控你。需要使用你时，我会告诉你……

玛丽：怎样？

汉克：怎样？我不会让你做任何令我陷入困境的事情……伤害他人。伤害我的人生。

玛丽：真的？

汉克：哦，是的。

玛丽：那么体验你的愤怒就是没有问题的。

汉克：不舒服。愤怒没有问题。但是有时候，像我这样愤怒是不行的。

玛丽：并不是这样的。试一下，我想感觉多愤怒，就可以感觉多愤怒……

汉克：好的。我明白你的意思了。我想多愤怒就多愤怒，因为我可以掌控。这更合理。像我这样愤怒是可以的……啊，即使你，我的愤怒情绪非常激烈，我也不会将你付诸行动。

鲍勃：能不能想到你最初的愤怒是关于什么的？

汉克：我……我仍然感觉要为过去的暴力行为负责任。

玛丽：很久以前吗？

汉克：是的。好吧，直到青春期，我都极具破坏性。

鲍勃：我的问题是，你有没有想到你最初的愤怒是关于什么的？

汉克：对。我……关于这一点已经与鲁思和吉姆（我们的搭档）做过很好的工作了。我学会愤怒和暴怒是因为我身边所有人……在我的寄养家庭里……在街上……都充满愤怒和暴怒。我受够了。我生活得很开心，我不会杀死自己或任何人，我拥有很好的人生。我认为这是我的最后一项工作……再次发现我可以真实地愤怒，并且处于掌控之中……因此，我可以打枕头，而不是人。作为孩子，我使用愤怒……我总是被送往不同的地方，我永不放弃。

玛丽：所以你使用愤怒来避免自己精神错乱？

汉克：我真的是这样认为的，玛丽。当我在州立医院工作时，我了解到我真的差一点就要到那里了……我曾经真是个混乱的孩子。

玛丽：已经过去了。

汉克：是的。我想，我内心的某个部分可能还想报复过去，不过，现在我已经很满足了。我感觉非常好。

汉克知道他可以感激愤怒的自我，当他还是孩子时，他需要愤怒。最重要的是，他知道他可以感受愤怒而不变得暴力。第二天早上，他完成了工作。

鲍勃：汉克，在上次的工作中，你做出了决定，是你在掌控自己的愤怒以及如何展现愤怒。

汉克：是的，对。我感到释然。我感到非常自由。

鲍勃：还有一点。我希望你尝试……我希望你回到过去，了解那个愤怒的男孩。你愿意吗？

汉克：噢。我愿意。

鲍勃：闭上你的眼睛，看到过去暴力的自己。

汉克：我感到羞耻……

鲍勃：不。用一位友善的治疗师的眼光看他。当他第一次实施暴力时，他多大？

汉克：你相信是 7 岁吗？

鲍勃：我相信是 7 岁。看着这个 7 岁的孩子。现在，你是今天的你。你愿意为这个孩子做些什么？

汉克：（哭泣。）我应该说我爱他。他那时是如此不可爱……我从没见过像他一样不可爱的孩子。这很难。

鲍勃：用胳膊抱住他。

汉克：他会像老虎一样挣扎。（停顿，他一会儿哭，一会儿笑。）你很可
　　　爱，我会支持你。事实上，我一直支持你。我爱你。我喜欢你的
　　　反击，我对你那么小就犯下罪行感到遗憾，我也很遗憾当你变得
　　　更强壮时伤害了他人的身体。我看到了你，你很可爱，却没有得
　　　到爱。是的。谢谢你，鲍勃。

乔伊也压抑了愤怒。他的合约是享受竞争而不是"在每一场闹着玩的乒
乓球比赛中都表现得像生死攸关似的"。

乔伊：我年纪太大了，不能在竞争中做出什么大事。我感觉我好像还在
　　　上高中。

玛丽：回到高中。正在发生什么？

乔伊说他是足球队中最好的球员，他也打篮球。

乔伊：不过，我并不享受。

玛丽：为什么？

乔伊：同样的原因……我不知道。我不得不证明……（很长的停顿。）

鲍勃：你不得不证明什么？

乔伊：这开始的时间可能更早，我8岁或9岁时。人们不喜欢我。

玛丽：为什么？

乔伊：（很长的停顿。）因为……我的背景。我有西班牙血统……

玛丽：回到那里。

乔伊：我妈妈是西班牙人。所有西班牙小孩都理应上其他学校……穷学
　　　校。因为我的名字是奥布莱恩，他们也没法把我踢出去。但是没
　　　人喜欢我。甚至没有人邀请我去他家里做客……从来没有。我也
　　　不认识任何墨西哥孩子。（他悲伤地说。）

我们请他创设了一个竞争性很强以及他不被喜欢的具体场景。他记起自

己曾是明星运动员，却没有人邀请他参加庆祝足球季取胜的私人聚会。

鲍勃：你想告诉他们什么？

乔伊：什么都没有。

鲍勃：看看你的右脚正在做什么。

乔伊：轻敲。

鲍勃：敲得再使劲点。（夸大身体活动是突破被压抑的情绪的好方法。）

乔伊：好。（他开始跺脚。）该死的！

鲍勃：等一下。地板太硬了。（他和团体成员拿来一堆靠垫。在"愤怒"场景中保护来访者的身体不受伤很重要。）

乔伊：（爆发，踢，捶打，叫喊。）该死的你们！我讨厌你们！我讨厌你们所有人！（他继续叫喊和捶打，然后在靠垫堆上休息。）

鲍勃：你现在怎么样了……和那些孩子？

乔伊：我感觉自己和他们一样好。

鲍勃：可能更好。你曾被粗暴地对待。

乔伊：是的。那是很久以前的事了。我以前不知道我竟然这么在意。我不需要向任何人证明任何事。认识这一点真是一个漫长的过程。我想拥抱你们俩。

　　乔伊和汉克都不再需要疏远自己的情绪了。他们两人都说感到释然，并且有了放松的能力，在这之前他们是无法放松的。他们并没有成为"愤怒的男人"的危险；事实上，当来访者停止压抑时，他们是不会借用当下的理由宣泄曾经被压抑的情绪的。他们主要会体验到充实感和更强的自我亲密感。

责备

　　责备者可能愤怒，也可能悲伤。尽管他们认为自己想要的是他人的改变，但实际上，他们的主要目标是希望他人认罪。希，那位抱怨妻子不打扫出租屋的男人，希望全世界都知道他的妻子需要受到责备。由于责备者的自尊很低，我们选择先找到方法对他们的儿童自我状态表示同情。

苏正在长篇大论地反对她的丈夫。

鲍勃：我明白了，我为你感到难过。

　苏：你这样感觉吗？为什么？（她感到惊讶。尽管她想要同情，但预期自己会被反击。）

鲍勃：因为在你小时候，家里一定像地狱一样。

　苏：有可能。你为什么那么说？

鲍勃：因为我觉得你极其渴望认可，却不知如何得到。所以我猜你曾是个好孩子但没有得到认可。

鲍勃：我为你感到难过。

约特斯：你这样感觉吗？为什么？

鲍勃：我猜在你的成长过程中，他们对洒出来的牛奶大惊小怪，而不是直接擦干净。这正是你在做的事。

鲍勃：我为你感到难过。

威尔：为什么？

鲍勃：因为你的父亲一定很恐怖。

威尔：你怎么知道？

鲍勃：因为孩子会效仿他们的父母。我一直在倾听你身上父亲的部分，那一部分正在责怪你的儿子。

威尔·库布奇克（Will Cupchik）曾教我们一种与责备型来访者工作的方法。我们请来访者拿来与他们的原生家庭（大家族）人数相等的椅子。她需要确认每把椅子代表谁，以及这把椅子上的人在责备什么。

弗娜：（坐着。）我是母亲。我责怪我的丈夫毁了我的生活。

玛丽：很好。母亲，说说他做了什么毁了你的生活。

弗娜：在我们结婚的第 2 年，他就和另一个女人跑了。后来他回来了，
 但我永远忘不了……

玛丽：换椅子。

弗娜：我是父亲。我责怪我的妻子毁了我的生活。用她的抱怨。

玛丽：换。

弗娜：我是祖母。我责怪我的丈夫毁了我的生活。他从我母亲那里把我
 带走，却永远无法在美国赚到足够的钱。（她随着换椅子开始大
 笑。）我是祖父。一个相当不错的人。我责怪资本主义的国际阴
 谋。（换椅子，仍在咯咯地笑。）我是莫德姑妈。年迈的莫德姑妈。
 她的……她原本打算嫁的男人被麋鹿踢了……她到死都是老处女。
 我是莫德姑妈。我责怪一只麋鹿让我做了一辈子处女！

此时，整个团体与她一起大笑。她说："现在我该做什么呢？每次我想责
备时，我一定要想想莫德姑妈和她的麋鹿。"

另一种技术是请当事人假装自己赢了。她已经成功说服每一个人自己是
无可指责的，其他人才应当被责备。我们请她想象到这里，然后望向四周，
看看谁让她印象深刻。之后，她跑到这个人面前说："我赢了！我终于证明我
是正确的了！"接下来，我们会请她想象她因为取胜能够得到什么奖赏。通
常，责备者的行为来自绝望的"儿童"状态。她试图找到某种方法说服世界，
她与姐姐或弟弟一样好。她一直渴望的奖赏其实是爱。认识到这一点后，责
备者就做好了再决定的准备，即就算重要他人不爱她，她仍旧是可爱的。然
后，她就可以放下责备，找到有效的获得爱的方式。

为了能够与责备者成功工作，至关重要的一点是，无论他们如何挑衅，
治疗师都必须避免偏袒任何一方，避免进行评判、比较，或对责备行为给予
负面或正面的奖励。

悲伤

> 来我这里，我忧郁的宝贝
>
> 彼此依偎，别再悲伤……
>
> 微笑吧，亲爱的，
>
> 让我吻去每一滴眼泪，
>
> 否则我也会忧郁。

女孩和男孩都可能通过做忧郁的孩子来逃避成长。如果一个女孩找到并嫁给一个喜欢忧郁的孩子的"爸爸"，那么只要他愿意和她卡在这种令人沮丧的共生关系中，她就会因为悲伤而获得安抚。忧郁的"小男孩"可能与"妈妈"结婚，她们理应亲吻他们的伤口并把一切事情做好。赫尔曼娶了一个忧郁的孩子，然后欺骗了她。他并没有把精力花在如何让她"不再忧郁"上，而是选择参与了一场大概率不会成功的比赛——试图比她更忧郁。他们每个人都想成为被安慰者，而不是安慰者。

赫尔曼：我希望在家里感到快乐。

玛丽：好的。闭上眼睛。你正走进家里。好吗？愉快地走进去。

赫尔曼：好的。

玛丽：你在家里什么地方？

赫尔曼：厨房。

玛丽：还愉快吗？

赫尔曼：是的。

玛丽：看看周围。告诉我你有什么愉快或不愉快的事。

赫尔曼：我正在厨房。我妻子在那里忙着什么。我说"嗨"，然后脱下外套，挂在椅子上。

玛丽：还愉快吗？

赫尔曼：是的。心情不错。我……啊……现在陷入困境了。我想谈谈自己，只是谈谈……我和自己争吵了起来，争吵的原因是……我应该分享一些我正在思考的事情，还是应该谈谈她想谈的事情？

鲍勃：所以你在预演？

赫尔曼：不是谈话，是我的问题。你要，你不要？

玛丽：然后呢？

赫尔曼：我开始说话。谈话有点……我说了些什么……

鲍勃：回到那里。对她说。

赫尔曼：所以我走进去告诉她"我对安妮有一些悲伤的感觉"。

玛丽：安妮是谁？

赫尔曼：我们的女儿，3年前去世了。

玛丽：所以你走进去，和她说了一些悲伤的事情，然后……

赫尔曼：我们都很伤心。我说了一两句后，她说起她对安妮的伤感，然后开始长篇大论地谈论她对安妮的感受，我就静静地听着。我感觉很紧张，我还没来得及谈我的感受。

玛丽：好吧，合约之一是和安妮说再见。另外，我听到你们在就悲伤进行竞争。

赫尔曼：她更伤心，我并不生气，但她不听我正在流血的那些感受。

玛丽：你知道，你们的孩子夭折真是一件非常糟糕的事情。我建议你探索一下在这之前你对什么事情伤心。

赫尔曼：没错。我不习惯……快乐。

虽然我们并不认为赫尔曼有自杀倾向，但我们总是与悲伤的来访者核实这一点。他说他没有自杀倾向，只是会以相当浪漫的方式幻想自杀，比如在自杀的最后一刻被拯救。他说他永远不会尝试自杀，并且非常容易就可以表达他永远不会意外或故意自杀。

之后，我们要求赫尔曼尝试只向工作坊的其他学员讲述快乐的故事，并在第二天见面时汇报。在本次治疗中，我们没有进一步与他工作。治疗长期悲伤的来访者时，我们会立即着手改变他们的安抚模式。如果我们只是简单地拒绝安抚悲伤，他们可能会因为被剥夺了安抚而变得抑郁。我们要确保他们能够因为快乐而寻求安抚、获得安抚以及接受安抚。

在之后的治疗中，我们了解了他不快乐的起因，并与他进行了再决定的工作。尽管童年时发生了很多事情，他仍旧找到了快乐的方法。他向缺席的父亲道别，然后向去世的女儿道别。最后一步工作是他因为自己富有创意的、汩汩流淌的幸福感而自我安抚。在准备回家的过程中，他多次重演了"厨房场景"，直到他认识到妻子有权感受任何感受，他的感受也不需依赖于妻子的感受。他打算邀请妻子和他一起参加马拉松团体，并让我们帮他介绍了一个离家近的地方。他说，无论妻子最后是否参加马拉松团体或者做出了个人改变，他都会享受自己的生活。

朱利安是一名来自法国的建筑师，现年 50 岁。他是由朋友介绍来的，因为他"没有任何现实的悲伤理由"，却始终愁眉不展。在工作坊的头几天，他一直在为自己的问题辩解。尽管在治疗之外，他已经让我们知道他对自己性能力的下降感到非常难过。

第 4 天，他开始工作了。

朱利安：我太累了。我太累了。我筋疲力尽，我累到无法做爱，生活也太累了。

鲍勃：当你有事情没处理好时，很难保持精力充沛。我觉得你花费了很多精力，却没有在你被困住的地方有所突破。（非常同情地说。）当你还是个小男孩并且感到悲伤时，是什么样子的？

朱利安不记得自己小时候悲伤过。他在父亲的激发下早熟，是个天才儿童。每天下午，父亲都会回家教小朱利安高等数学，然后带朱利安去大学向教授和研究生炫耀。朱利安说他喜欢这样，他爱他的父亲，崇拜他的母亲。他觉得自己整个童年都不悲伤。然后，我们问他是从什么时候开始不快乐的。

朱利安：当我 13 岁时，被送到一所大学。我非常爱我的母亲，也非常想念她。我知道要想成为一个男人，就必须远离她。这就是生活。

这就是长大成人后的生活。

玛丽：你那时有自杀倾向吗？

朱利安：从来没有。现在也没有。我不会自杀。

玛丽：很好。你愿意考虑放弃痛苦吗？

朱利安：哦，当然！这就是我来这里的原因。

玛丽：你的课程是受苦……成为男人的方式是受苦……甚至证明你是男人的方式也是受苦。这就是你说的上大学。

朱利安：是吗？

鲍勃：听起来你不太确定。

朱利安：我……你是说我让自己受苦？

玛丽：差不多吧。我猜你加入了教会，教会学校会教你怎么受苦。每个人都知道，重要的圣人都是受苦最深的人，而不是做了最有价值的事的人。

朱利安：（大笑。）确实如此。我曾经想象自己是个牧师……一个非常忧郁的牧师。我让自己变得悲伤？我很惊讶。我无法理解。我以为我的悲伤很复杂，其实很简单？我让事情变得悲伤？

玛丽：是的。嘿，是谁教会你如何受苦的？谁是受苦的人？母亲还是父亲？

朱利安：都是。尤其是我母亲。是的。她曾这样做。

玛丽：她是怎么做的？

朱利安：怎么做的？在过去40年里，从我还是个小男孩开始，她就得了我称作"飞速蔓延"的癌症。

玛丽：她得过癌症？

朱利安：不，她没有得过癌症。她总是感觉疼痛，并认为那就是癌症。她没有癌症，但总是承受着可怕的痛苦。或者说，她认为自己如果没有疼痛，就会得癌症。现在，我去看她。我爱她，对吧？她已经80岁了。我走到门口，门还没关上，就得知表妹得了肺炎。（朱利安开始做手势，说得头头是道，边说边笑。）一位邻居快死了，我母亲的肩膀疼得厉害，什么都做不了，她差点就不能给我做点心了，但她还是做了。（他笑得很开心。）

团体成员也在笑。

在讲述这个故事的过程中，朱利安启动了将自己从母亲的悲伤信条中分离出来的过程。这是他来参加工作坊以来第一次深呼吸，他的嗓音也充满生命力。

玛丽：好，朱利安。看到你的母亲在那儿……正在失望，痛苦，流露出悲伤。在想象中与她在一起。可以吗？现在对她说一些不同的话。说："妈妈，我感觉好极了。我这辈子从没这么开心过。"

朱利安：哦，不。那太糟糕，太残忍了。妈妈受苦的时候，你不应该高兴。（笑。）我现在明白了很多。

朱利安曾为自己下达了"父母"指令："当母亲受苦时，你不应该快乐。"如果朱利安是一名治疗师，我们会用录音机回放他的话，让他听到并理解"我-你"之间的转换。我们希望治疗师听到自己的声音，从而学会倾听来访者的声音。不过，我们没有打断朱利安，因为他的工作进展良好。

玛丽：如果你对妈妈说："我肚子疼得厉害……"

朱利安：哦，天啊！她会准备好所有药，她会要我搬回家里住，她会准备好我的房间，她会和我谈好几个小时。

朱利安因为取得成就和不快乐而受到安抚，尽管他不记得自己曾经不快乐。也许母亲爱他的方式让不快乐看起来像快乐。也许他13岁时离开母亲是正确的选择，不过他终生的扭曲可能都是"儿童"试图回归。"她会准备好所有药……她会准备好我的房间……"在这一次会面中也进行了很多治疗工作……朱利安不需要太多治疗时数。他已经在改变了。

朱利安：我爱我的母亲，但我不希望她在这方面再为我操心了。我每次生病，她总是对我很好。（又笑了。）我之前一直不理解。我一直以来也很伤心，我也不理解。我曾经意识到她对生病和自己的各种疾病有点疯狂，但是我没意识到她对我的悲伤可能也有点疯狂。

玛丽：非常棒的理解。现在……从你的新的、愉快的、不痛苦的立场出发，请出母亲，带入妻子。现在，不要用悲惨的方式，说"我今晚不想做爱"。

朱利安：确实。我们把做爱当成了一种痛苦，像癌症一样。"亲爱的，我今晚不想做爱。"

玛丽：还愉快吗？

朱利安：是的。

玛丽：我希望你完全明白这一点。真正理解任何一晚你都可以快乐，不管有没有性生活。你会把这些知识带回家吗？

朱利安：（稍作停顿。）我会记住，某天晚上没有性生活并不意味着我有病或失败。（开始咯咯笑。）我知道怎么做了。我会给妻子带一份礼物回家。一个振动器。（全场欢呼鼓掌。）

朱利安：从我不受苦的立场来看，我也会喜欢这个振动器的！

我们为他关于振动器的想法感到高兴；他没有把母亲给他的禁止信息传递给妻子："我不高兴的时候，你也不能高兴。"我们先解决的是他的扭曲情绪悲伤的问题，然后才是性问题。这样，他才不会继续认为他的快乐取决于性问题的解决。

如果行为问题比情绪反应更重要，我们会颠倒治疗顺序。例如，如果朱利安因为长期酗酒而导致性无能，我们会希望他先戒酒，而不是想办法成为一个快乐的、没有性生活的酒鬼。

有些来访者不考虑制定有关快乐的合约，因为他们认为自己从未快乐过。

吉姆：我总是很悲伤。我不知道。我一直都这样。

玛丽：你的出生神话是什么？（当来访者说他总是如此时，我们就会提这个问题，以了解最早的禁止信息是什么。）

吉姆：我不明白你的意思。

玛丽：关于你的出生有什么故事吗？他们是怎么说的？

吉姆：我没有……关于自己的详细信息。有人告诉我家里有一个笑话，
　　　我是在他们投下原子弹的第二天出生的。

玛丽：这有什么好笑的？

吉姆：没什么。

玛丽：你说这是家里的一个笑话。这意味着它理应好笑。

吉姆：嗯，他们的意思是……几天之内发生了两场灾难。

吉姆进行了很多个片段的工作……决定活下去，喜欢自己，接受自己的
重要性，以及最后要快乐。因为他对自己是一个快乐的孩子没有任何概念，
所以我们让他回到过去，寻找一个快乐的瞬间。（到目前为止，我们还没有发
现有一位来访者找不到快乐的场景，尽管很多人一开始都发誓说自己从来没
有快乐过。）与许多长期悲伤的人一样，吉姆找到的画面也是独自一人，并且
是在家之外的地方。

吉姆：（停顿了很长时间。）好吧。我以前在小溪边玩得很开心。

我们让他描述小溪，描述小吉姆以及小吉姆在做什么。然后，我们让他
去看伤心的吉姆，并设置了两人之间的对话："依次成为每一个小吉姆。"每
一方都要以"我对长大后的吉姆很重要，因为……"开头。只有当吉姆决定
不再把拖累他的、悲伤的吉姆带在身边，而只是在他遭遇了真实的损失时才
使用这个悲伤的吉姆时，工作才算完成——"只有在我需要你的时候，你才
会在我身边。你不再是我的拖累了。"其他来访者用这种方式可以看到自己悲
伤的一面以及快乐的一面。他们可能发现悲伤这一面一直是自己获得安抚的
宝贵来源。那么，他们的任务就是寻找获得安抚的其他方式。

唐给自己的环境贴上了悲伤的标签，并拒绝改变它，从而让自己保持
悲伤。

唐：我不想再感到这么沉重的负担了。

鲍勃：把你妻子放在面前，告诉她她是个负担。

　唐：她是。你是。你是个负担。过去 15 年里，你喝了太多酒。你喝酒
　　　的时候我没法信任你。我不在的时候也总是担心你。

鲍勃：告诉你的妻子，你的担心是如何改变她的行为的？

　唐：当然没有改变。但我不能不担心。

我们与他"不能"的态度工作，并询问了有关他目前生活的更多细节。
他的妻子不会伤害自己或他人，只是过度酗酒可能损伤她的身体。唐并不真
正喜欢妻子，和她在一起也没有什么乐趣。他的孩子都离家上大学了。我们
问他在与妻子结婚前有什么"悲伤和担忧"。他说了很多烦恼。

　唐：我母亲。我很担心她。她并不快乐。我的父母从来都不幸福。我
　　　不会称之为婚姻。他们在一起是因为我。

玛丽：你真幸运。（讽刺。）

　唐：我知道，那是胡扯。但我当时不知道。我……那是一种负担。试
　　　图让她开心。

玛丽：那就是最初的负担。你就是这样学会了给女人贴上"负担"的标
　　　签。你怎么会娶一个女人，宣布她是负担，然后又不离婚。你还
　　　教导自己的孩子，婚姻是一辈子的负担，这样，他们有一天也会
　　　成为负担或者被拖累的人。

玛丽对他的态度较为强硬，因为他和许多受害者一样，不为自己着想，
而是希望通过忍受而不是改变来获得积极安抚。

还有一些来访者以对周围世界的敏感而自豪，他们在解释自己的悲伤时
会暗示自己生活在一个不快乐的世界里，快乐在某种程度上是不恰当的。有
一种方法可以识别每个来访者最喜欢的扭曲情绪，那就是："闭上眼睛。给自
己一点时间看看这个世界。去世界上不同的地方看看发生了什么。你有什么
感受？"（我们并没有建议他们去"快乐"或"不快乐"的地方。）他们说出
的感受大多是扭曲情绪。扭曲情绪是他们自认为的、对周遭环境自然且恰当

的反应。我们建议，他们可以努力改变周围的世界，不过是从快乐的立场出发，而不是从现在的悲伤立场出发。

更加老练的来访者会认为是无意识控制着情绪，因此，如果不对无意识进行长时间的检视，就不可能用快乐代替悲伤。事实并非如此，就像朱利安的情况。

悲伤的来访者利用悲伤，就像愤怒的来访者利用愤怒……从而操纵或迫使他人改变。

乔：我告诉他我想要一夫一妻制。我……（哭泣。）昨晚他给我打电话时，我跟他说了。可他和我说话的时候……（哭泣。）还有别人在我们的公寓。我想做的是决定……告诉他……和我结婚，不要和别人发生关系……否则我就离开。

玛丽：好。这样感觉好吗？

乔：不，我觉得很难过。

玛丽：所以你希望他做出改变？你的内心是否有一个部分在说，如果我足够悲伤就能改变他？

乔：我一遍遍地表达我的感受……恳求他……表明我有多伤心，但一点用都没有。这正是我开始理解的东西。你关于扭曲情绪和试图改变他人的演讲……这就是我陷入困境的地方。我想让他看到我有多生气、多受伤，这样他才会对我忠诚。

鲍勃：所以他就会改变。

乔：但这行不通。我就是这样让自己无计可施的。一遍又一遍地向他展示我有多受伤。（啜泣。）我恨他的懒散和恶劣！我希望他改变！

玛丽：如果他在这里，他会怎么说？

乔：他是不会改变的。他认为……有很多情人没什么不对。他说我也可以有情人，但我不想要。

玛丽：那你打算怎么办？

乔：就像我一直做的那样……努力为他做好一切，这样他才需要我。然后恳求他改变。（再次哭泣。）

玛丽：我预测事情接着会按以下顺序发生。第一，你继续伤心，希望他改变。第二，他拒绝改变。第三，你变得更伤心。第四，他说"我不想和这样悲伤的人一起生活"，然后把你赶走。然后，他就和他生命中的下一个挚爱建立家庭关系，而这个人就是他厌倦你时正在鬼混的人。

乔：我看到的就是这个顺序。

鲍勃：想想看，你是他人生中最新的一个挚爱时，一定是知道这个顺序的。你的一部分肯定知道他的模式。

乔：我看得很清楚。是的，我认识他的其他爱人。我面临的挑战是要比她们做得更好……哦，见鬼，我不想再做失败者了。我在男人面前是个失败者。

玛丽：对此你打算怎么做？

乔：首先，无论他做什么，我都要保持开心。我不会再和他住在一起了。工作坊结束后，我甚至可能不会回到他的身边。我有3周的时间来解决这个问题。我首先要在这里感到快乐。然后，我想清除过去的东西……不管是什么……我……清除那些我次之于男性的东西。

鲍勃：我喜欢你说的话，也喜欢你！

后来在工作坊中，她回溯了童年时许多悲伤的场景。在这些场景中，她认定"我永远得不到自己想要的东西"，并因此悲伤。

君暗自希望，她的不快乐能改变婆婆或丈夫。我们与她的工作展示了处理相同的悲伤素材的两种不同方法……结果也大为不同。

君：我想找到方法应对我的婆婆。她不会说英语，我也不会说普通话，我说广东话，所以没法和她交流。

治疗师：在想象中看到你的婆婆，假装她会说英语，然后告诉她你想说的话。

君说她的婆婆未经她的允许就邀请别人到她的家中做客，干涉她抚养孩子，好像她才是"我家的老板"。然后，君解释说，由于她的家庭习俗，所有一切看起来都没有希望。

> 治疗师：举一个具体的例子，说说你希望自己改变什么以及你希望她改变什么。（这位治疗师很有技巧，做得很好。）
>
> 　　君：我想成为自己家里的女主人。下班回家后，我希望能掌管一切。具体例子？（多次叹气。）周六，就在我来参加工作坊前，我必须为她所有从香港来的客人做饭。

这些信息对团体中的女性治疗师来说太沉重了，包括玛丽。（男性治疗师们都保持着不参与的态度。鲍勃则不在场。）团体成员建议君强迫丈夫和母亲谈谈，君可以直接离开家，什么也不为婆婆做，让婆婆自己做饭。君成功对所有建议说出了"是的，但是……"。

> 　　君：我不想让她在我家做饭，如果要做，我想自己来。我不想让她进我的厨房，甚至不想让她碰我的锅碗瓢盆。（很长的停顿。）我在旧金山的治疗小组里经常讨论这个问题。我的来访者也有相同的问题。我不知道是否有答案。（君开始哭泣。）

第二天，她在鲍勃和玛丽主持的治疗会谈中提出了相同的问题。

> 　　君：我昨天在受训小组中讨论了这个问题。我觉得自己是个受害者。我在自己家里没有任何权利。我害怕我的丈夫会拒绝我……
>
> 鲍勃：举个例子。
>
> 玛丽：如果她不给她那又傻又老的婆婆还有那些从香港来的客人做饭！可恶！（玛丽离开治疗师的椅子，坐到大家后面。她夸张地摇头，表示惊恐和失败，然后双手抱头。）
>
> 鲍勃：怎么了？你婆婆做得不好吗？我还以为中国的婆婆都是好厨师呢。你怎么挑了个这么差劲的？
>
> 　　君：（开始咯咯笑。）她是个了不起的厨师。

鲍勃：那怎么会让你做饭呢？

玛丽：（在房间后面说）你会大吃一惊的，鲍勃。你绝对不敢相信！

　君：（仍然咯咯地笑。）好吧，我也不知道我为什么要做饭，真的不知
　　　道。我记得昨天在团体里说过……但我记不起来了。

玛丽：我知道你为什么这么做。你做饭是为了惩罚他们！

　君：天啊！你说得对！

前一天，当玛丽发现君拒绝找出解决方案时，就明白了这一点。玛丽
不确定君是否会接受这个结论，于是幽默地演绎了整场戏，让君从昨天那个
悲伤的、闷闷不乐的、顺从的"儿童"转变为聪明的、活泼的、有创造力的
"儿童"。鲍勃虽然不知道发生了什么，但也做了同样的事。

　君：哦，天啊。我可以想象当时的情景。（她笑得前仰后合。）太有趣了。
　　　就是那天……那天……我来这里之前的情景。所有那些穿着黑西装、
　　　白衬衫的香港人都非常得体。（她笑得前仰后合，一时间说不出话
　　　来。）世界上没有人比香港人更呆板、更得体了。（她笑出了眼泪。）
　　　哦……哦……我决定做烧烤。真是糟透了。我丈夫不得不出去拿煤
　　　球，结果火烧不起来，而且他们也不喜欢吃牛排。哦……哦……我
　　　丈夫负责烧烤，我负责做沙拉和米饭。哦……哦……没想到……整
　　　个菜单上他们唯一喜欢的就是……煮米饭……哦……我煮了却忘了
　　　端上来。我从来不知道……我做这一切都是为了惩罚他们！

我们的工作到此为止。如果有人期待再决定被明确说出，那么这段工作
则没有。不过，君不再愁眉苦脸，不再责怪婆婆或等待婆婆改变，也不再认
为自己的情况毫无希望。她想出了如何利用婆婆的家庭生活来为自己争取利
益。最重要的是，她放弃了悲伤和殉道者的角色，释放了自己，允许自己享
受生活中的乐趣。

压抑的悲伤

罗伊：我母亲去世时，我从来没哭过……

玛丽：为什么？

罗伊：我们不哭。在我们家里，我们不……哭。我那时才 9 岁。从那以后，我就再也没哭过。

玛丽：你愿意回到那里，感受你的感受吗？

罗伊：我不确定。我不确定我是否愿意回到那里。我现在想停下来。

玛丽：好吧。也许有一天，你会愿意让自己感受自己的感受……感受假如当时身边有人理解你，你会感受到什么。

罗伊突然开始哭泣。他哭了大约 5 分钟，期间，另一位来访者抱着他。

鲍勃：你现在怎么样？

罗伊：有点尴尬。总体还好。更柔和了。我鼓励我的患者去感受。但我还没有鼓励过自己……直到现在。

玛丽：我很高兴你允许自己了解自己的悲伤。我的理论是压抑愤怒的人，可能成为受害者，因为他们不会说："该死的，松开我的脚！"压抑恐惧的人可能会让自己送命。而压抑悲伤的人，似乎也在抑制自己的快乐。

罗伊：谢谢，我喜欢你的理论，我认为你是对的。

对自己的愤怒感到恐惧的来访者，仍然可以为自己做一些有意义的工作。他们可以放弃内疚、悲伤、焦虑，他们可以决定活下去，享受性生活，变得更加高效。之后，他们可以继续做出人生中其他一些重要的决定，接下来就可以处理对愤怒的恐惧并使自己脱敏。恐惧自己流泪的来访者更难治疗，因为他们只有先脱敏，才能完成重要的工作。我们很高兴罗伊允许自己流泪。如果治疗师和团体处理得当，通常哭一次就足以脱敏。这次治疗后，罗伊开始向其他领域迈进，不再继续像过去20年那样，一直是一个富有知识却缺乏情感的、轻度抑郁的精神科医生。

罗伊是害怕表现悲伤的一类来访者。另一类我们称之为"超人"。在工作坊制定合约的阶段，"超人"很晚才会进入房间。他要么会懒洋洋地做出夸张的放松姿势，要么会坐得非常直，双手交叉放在胸前。他会目不转睛地盯着治疗师，似乎在说："我想了很久要来这里做什么，但似乎没什么问题。如果我想到了什么，我会告诉你们的。"在工作坊的其他时间里，他会找一些"无助"的女人，扮演她们的"坚强的父亲"的角色，或者找一些同样害怕流泪的伙伴，和他们玩"少年犯"的小游戏。他会缺席治疗，开治疗的玩笑，或破坏一些无关紧要的规则。无论扮演哪种角色，他都能成功抵御开始个人工作。他通常受雇与不良少年或罪犯打交道，除了一个最重要的区别：他不是心理变态之外，他们与自己的案例非常相似。他是一个遵纪守法、深怀爱心的人，早在童年时期就决定"没有人能让我变坏"，并且在成长过程中害怕表现出悲伤或恐惧。这就是他要扮演"超人"的原因。

当这样一个人终于允许自己工作时，成果一定是极为显著的。

在为期1周的工作坊中，滋普直到最后一天早晨才开始工作。然后，他说他想"了解"一个"让我有些困扰"的梦。当他开始讲述这个梦时，变得越来越慌乱，双手不停扭动，声音也越来越小，他在与自己的情绪做斗争。他的梦概括起来是："我坐在书房的书桌前，突然意识到儿子不在身边。我跑到后院，看到他漂浮在我们的游泳池里，已经死了。"这个梦让他焦虑不安，他承认自己曾根据对"无意识的敌意"和"死亡愿望"的理解，对自己进行了一番折磨。他很喜欢他的儿子。

鲍勃与他的工作非常缓慢，让他成为梦境的每个部分，并将每个部分作为自己个性的一个方面。滋普变成了书桌：坚固、结实、可靠；书房：封闭、整洁、充满信息；通往泳池的砖路：结实、不太有趣；泳池：清凉、内敛。迄今为止，他已将所有这些属性视为自己的一部分。在整个工作过程中，他强忍泪水。当他成为泳池时，他开始哭泣。持续哭泣了几分钟后，他才再次做好与梦境一起工作的准备。

鲍勃：成为你梦中的那个孩子。

滋普：我漂亮、可爱，是滋普生命中最重要的东西。（他再次哭泣。）

鲍勃：再多说一点。

滋普：我很聪明。我热爱生活。我……已经死了。

鲍勃：看这样说是否合适……我是滋普的一部分，美丽、可爱、聪明、热爱生活，是滋普最重要的部分。而这个部分已经死了。

滋普：谢谢！是的，很合适！我淹没在工作中……淹没在……是的，很合适！我已经把活着的那部分淹死了。谢谢你，鲍勃。我的工作结束了。我不会再淹死自己了！

　　像滋普这样的来访者允许自己表达感受时，积极的体验至关重要。怂恿来访者感受，却不让他做出任何再决定，可能成为治疗上的强奸。我们要求治疗师不要促进强烈的感受，除非他们知道如何促使来访者得出成功的结论。如果让滋普继续假设梦境表达的是"埋藏的敌意"，或者让他一直哭泣，而不进行任何解决，那么他获得的是与治疗相反的东西。在这里，他完成了一个美好的再决定："我不会再淹死自己了"，同时也学到感受是安全的。

恐惧和焦虑

　　我们将恐惧定义为对当前现实或想象中的危险做出的情绪反应，将焦虑定义为对未来可能发生的现实或想象中的危险做出情绪的反应。如果一个人相信玩具枪是真的，那么她对玩具枪的恐惧就不会亚于对真枪的恐惧。恐惧症患者知道她的恐惧是想象出来的，但她还是会像面对真实危险一样害怕。焦虑症患者会给自己讲可怕的故事，告诉自己有一天可能会遭遇什么。

　　在我们进行治疗的这些年里，我们的治疗团体从未遇到过真正的危险；因此，我们在治疗室内听到的恐惧都是想象出来的。然而，来访者讲述的日常生活中的恐惧和焦虑有时则可能是真实的。治疗师的首要任务是辨别危险的真实性。一个人的伴侣如果很危险，令人害怕，那么他需要帮助以决定如何保护自己。那些将自己暴露在真实的危险中却不采取任何保护措施的人，可能正在活出令人绝望的早年决定"我会让你杀了我"或者"我会允许你杀了我"。治疗的关键在于先制定自我保护合约，然后再做出珍惜和保护自己的再决定。

当一个人对当前或未来的非危险情况感到恐惧时，我们会寻找早期的场景，它是当前恐惧的原型。

杰伊：哦，该死，我害怕在团体中工作，你知道吗？

鲍勃：我知道你还没有开始工作。为了维持你的恐惧，你要等到最后。

杰伊：不，我没有。我等待是因为我害怕。

鲍勃：如果你想不再害怕，就应该先工作，然后在剩下的时间里放松一下。

杰伊：我……当我害怕的时候，就会一拖再拖，让自己更害怕。你说得对。

玛丽：我称其为"高台跳水"综合征。还记得小时候吗？每年夏天一开始，勇敢的人就会走到跳板尽头，然后跳下去。不勇敢的人甚至不会考虑离开跳板去尽情地游泳。自我折磨的人会走到跳板的尽头，往下看，给自己讲恐怖故事，然后再走回来。他们这样做了一次又一次，最后才跳下跳板。

杰伊：是啊，我一直都这么做。准备工作都做好了，然后却没做。我总是等到最后。

鲍勃：你上一、二年级时发生过什么可怕的事？（鲍勃"直接跳入"杰伊的过去。）

杰伊：我记得二年级时，我失去了我的位置。大家轮流大声朗读，我对故事很感兴趣。我失去了我的位置，老师把我安排在了角落。去她的，没人能再把我放在角落里了。嘿，这一定就是我不去参加×××（治疗师的名字）的马拉松工作坊的原因……因为我听说她是把人安排在角落里治疗的。再也不会有人把我关在角落里了。（笑。）我受够了……我准备好工作了。

鲍勃选择了"一、二年级",是因为他不同意杰伊在团体里"总是"害怕的想法。我们发现,害怕在集体中发言往往是从一、二年级开始的。这是由老师和同学的嘲笑或羞辱导致的。朗读对许多孩子来说都是一生的创伤性事件。

我们还可以对杰伊采取其他工作方法。我们可以让他仔细观察团体中的每个人。通常,一个人如果能够清晰看到每个人,而不是没有焦点的、模糊的,他的焦虑感就会下降。如果他仍然感到焦虑,他可以对每个人说"我害怕你,因为……"或"我不怕你,因为……",然后,我们会和他一起努力,帮助他认识到自己的投射,并意识到自己书写有关他人的可怕故事的能力。当他与团体成员这样逐一工作时,我们会要求团体成员不做回应。如果他们安慰他,就是在拯救他,这也意味着他被视为无望改变的人。

我们希望来访者认识到,他的焦虑会抑制他的热情。

阿尔夫:我很焦虑。非常焦虑。

玛丽:进入你的身体,报告你现在正在感受什么。

阿尔夫:我很焦虑。我的心跳很快。我的心正在怦怦跳,我正在出汗。

玛丽:和你做爱时的感觉一样,对吗?

阿尔夫:(被逗乐……似笑非笑。)感觉不一样。

玛丽:你怎么做才能让出汗和心跳加速的感觉变得愉悦呢?你的大脑将其翻译为焦虑。看看你能做什么,让你的大脑翻译为兴奋。

阿尔夫:真是疯狂的想法!翻筋斗……跳来跳去。我希望其他人和我一起跳。

玛丽:问问他们。

莉兹:我的手在颤抖。

鲍勃:夸大你的颤抖。就是这样。再夸张些。站起来,让全身都参与进来。对。你体验到了什么?

莉兹:兴奋。

鲍勃:很好。你的颤抖表明你想兴奋,但又抑制住了。弗里茨·佩尔斯说过,焦虑和兴奋的区别就在于一次深呼吸。

另一个技巧是跟随"灾难预期"，得出幻想的结论。我们问休伯特，可能发生的最糟糕的事情是什么。他说，他怕大家不喜欢他。他认为自己说的话不那么有趣。"那么，会发生的最糟糕的事是什么呢？"他认为别人不会和他说话，也不会和他交往。"然后，最糟糕的事是什么呢？"他会感到孤独和退缩。"然后呢？""好吧，我不会死，也不会枯萎。"休伯特笑了。"我自己会找些有趣的事情做。"他发现自己从来没有一直孤独过，他说他会出去找别人。即使他的灾难性预期真的发生了，他也能应对自如。然后他说，他的预期被严重夸大了，他不再焦虑了。

另一个技巧是将信念与情感分离开。对于那些不知道自己可以同时思考和感受的来访者来说，这种技巧尤其有效。

弗洛：我害怕我忘了要说什么。

鲍勃：好吧，假装你已经忘了要说什么。你为什么要对此焦虑呢？

弗洛：我自然就会焦虑。

鲍勃：我的孙子罗伯特只记得 10 个单词。他并不焦虑。你为什么会把焦虑和忘词联系起来？

弗洛：好吧，自然，我不想焦虑……

玛丽：没错。你看是不是这样，你忘了下一句该说什么，你又想记起下一句该说什么。你为什么焦虑呢？

弗洛：嗯，这很有趣。我总是把……我焦虑是因为我觉得自己应该焦虑。因为我会告诉自己别人会怎么说……我准备停下来了。我待会儿再继续工作。我打算想想我是怎么把焦虑自动联系起来的。我准备开始建立连接。

焦虑的人放弃了当下，他们将精神能量用于窥视令人恐惧的、想象的未来。

洁姆对未来极为焦虑。她的父亲、哥哥和丈夫都在与她同住时死于心脏病。她打算再婚，但又害怕新一任爱人会死去。

洁姆：情况越来越糟了……每次和他在一起，我都害怕他晚上心脏病发作。

鲍勃：你为什么总在脑子里塞满未来可能发生的糟糕的事情，而不是享受此时此刻呢？

洁姆：我也不知道。

玛丽：我觉得你丈夫在这个方面和你不一样。你说他2年前就知道自己随时可能死于冠心病，但你却说和他度过了一段美好的时光。他并没有沉迷于对死亡的恐惧，对吗？

洁姆：完全没有。他活得很充实。

玛丽：这是你的目标吗？

洁姆：是的。

玛丽：我很高兴。

洁姆：我怎样才能让自己停止焦虑？

鲍勃：不理解你的问题。你是在思考这些问题的人。

洁姆：我怎样才能让自己不再想这些事情？

鲍勃：用性幻想来代替。

洁姆：性幻想的结果是我会以死亡收场。

玛丽：问题在于你完全不相信自己能控制自己的头脑。

鲍勃：没错。

洁姆：我可以控制我的大脑，但我不能控制事实的发生。

玛丽：我敢肯定，早在有人去世之前，你妈妈就已经教会你如何踏入未来从而感觉不好了。我猜她预言了未来的麻烦，你从她那里听到这些就会感到害怕。或者害怕从父亲、祖母，或者其他什么人那里听到。

洁姆：是的，她总是害怕可能发生的事。

玛丽：所以，母亲细心地教会了你如何运行大脑……如何预测未来和保持痛苦。而你很聪明，嫁给了一个用不同的方式运行大脑的男人。

洁姆：是的，他从不害怕未来。

玛丽：那你的新男人呢？他也会担心未来吗？

洁姆：（笑。）不会。

玛丽：很好。你很聪明，选择了不会给自己讲恐怖故事的男人。

洁姆：我知道自己会进入未来。是的，我是在自己吓自己。

玛丽：很好。你现在做好准备用不同的方式运行自己的大脑了吗？

洁姆：准备好了。这些都是新想法。我正在咀嚼你说的话。

玛丽：然后你可以把新想法吞下去，也可以吐出来。

洁姆：（笑。）

玛丽：我告诉你一个技巧，如果你喜欢玩一玩，你会发现它很有趣。继续做你现在正在做的事，然后吹嘘自己。举个例子。我以前非常害怕飞机。我会用各种魔法。例如，只要我仔细观察，翅膀就不会掉下来。我不知道你是否明白这一点？

洁姆：我当然明白。（笑。）

玛丽：我密切关注着那扇紧闭的门后面可能发生的事……以及前面的飞行员舱……我确保他们都在那里。我倾听所有声音。这样我就能在发动机熄火时冲到前面告诉飞行员。（洁姆在笑。）还要注意飞行员吃了什么食物，因为如果他们吃了鱼，可能会中毒，我得在乘客中找一个看起来有能力的人，然后告诉他："他们都在前面中毒了，而你看起来就是那种可以接手并降落这架飞机的人。"现在，洁姆，下一步是最重要的。我祝贺自己。看我多有创意！平庸的恐惧症患者只能想出有关发动机噪声的恐怖故事，但看看我，我甚至能用食品罐头中毒来吓唬自己。明白了吗？

洁姆：（笑。）是的，我明白了。我真的明白了。

玛丽：今天剩下的时间里，你要不要每次吓唬自己时，就戏弄一下自己？

洁姆：……好吧。我想我会玩得很开心。

通过这次实验，洁姆开始掌控自己的幻想。后面她还有其他重要工作要做。她向死去的哥哥、父亲和丈夫道别，并允许自己享受快乐，即使他们已经死去了。她丢弃了自己的魔法："不要感觉太好，否则会有不好的事情发生。"鲍勃建议她戴上一个抵御灾难的护身符来代替恐惧。

　　洁姆：我不明白护身符是怎么回事。

　　鲍勃：嗯，这是我的护身符（展示吊坠），它让老虎远离我们的家园。

　　洁姆：加利福尼亚州没有老虎。

鲍勃抚摩着吊坠，智慧地点点头说："当然。没有老虎是因为我的护身符能把它们赶走。"

　　与恐惧或焦虑的来访者工作的其他资料，请参阅第十一章"恐惧症：一个周三的下午"。

压抑的恐惧

　　压抑恐惧可能是为自我毁灭服务的，比如男人和女人在战争期间自愿参加危险的工作，或者找一个危险的爱好或职业。我们认为，来访者抵制恐惧的行为并不是用来压抑恐惧的。抵制恐惧是"儿童"压抑"成人"的事实以及正常的自我关怀，目的是最终实现"我去送死，然后他们会佩服我"的早年决定。抵制恐惧的人在应该害怕时并不害怕，而恐惧症患者在没有危险时也会害怕。

　　从抵制恐惧向恐惧转变时，来访者会让危险的事实进入意识，并在内心说："我不想被杀死！"曾经抵制恐惧的人会对自己过去缺乏自我保护的行为感到恐惧，于是可能发展出恐惧症，作为自我保护的一种神奇手段。

　　德雷克是个"超人"，他没有与我们制定任何治疗合约。他解释说，他之所以参加这个工作坊是因为他的机构派他来。吃饭时，他给大家讲他登山的故事以及危险摩托车比赛的故事。我们开始这样对他说话，从而面质他："我不会因为你伤害自己而笑，也不会因为你冒生命危险而给你安抚。"他和我们争辩，说他知道如何照顾自己，没有危险的生活很无聊。

最后，尽管他仍然拒绝制定合约，我们还是把他的素材带到了治疗会谈中。我们请他做个实验，把自己的故事讲给童年时的家人听，看看会发生什么。他试图甩开我们，说："我不知道他们会说什么。如果父亲没有喝醉，也许会感兴趣。其他人……"他耸耸肩。

我们问他，就算他不知道他们的反应，是否愿意试一试。他同意了，向他们讲述了自己最近骑摩托车的惊险经历。他感受到并为之辩护的是，他的家人根本不在乎他的死活。于是，他挑选了和自己一样的伙伴，他们因冒死而互相安抚。

现在，德雷克开始倾听自己的声音，因为他意识到自己的一部分正在试图死去。尽管他还没有做出承诺，但是作为一项实验，我们请他告诉家人和伙伴他会照顾自己。他告诉他们，他再也不会拿自己的生命冒险了。他看到母亲很高兴。高兴到连这个郁郁寡欢、饱受打击的女人都很开心的程度。他的哥哥和朋友叫他"胆小鬼"。他的父亲正忙着用酗酒的方式杀死自己，根本没时间倾听。德雷克深受触动，决定参加我们每周一次的培训计划。我们认为有成千上万像德雷克这样的人，他们盲目地冒着生命危险，却没有意识到需要改变自己的早年决定。医生和律师在事故和伤害发生后与他们见面时，最好把他们转介给我们……尽管这些来访者可能并不会立即接受转介。

羞耻

玛丽的女儿克劳迪娅和外孙布莱恩正在玩躲猫猫的游戏，一时兴奋，布莱恩狠狠咬了克劳迪娅一口。克劳迪娅本能地尖叫着推开了他。他滑到地上，用手捂住眼睛，开始哭泣，那是一种我们以前从未听过的深沉而绝望的哭泣。11 个月大的布莱恩似乎正在经历羞耻。克劳迪娅把他抱起来，亲吻他，搂着他，一边说："天啊，我才是被咬的人，而你是需要安慰别人的人。"很快，他又开心起来，他们继续玩躲猫猫的游戏。

所有"羞耻"的场景都不会有好结果。来访者还记得他们尿裤子、玩性游戏被发现、音乐独奏会时忘记如何收场、被嘲笑或被公开惩罚时的事。这些事情虽然很小，但在童年期非常重要，是人们认为"如果他们真的了解我，就会发现我有多糟糕"的原因。对过去羞耻的回忆和对未来羞耻的恐惧，阻碍着人们发展自发性和认识自我价值。

阿拉是一位非常称职的精神科医生，但每当她想象别人对她的评价时，就会感到束手束脚。我们找到了一个早年场景。

阿拉：我记得……我 3 岁。我弟弟还是个小婴儿。我尿湿了裤子。提到这件事我都觉得羞耻。我不想谈。

玛丽：你听起来很伤心，也很羞耻。

阿拉：我好失败。（哭泣了一会儿。）我太丢脸了。他们给我披上了大浴巾，说我必须……像那样……直到我做出改变。直到我不再尿裤子为止。他们都在笑……他们在嘲笑我。我……全完了。

鲍勃：全完了。这次你能不能对他们喊回去，而不是感觉自己失败了？

阿拉：没用的。我……这是一种无法解释的绝望。

鲍勃：对他们喊回去。

阿拉：你们俩，都别烦我了。（叹了几口气，擦了擦眼睛。）我觉得没有力气喊叫。

鲍勃：但是你有。

玛丽：你能告诉他们一个 3 岁的孩子尿裤子是完全没问题的吗？

阿拉：是的，没问题。3 岁的孩子会尿裤子。我也可以尿裤子。我不需要被人嘲笑或鄙视。

玛丽：感觉到了吗？

阿拉：没有。我感觉很受伤。

玛丽：看着你的父母。看到你也可以贬低他们。毕竟，在养育孩子这件事上，他们那天没有得 A。

阿拉：我会告诉他们做错了什么。你们是糟糕的父母，你们知道吗？你们自以为了不起，认为自己永远是对的、你们是好意，当然……嗯……

鲍勃：什么？

阿拉：那是在那种情况下我唯一能做的。我只能站着接受。

鲍勃：那现在呢？

阿拉：现在我也一直这样做，就是站着接受。从别人那里接受。某些情况下是这样的，不是所有情况。

鲍勃：那就做些不同的事情吧。

阿拉：好。我嘲笑他们，然后走开。对！（笑。）看，是他们，不是我。对一个 3 岁的孩子来说，我表现得很正常。不是我，是你们。你们疯了，为一点尿耿耿于怀。我不想听你们的咆哮，你们的疯狂。（停顿。）我刚想到一件事。我 3 岁时，他们是 20 岁和 21 岁……他们还是无知的孩子，却要应付两个婴儿。天啊，我比他们年长一倍，而且我受过教育，他们没有。我不允许我的重要性取决于你们两个无知的孩子。事实上，考虑到你们对婴儿一无所知，你们其实已经做得很好了。我说完了。我感到自由，真正的自由……这是我记忆中的第一次。

　　我们解决早期羞耻感的技巧是让感到羞耻的来访者摆脱受害者的角色，这样她就可以反击早期的迫害者，就像阿拉告诉父母他们错了一样。通常，来访者会愤怒地反击，但有时也会创造出一种幽默的幻想。一位女士在三年级时因为"自作聪明"被要求在角落里罚站，她幻想让老师站在角落，用红色颜料在她的额头上写下"笨蛋"两个字，然后逼迫她承认自己对待学生的种种愚蠢行为。

　　当来访者想象治疗是一个痛苦的过程时，可能会担心自己不得不说出过去的可耻行为或幻想。马福是一个安静可爱的男人，已经实施一夫一妻制 25 年，他非常羞愧地承认自己偶尔会有同性恋幻想。

鲍勃：恭喜你。

马福：什么？

鲍勃：恭喜你。

马福：我不明白。

鲍勃：我祝贺你有足够的自由，可以拥有充实、丰富的性幻想生活。好
　　　样的！

马福：（停顿了很长时间。）嗯。好吧。好吧，好吧。我想我的同事们不
　　　会同意你的观点。

鲍勃：好吧。那就别告诉他们。（全体团体成员大笑。）

团体治疗的优势之一是所有成员都能从每个人的工作中受益。这次在马
福完成工作之后，有几个人提出了他们对性幻想的秘密羞耻感，并自行决定
他们的幻想是没问题的。

本利用团体活动的机会允许自己跳舞。他在高中时跳过舞，被人嘲笑了，
从此就再也没有跳过。

本：我希望我能跳舞。我很想跳，但我感觉很羞耻。

玛丽：你的灾难性预期是什么……可能发生的最糟糕的事情是什么？

本：人们会嘲笑我。（讲述高中时的场景。）

玛丽：在高中被人嘲笑太可怕了。现在呢？

本：我不知道。

玛丽：这是我的想法……我是从伊尔玛·谢泼德（Irma Shepherd）和乔
　　　恩·费根（Joen Fagan）那里学来的，他们是格式塔治疗师。我的
　　　想法是……我们现在来跳一支尴尬的舞。就是说每个人都跳得越
　　　笨拙越好。你准备好了吗？

本说他愿意，我们打开收音机，整个团体一起跳了一段狂野又好笑的舞。
他们继续跳，这次不再笨拙，本也加入了。他跳得不好，但他跳得很开心。

内疚

严格来说，内疚是一种判断，而不是一种情绪。一个人判断自己有罪，然后感到悲伤、愤怒、焦虑或羞耻。内疚的人分为三类。大多数内疚的神经质患者很少做伤害他人的事或错事。事实上，他们最大的不足是在养育孩子的过程中使用内疚，结果孩子长大后也会内疚。伪内疚者为了使自己感到可敬和善解人意，会骄傲地戴着内疚的面具。他们对世界上饥饿的人民产生虚假的内疚，从而成为他们不去送食物或送钱的借口。第三类人确实伤害了他人并感到内疚，但他们会继续做伤害的行为。他们可能是内疚的虐童者。

无论神经质内疚者是否明显抑郁，治疗的第一步都是制定不自杀合约。来访者被要求制定无论她认为自己做了什么错事，无论她决定自己有多么内疚，都不会自杀的合约。下一步是放弃内疚，代之以自尊的再决定。

> 梅：我感到很内疚。我每个月光学费就要花 300 美元，一年就是3600 美元，而且我的论文还没写好。
>
> 玛丽：我听到你没有写论文，这对你来说非常重要。我愿意和你一起工作，这样就可以解决这个问题。但首先，我认为你必须放弃内疚。
>
> 梅：我不明白。
>
> 玛丽：好吧。如果你一直心怀内疚，同时我们还在解决论文问题，我预测你会为了更加内疚而不写论文。或者你会写论文，但因为写得不够好而感到内疚。或者，你写完论文后，再找点别的事来内疚。

> 奈德：我从不减肥。我总是这么胖。
>
> 鲍勃：我们来看一下，你大概超重 9 千克？
>
> 奈德：差不多。
>
> 鲍勃：（了解身体情况，得知奈德没有健康方面的问题需要减肥。）当你想到自己超重 9 千克时，有什么感受？
>
> 奈德：像猪一样……也很内疚。

鲍勃：我和你的合约是喜欢自己的身体，不再攻击自己，而是喜爱自己。
　　　当你做到这一点后，如果你想减肥，再去减肥吧。

皮特：我似乎不能给她很好的性生活。我感觉很内疚……

鲍勃：首先，你愿意让她对自己的性反应负责吗？并且停止内疚？这是
　　　第一份合约。你们俩只是在敷衍地学习享受性爱。

澳普：我的儿子基本已经从高中辍学了，我不知道该怎么办。我知道这
　　　与我独自抚养他有关……我感到非常内疚。

玛丽：我怀疑你的内疚能否让他回到学校。

澳普：我知道。

玛丽：所以……我建议你们俩参加一个家庭治疗团体。我建议你的合约
　　　是丢掉内疚感。我猜你已经内疚很久了。

对于内疚的来访者，我们通常会提出我们称为"雇个新会计"的建议。

雅娜：我感到内疚。（语速很快。）这周我计划做很多事，但我没有做我
　　　应该做的事。我应该……

玛丽：等等，等等，等等！我听到你说的可不是这样。这周你给自己定
　　　了很多目标，比如和我们坐在桌边一起聊天，认识其他人。短短
　　　几天，我认为你做了很多事。

雅娜：我应该更能坚持自己的主张，认识更多人，而且……（继续激烈
　　　地抨击自己。）

鲍勃：真正的问题是你的会计。

雅娜：（突然停止说话，大笑起来。）

玛丽：明白吗？

雅娜：我只记失败，不记成功。

玛丽：没错。

雅娜：我刚刚开始停止批判自己。之前，每次我不工作的时候，就会

批判自己……（继续谴责自己，这次的主题是她过去是如何谴责自己的。）

玛丽：（在雅娜滔滔不绝的话语中大声喊）你能认识到这一点真好。

雅娜：是的，我感觉好多了。

鲍勃：你愿意解雇你的会计吗？

雅娜：是的，我很愿意。

鲍勃：告诉你的会计。

雅娜：该死的，是你毁了我的生活。我无法享受生活，因为你总是纠缠于过去，纠缠于我给别人留下的印象，你……（又开始攻击了。这次攻击的是她内心的会计。）

鲍勃：注意用语，用语，用语！你不必向你的会计解释。你要做的就是解雇她。

雅娜：你太可怕了。你让我很痛苦。你太离谱了，你不公平……

鲍勃：你被解雇了。

雅娜：你被解雇了。（说得很清楚，也很慢。）

鲍勃：我喜欢你说话的方式。

雅娜：我也喜欢。

鲍勃：你愿意雇个新会计吗？

雅娜：当然。

鲍勃：那就开始吧。站起来申请职位。告诉你从现在开始将如何记账。

雅娜：（站起来。）我很公平。大事小事都会发现并记下来。我们的上一任会计没有分寸感。没错。她把所有能找到的小事加起来和你作对。而且她每个月总是把同样的项目都加进去，而不是只加一次。是啊，该表扬你的地方我会表扬你。你做了大事时，我会称赞你，而不只是计算你做错的小事。对。

鲍勃：换椅子。这是你想雇用的会计吗？

雅娜：是的。她很公平。谢谢。

鲍勃：不客气。

在后来的一次治疗中，她练习做会计，并对喜欢自己的地方给予具体的肯定。

我们请内疚的来访者追溯他们的内疚史。"现在你感到内疚，因为你认为已经成年的儿子有问题是你的错。在他长大之前，你对什么感到内疚？""在他出生之前？""在你结婚之前？""高中时？""小学时？""小时候？"当来访者将自己的扭曲情绪从现在追溯到较近的过去，再追溯到较远的过去时，她会激活自己的记忆，找到生活中的重要场景。如果我们过快地跳到过去，她可能就回忆不起来了。对于声称没有童年记忆的来访者，这是一种取得成功的技巧。通过慢慢回溯，来访者会惊讶地发现他确实记得很多事情，也可能会记起他决定抹去记忆的关键时刻。

当来访者在人生每个阶段都能找到一个内疚场景时，就会认识到他究竟有多少内疚。他的内疚感具有长期性和严重性。每进入一个重要场景前，我们都会停下来，让她身临其境，用现在时描述这些场景。为了让来访者放弃某种特定的内疚感，我们可以对其中任何一个场景进行工作。

工作的方法有很多。来访者可以夸大自己的内疚感，从而认识到自己的夸大。她也可以回到过去，告诉父母她当时的行为是正常的，然后否定他们给予的内疚信息。她还可以拿当时的情况开玩笑，或者只是说："哇，我可不必为偷了老师的一支愚蠢的粉笔而内疚！"

伊恩需要了解他父母的情况，以便不再为他们的离婚承担责任，也不再为他们的离婚感到内疚。

伊恩：我父亲是因为我才和母亲离婚的。

玛丽：回到那里，想象当时的场景。

伊恩描述了当时父母的争吵、贫穷，以及父亲不想被一个孩子束缚的事情。我们请他做父亲。

玛丽：你叫什么名字，父亲？

伊恩（父亲）：迈克尔。

玛丽：好的，我想采访你，迈克尔。你和你妻子发生了性关系，她怀孕了，你有什么感受？

伊恩（迈克尔）：愤怒。被束缚住了。

玛丽：有意思。在伊恩出生前，你知道自己对什么感到愤怒、感到被束缚吗？

伊恩（迈克尔）：不，不知道。

玛丽：肯定有什么。你看，如果你是个快乐的人，你会快乐地选择养育一个孩子或者不养育一个孩子。哪种都行。不知为什么，你只会感觉被束缚和愤怒，然后分裂。想一想你小时候发生过什么事……

伊恩（迈克尔）：很奇怪。我从没想过这些。我……是我的父亲。我一直都是家里不好的成员。每个人都这么说。

伊恩：（回到伊恩的椅子上。）当然，你是个不好的人……你从来没有真正的机会。你的家人讨厌你，你的母亲是个可怜人。她有那么多男人可以挑，却挑了一个会离开她的人。当然了，我从没想过这些。好吧，我与你们的遗弃或可怜没有关系。我没有罪。

父母访谈是解决孩子感觉需要为父母的问题承担责任的有效方法。我们与伊恩的工作目标是让他从内心深处认识到，即使父亲不爱他，他也是一个可爱的孩子（和所有孩子一样）。

当汉娜追溯自己的内疚史时，她发现自己在每个年龄段都有无数内疚，而且都是微不足道的小事。玛丽问："那在你很小的时候呢？"她开始哭泣。

汉娜讲述了父亲临终前，她被迫在床边祈祷。在她起身跑到外面玩耍时，父亲去世了。那年，她 5 岁。我们问她是否愿意更好地了解那个小女孩，比现在了解得更多。她同意后，我们设置了一个场景，让现在这个年龄的她去拜访小汉娜。我们让她看着这个孩子，描述她的样子，然后发现汉娜内心世界的样子。当然，她发现这个孩子很害怕，不理解死亡。汉娜开始哭泣，她和小汉娜说话的声音也变得温柔起来。我们问她现在愿意对小汉娜说什么、做什么，这样汉娜就不会带着内疚长大。她犹豫了一下，有些慌乱，然后告诉小汉娜，她是一个可爱、正常的小女孩，去外面玩是没有问题的。事实上，她的父亲可能更希望她去玩而不是祈祷，而且，她的玩耍与他的死亡没有任何关系。

在询问了"你很小的时候"的内疚感后，我们会询问内疚的来访者："你出生时有什么内疚感吗？"几乎每次，我们都能从出生神话中找到最初的内疚感。

一位产科医生被问及他的出生神话。在他所处的人生阶段，他肯定是一位分娩专家。他是一个非常内疚的来访者，笑声很奇怪。他一边发出"嘀、嘀、嘀"的笑声，一边吸气而不是呼气。

> 杰夫：我母亲是癔症患者……你知道，古老的家庭殉道者的故事。她是如何撕心裂肺……
>
> 鲍勃：成为她。来，坐在杰夫前面的椅子上。用你的方式坐着，妈妈。脸上要有自己的典型表情，妈妈。就这样。现在给杰夫讲讲"所有的撕心裂肺"。
>
> 杰夫（妈妈）：你把我撕裂了。你出生得太快了，把我撕裂了。
>
> 鲍勃：做回杰夫。
>
> 杰夫：（回到自己的座位上，愁眉苦脸地坐着，不说话。）
>
> 鲍勃：回应。
>
> 杰夫：我不知道该说什么。
>
> 鲍勃：问她是谁的子宫肌肉在用力？
>
> 杰夫：我……（突然大笑起来，充分的、呼气的笑。）我不知道我相信……嘿，妈妈，是你的肌肉在用力！

如果治疗师没有亲身体会过自己的"儿童"的一些非理性信念，那么将很难不带怀疑地读完上面这段话。这个男人对婴儿和阴部肌肉了如指掌，但他的"儿童"却相信自己做了错事，是他撕裂了自己的母亲。即使在开明的家庭里，小孩也不懂出生的奥秘。他们倾向于相信别人告诉他们的："你出现了。"这比鹳鸟或出租车的故事更虚无缥缈，也同样不正确。但是，几乎每个人都在使用这些词语。

珍：好吧，问题是，我哥哥出生仅 10 个月，我就出现了。

玛丽：真是奇怪的话。想象一下这个场景。你的哥哥正坐在他的游戏栏里。不知为什么，他很聪明，来得正是时候。现在想象一下，这个刚出生 1 天的倔强女婴，爬到前门，用牙齿咬着她的小行李箱，不顾"禁止入内"的牌子，大胆地走进家门。

珍：这正是我的感受。

玛丽：好吧，这是胡扯，不是吗？你可以问问他们，性交不小心的人是谁？

鲍勃列出了"原罪"的三种原因：出生是错的，出生后本质上是错的，以及出生的时间是错的。有些人认为自己不该出生，因为父母不想要孩子。另一些人则认为，如果他们没有问题，就会被需要。这些人要么是出生后性别不对，要么是有先天缺陷，如失明、唐氏综合征或脑瘫。还有一些人，就像珍一样，在父母的生命中"出现"得太早或太晚。孩子因此承受了责备。

莱亚正在努力消除她对自己出生的内疚感。

莱亚：如果我没有出生，你们会幸福得多。

玛丽：说"这都是我出生的错"。

莱亚：不，不全是我的错。即使我没有出生，妈妈还是会痛苦，还是会酗酒。瑞斯姨妈还是会照顾别人，把自己累垮，但至少不是因为我。

玛丽：你正在说都是我出生的错。

莱亚：都是我的错。

玛丽：这就是你卡住的地方，不是吗？那个小女孩真的以为她的出生都是她的错。

莱亚：（点头。）

鲍勃：测试一下："我被怀上都是我的错。"

莱亚：（笑。）不是。

鲍勃：那你为什么说你出生都是你的错？

莱亚：真的不是。

鲍勃：准备好放下内疚了吗？

莱亚：是的。

鲍勃：往后余生？

莱亚：是的。你知道吗，我还记得我只有四五岁时，一个人坐在外面的
草地上，希望自己死去，因为我觉得我让每个人都很伤心。

鲍勃：我听到了。（鲍勃正在画精子和卵子，并注明"这不是我做的"。
他亲笔签名，撕下画纸，递给了她。见图 6-2。）这是我价值
200 美元的名画。你这个价格很划算。在为期 1 周的培训里要
400 美元，在为期 4 周的培训里要 1200 美元。把它挂在你的浴室
或者其他什么地方，每当你感到内疚时，就去看看这幅画。

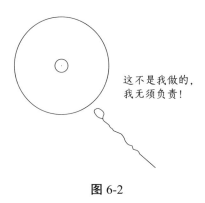

图 6-2

鲍勃已经把这幅画送给了数百位内疚的来访者。在每幅画上，他都会写
上来访者的再决定，然后亲笔签名。

伪内疚是指用感到内疚取代采取行动，他们可能与内疚者有完全相同的
行为问题。他们可能体重超标，写论文拖拖拉拉，儿子辍学，或者性生活不
和谐。他们会设法让治疗师同意他们的"应该"，然后被动或主动地反抗治疗
师。这些来访者对"父母"型治疗师来说非常棘手。治疗师可能一开始会帮
助来访者减轻内疚，但当他们意识到来访者并没有改变自己的行为时，就会

试图让来访者更加内疚。

苏是一名博士候选人，她还没有撰写论文。

苏：我感到内疚。我真的、真的很内疚。（"真的"是一个"儿童"的词
　　语，用来说服持怀疑态度的父母。）我似乎没法开始。

玛丽：从两个角度来看。首先，"我不想写"。

苏：（提出写作辛苦的理由，并承认自己不想辛苦。）

玛丽：好。现在是"我想写"。

苏：这很容易。（她没有选择"我想写"的立场，而是选择了"我想获
　　得博士学位"。）

玛丽：试试"我不打算写"。

苏：我不打算写，你也不能逼我写。哇。是啊。没人能逼我。

　　她开始意识到自己无论在头脑中还是现实中，都在与讨好父母抗争。她
仍在世的父母为她支付学费，同时敦促她完成博士学位。

　　苏和梅（两位没有撰写博士论文的女性）之间的差异是微妙的，她们
内疚的品质不同。苏像挥舞旗帜一样挥舞她的内疚，而且以一种孩子般的方
式，以内疚为乐。梅也感到非常内疚，她的能量被束缚在自我贬低里。此时
摆在苏面前的问题是，她如何自主做出选择，让自己获得博士学位。我们不
会和她的父母一样，为她付出时间和金钱，为她创造有利条件。我们同意哈
里·布里奇斯（Harry Bridges）的观点："要么行动，要么闭嘴。"对于那些
致力于改善世界的人来说，热情是比内疚更令人愉快的动力。

　　当内疚的来访者对他人造成伤害时，我们只会与其制定停止伤害的合约。

布莱：我不是故意想打孩子们的屁股的。我感到内疚。

鲍勃：我想你相信自己。我不相信你。来"我是故意打孩子们屁股"
　　这边。

布莱：（长时间停顿。）我不是故意的。

鲍勃：你打了他们。你没有在癫痫发作时打他们。你就是想打他们，然
　　后打了他们。

布莱：我……我对他们很生气。我想让他们别再吵了。我想让他们按照我说的做。我不发火打他们屁股，他们就不去睡觉。

鲍勃：所以你就是想打他们？我想让你知道，你没有必要打孩子。在接下来的 1 周里，你能不能完全不管教孩子？如果你想打他们，就离开房间，离开家或者哪里。不要以任何理由打他们。

布莱：我想我可以做到。

鲍勃：我也认为你可以。你愿意这么做吗？

布莱：是的。我处于冲突中……我过去没有很好地控制自己。一部分的我说我可能太容易被激怒了。

鲍勃：你愿意决定无论孩子怎么挑衅你，你都不会伤害他们吗？或者无论你多么愤怒都不会打他们吗？

布莱：是的。

鲍勃：很好。

玛丽：他们已经卷入你的"迫害者－受害者"游戏很长时间了。他们不会理解你的改变，并且可能在一段时间内表现得越来越差。比如，他们现在知道，在你打完他们之前，是不应该上床睡觉的。他们已经被训练成困时不去睡觉，甚至不知道自己什么时候困，而是在你施暴之后才上床睡觉了。你明白吗？

布莱：我从没这么想过……是的。

玛丽：那么，在他们重新训练自己时，你会怎么做？

布莱：我不知道。（停顿，他似乎在等待建议。）如果他们睡眠不足怎么办？

玛丽：和挨打相比，我认为睡眠不足有害性更低。不管他们是否睡得够，你都可以睡得够。

布莱：我知道这将是一项艰巨的工作。想到不用再当家里的食人魔，我确实感到释然。好吧。我不知道该怎么办，但我不会打他们屁股了。我再也不会伤害他们。

　　布莱是个内疚的虐待儿童者*，他认为自己是个好父亲，因为他有足够的收入，履行一夫一妻制，并希望孩子们得到最好的。后来，为了巩固合约，进而做出再决定，他回到童年的场景中，向同样是虐童者的父亲宣泄了愤怒。在那个场景中，他说："我再也不做像你这样的畜生了！"

　　我们相信来访者可以控制他们的破坏性行为……虐待儿童、在商店行窃、殴打配偶或任何其他伤害他人的行为。"试图治疗"但其实在纵容这种行为的治疗师，是在向来访者传递隐藏信息：来访者是自己或环境的受害者。治疗师如果不要求来访者制定反对此类行为的坚定合约，就是在纵容来访者的不良行为。

后悔

　　后悔是一种最严肃、最牢固的扭曲情绪。被教导往回看生活的人总是沉溺于此，他们不甘心地专注于过去没有发生的事，而忽略了现在或将来。后悔的人憧憬未来，也只是提醒自己将永远如此，他们总是往回看。"我总是后悔我没有儿子""没有上大学""青春期被骗""结婚""没有结婚"。

　　在我们众多的后悔型来访者中，莎莉获得了第一名。她正在回答一份脚本问卷，包含以下内容："想象一下，你已经走到了生命的尽头。这时你多大？回顾你的一生，用一个短语或一句话概括一下。"莎莉说："我想象我已经 86 岁了，我想到的总结语是：'我很后悔，在我离婚前花了这么多年时间来后悔我的婚姻。'"这句话的意思是，她打算后悔地死去，甚至为自己的后悔而后悔。

　　治疗后悔的来访者时，我们会像对待自责的来访者一样，首先让她为所有成年亲属摆放一组空椅子。她会坐在每一位亲属的椅子上依次成为每个人。她要这样开始："我是某某，我很后悔……"或者"我是某某，我不后悔"。

---

* 我们认为，任何对儿童造成不必要的身体伤害的人都是虐待儿童者（但手术和接种是必要的）。

来访者可能来自父母两边都感到后悔的家族，也可能来自只有一边感到后悔的家族，或者只有女性或男性感到后悔的家族。然后，来访者可以画出一棵家族"后悔树"。

之后，她可以再次扮演每位家庭成员，通过采用完美的后悔动作、姿态和语气，详细描述后悔的事，从而将其放大。她还可以告诉其他成员，他们应该为后悔的人做些什么："我是父亲，我后悔没有上大学，因为我结婚太早，必须抚养你们这些孩子。因此，你们要报答我，尊重我的后悔，为自己造成的一切感到内疚，并且按我说的去做每一件事。"作为后悔的人，她也可以说自己为了偿还"后悔"，有理由不做的事："我是祖母，我后悔离开亚美尼亚，因此我有理由不学英语。更重要的是，我有理由永远不再快乐。"

我们采用这种方法是为了让来访者认识到，后悔是一种习得而非自然的反应。我们希望来访者通过感到厌恶或好笑，从情感上认识这一点。我们可以建议她回到当时的场景，想象其他人都在后悔，然后告诉每个人她已经不再是后悔的人了。取而代之的是，她可以告诉他们她正在做什么，正在经历什么。她可以想象一样能够代表后悔本质的东西。有一位来访者想象了一本脏兮兮、满页泪痕的日记本。我们建议她每次开始后悔时，就想象把那本日记送给一位后悔的先辈。

有时，我们会处理后悔中包含的魔法："如果我后悔的时间足够长，后悔的程度足够深，会发生什么呢？""儿童"的基本魔法是，命运之神会改变过去，或者带她回到过去，让她重新来过。后悔也可以当作抵挡自责或他人指责的魔法。当然，后悔也被用来阻止某人享受当下。

从小就被教育要为自己的行为后悔的人，在面对人生抉择时会遇到很大的困难。他们将一些家庭口号内化于心，比如"想清楚，否则你会后悔一辈子""如果你造成了什么后果，必须自己承受"或者"现在你已经长大了，可以自由地犯属于自己的错误"。后悔的来访者用得最多的一个词语是"错误"，而不是"选择"。"父母"的告诫是："要正确！"而"儿童"的警告是："不要做任何事……这样你就不会后悔你的决定。"那么，这里包含的禁止信息就是"不要做"。戴夫有一个小农场，还在一家州立医院做助理医生。他说参加马拉松工作坊是为了在以下选项中做出决定：继续像现在这样务农和工作；卖掉农场以支付心理学研究生的学费；或者辞去医院的工作，全心投入农业。他没有做出选择，而是纠结不已，因为"我害怕无论选择什么，都会后悔"。我们让他假装现在是 5 年、10 年和 15 年后的今天，用他的三个选择逐一想象自己的生活。这样做时，他意识到，无论他做出哪种选择，都会后悔。在幻想中，他做出的任何一个选择似乎都不如他拒绝的选项更有吸引力。当他明白这一点后，就可以从快乐的角度重新讲述这三个选择，并从"成人"的层面决定，无论选择什么都会让自己快乐。我们把他介绍给当地的一位治疗师，让他"练习快乐"。目前，他和妻子正享受着农耕与新职业——修理古董家具——相结合的乐趣。

当某人、某地、某份工作或某个机会一去不复返时，来访者可能会用后悔代替道别。这种情况下，我们可以使用第七章"告别"中介绍的技术。

第七章

告别

鲍勃写道："当我参加母亲的葬礼时，我首先怀疑他们是否弄错了人。他们用正式的名字称呼她，而她从未使用过这个名字。然后我想，葬礼是为了纪念这位有正式名字的女人，还是为了纪念耶稣。我认为是后者，因为这个女人的名字只被提到了两次，而耶稣却被反复提及。我想知道为什么一个重要的事实被忽略了：活在世上的她，现在已经死了。我想知道为什么葬礼的仪式只关注死后可能有什么生活，却忽视了今生死亡的事实。我想知道，我们为什么允许自己只听几句形式上的话，却没有发言的机会。我觉得这真是一种地狱式的告别方式。后来，我用自己的方式向咪咪·古尔丁（Mimi Goulding）道别。我将她的骨灰安葬在我们的庄园里，旁边是我为纪念她而新种的一棵红杉树。"

许多来访者在告别方面需要帮助。我们从弗里茨·佩尔斯那里学到了为此目的而创造的幻想仪式，它具有很大价值。之后，我们设计了一个告别公式：（1）事实，（2）未尽事宜，（3）告别仪式，（4）哀悼，以及（5）对今天说你好。

死亡的事实是显而易见的，除非在极少数情况下没有发现尸体。然而，尽管如此，人们却以神奇的方式否认死亡。他们一边参加葬礼，一边忙于为送葬者提供住处和食物；他们让葬礼本身分散他们对死亡事实的注意力；或者他们不参加葬礼，以假装死亡没有发生。葬礼结束后，他们会玩"如果"的游戏："如果我们坚持让她去看医生。""如果我有机会再见她一面。"他们的行为就像维多利亚女王，据说她总是为阿尔伯特亲王准备衣服和马桶水。他们与逝者交谈，假装逝者能听到甚至做出回应。

　　没有说再见的来访者会把自己的一部分能量锁在过去。他们可能会拒绝现在的亲密关系，并在当前的"你好"和"再见"中遇到极大困难。那么，首要任务就是让来访者接受事实。

　　朱迪：在我确定他是死于心脏病还是自杀之前，我不能说再见。

　　鲍勃：这无关紧要。

　　朱迪：不，我……

　　鲍勃：他是怎么死的无关紧要。这没有什么区别。唯一重要的是你父亲已经死了，而且已经死了 20 年了。

　　汤姆：有时候，我觉得我看到了她……在人群中。

　　鲍勃：你在欺骗自己，假装她没死。她已经死了。

　　玛里丝：我想我已经说过再见了。

　　玛丽：我不这么认为。你还戴着婚戒。我曾经说过，戴婚戒是一种不愿告别的行为，但这对小老太太来说是可以的。现在我离成为一个小老太太越来越近了。我知道我说的话有漠视的成分。任何年龄的人说再见都是为了给自己一个向活着的人打招呼的机会。

　　有时，来访者会否认死亡的事实，同时以为自己是在说再见。

　　安：我想……跟我舅舅说再见。我舅舅在我大学毕业那天去世了，但我并不承认他的死。他总是离我很远……我假装他没有死。我以为我已经和他告别了，直到上周，我的一个朋友去世了。我对舅舅也变得非常悲伤。那时，我才意识到自己还在紧紧抓着。

　　玛丽：你是怎么抓着的？

安：我不知道……我不知道这对我的生活有什么影响。

玛丽：你和他有什么未了的心愿吗？

安：没有。

玛丽意识到这部分滑过去得太快了，于是她给安安排了一个场景，让她告诉舅舅自己未了的心愿。

玛丽：你能回到他还活着的时候去看他吗？并描述当时的场景。

安：我正在和他打网球。我们在街上来回击球。

玛丽：这是小时候的场景，还是最近的场景？

安：小时候。因为我直到 14 岁才再次见到他，而且只是和他的家人在餐厅用餐。

玛丽：好的。在你的场景中，你能不能暂时停止打网球，告诉他他对你意味着什么。

安：舅舅，你对我来说很重要。我从妈妈那里听说了很多关于你的事，我非常钦佩你。你和我一起打球。你是那么健康……我想照顾你。不，我当时没想过这个。我想让你做我的爸爸。你看起来总是那么开心，你花时间玩耍。我只能有一点点时间与你在一起，因为你住在加拿大，而我在英国。我希望有更多时间和你在一起。我知道你有两个女儿。她们不像我一样经常和你打球。这是你告诉我的。我们一起共度时光。我爱你。很遗憾我们没有那么多时间在一起。

玛丽：现在请你移到最后一次见他的场景。

安：你看起来老了很多。他心脏病发作过一次。他还在抽烟，努力工作，没有照顾好自己。

玛丽：你是在哪儿见到他的？

安：在一家餐馆。

鲍勃：告诉他你没有说的话。

安：我希望你能照顾好自己。

鲍勃：告诉他："我很生气你没有照顾好自己。"

安：我很生气。你有两个爱你的女儿和一个爱你的侄女。我不希望你自杀！

玛丽：还有其他愤怒吗？

安：我生气你没有多来看我。我知道你不能。

玛丽：还有其他愤怒吗？

安：没有了。

玛丽：有感激吗？

安：我感谢你花时间陪我……感谢你喜欢和我在一起。和你一起去博物馆……我很感激你也喜欢英国。你对我妈妈很好。你是一个好哥哥。我爱你。我希望你做我爸爸。我想念你。

玛丽：你是在说再见吗？

安：再见。

鲍勃：你在体验什么？（她没有表现出情绪，而是匆忙地说再见。）

安：放松了。我的胃很紧张。当我说再见时，我能看到他走了。

玛丽：看到他死了。他不能走。他死了。

安：嗯。

鲍勃：你参加葬礼了吗？

安：没有，他死于加拿大。

鲍勃：你愿意转移到加拿大，到葬礼那里吗？

安：（点头。）

鲍勃：看着棺材。

安：（点头。）

鲍勃：看到他躺在棺材里。想象他的样子，看着他死去的样子。

安：我看不到他。我只看到一口灰色的棺材。

鲍勃：让他进到里面。

安：我在发抖。

鲍勃：他死了。看着他。

安：（尖叫，然后啜泣几分钟。）我会想你的。你知道的。

玛丽：他什么都不知道。他已经死了。

安：（再次啜泣，持续一段时间。）我想你。我想你。（长时间停顿。）你已经死了。再见了，死去的舅舅。

鲍勃：还好吗？

安：我一直带着很多愿望。谢谢你。是的。

在这个场景中，安一直坚持他还活着。"我能看到他走了""我看不到他（死了）""你知道的"。要想进行有效的告别，来访者要接受这个人这辈子已经死去的事实，不会走路，不会说话，也无法知道。

当来访者接受了死亡的事实，我们会询问她与逝者之间还有什么未了的心愿阻止她说再见。我们建议她通过表达感激和怨恨的方式来完成告别。来访者选择逝者还活着的一个场景，这样她就不会假装与死者交谈。来访者通常从感激开始。如果来访者仍然心存怨恨，我们将与她一起努力，从而让她认识到自己仍在要求逝者魔法般地做出改变……在过去改变。处理未完成事件的内容之一就是放弃对更好的关系的魔法般的期待。如果来访者唯一的怨恨就是那个人的死，我们会请他进入"告别"场景，想象葬礼。

乔：我恨你死了。我对你的死感到愤怒……

玛丽：等一下。现在是看到他躺在棺材里的时候了。你愿意这样做吗？看着棺材，打开盖子。

乔：（伸手假装打开棺材。）

玛丽：现在，他已经死了，你是在为自己说话，而不是为他。他听不到你说话。代表你自己，说出你的愤怒。

乔：我很生气。这不是你的错……你不想死……我很生气，生气！也很伤心。（哭泣。）

当未完成事件完结后，我们会邀请来访者幻想告别仪式，通常是葬礼和安葬仪式。告别的关键是来访者想象对方已经死了，并说出"你已经死了"，然后说"再见"。

如果死亡发生在很久以前，可能就不需要哀悼的过程了。对安来说，流一些眼泪就足够令她感到解脱，因为她告别了一个幻想多于现实的舅舅，而这个舅舅已经去世很久了。如果死亡是最近的事，来访者可以在任何适合的时间哀悼。我们希望她知道，哀悼的目的是巩固告别，并为当下的生活释放能量。

哀悼结束，当事人需要重新对今天产生兴趣。不幸的是，我们的社会往往在丧亲期给予丧亲者鲜花、安慰和陪伴，而在哀悼结束之前就将他们独自留下。正是在这一时期，来访者需要在寻求安抚和寻找活动方面得到支持。团体成员可以为此提供帮助，就像老式的"社会工作"那样，以解决问题为焦点。

有时，来访者想与素未谋面的人道别，如把他送给别人收养的母亲或婴儿期时抛弃他的父亲。在询问事实的同时，我们也想知道他的幻想。"别人告诉过你关于父亲的什么事？""关于他，你编造了什么故事？"孩子可能曾给予自己非常重要的积极安抚，并通过想象挽救自己的生命：在世界的某个角落，有一个真正爱他的父亲。如果是这样，我们会请来访者与父亲告别，同时仍然继续安抚自己，就像他想象中的父亲安抚他一样。

莫特：（对幻想中的父亲说）妈妈永远不会告诉我你的事。我有时在想，
　　　　她是否真的和你发生过不止一次性关系。我只知道你当过兵……
　　　　我甚至连这个都不知道。她说你在战争中死了。我不再相信她。
　　　　没有照片，没有文件。

玛丽：告诉他你小时候对他的幻想。

莫特：哦。真尴尬。我想你是个完美的英雄……所以我才会有自杀的念
　　　　头，想像你一样，英雄般地死去。好吧，那是很久以前的事了。
　　　　我想你是爱……爱我的。

莫特继续说着他对这位素未谋面的神秘父亲的怨恨，也说了他很感谢这个男人的精子造就了他的生命。

> 玛丽：现在，你能不能把自己看成一个小孩，他发明了充满爱的英雄父
> 亲。告诉那个小孩，你会接手……你会成为自己的慈父……

莫特拥抱并爱着这个曾经是自己的小男孩。他还重申了自己不会自杀的立场，并告诉这个小男孩他会保护他。

如果是孩子去世，我们会敦促父母与孩子告别，不要把孩子的房间或物品摆放成神龛。不告别可能会向其他孩子传递一个信息：他们都不如死去的孩子有价值。如果活着的孩子不能像死去的孩子一样好或一样被爱，他们可能就会认为死去才是被爱的唯一方式。在与死去的孩子告别时，父母可能会选择既与现实中的孩子告别，也与他们对孩子未来的憧憬告别。

在领养其他孩子之前，我们会敦促父母向他们不会再拥有的亲生孩子告别，哀悼而不是压抑或否认自己的感情。这能让他们从过去的希望和憧憬中解脱，从而真正接受领养的孩子。

当来访者不愿说再见时，一种工作方法是让他从两种立场来看："我永远不会和你说再见"以及"我会和你说再见"，并找出这两种立场的优缺点。

不愿告别的来访者可能在童年时就决定了不与当时去世的人告别。有一位女士不允许自己感受到与丈夫的告别。当我们问及她小时候是否有人去世时，她回忆说，她没有参加祖父的葬礼，而是去邻居家玩了。她在幻想中经历了为祖父举行的告别葬礼，然后对死去的丈夫说出了重要的告别。

有些来访者不说再见，是因为他们来自永远哀悼的家庭。一位拥有希腊血统的美国来访者拒绝道别，她发现自己的母亲和祖母是永远的哀悼者。她用幻想的方式告诉母亲，尽管祖先都不会理解，但她还是要说再见。她把希腊 5000 年来的女性祖先排成一排，想象她们在斯巴达平原上绵延不断，全都身着黑衣，她冲着她们喊道："嘿，你们这些愚蠢的老太太！我再也不要哀悼了！我要变成女佐巴！"她说了再见，并以希腊舞作为结束。

离婚的夫妻可能需要说再见，特别是在他们通过玩争夺监护权或争夺财产的游戏，或者因为继续接受禁止信息而"依恋"对方时。童年时接受了"不要存在"的禁止信息的来访者，可能会以某种方式缠着前配偶，以至于前

配偶希望他死去。有"不要亲近"的禁止信息的来访者最终不会离婚，因为他们要保持孤独和寂寞。有"不要长大"的禁止信息的来访者会一直抓着前配偶，让他来帮自己解决问题。有"不要做小孩"的禁止信息的来访者则会告诉前配偶："如果出了什么问题，或者你太抑郁时，随时可以找我。"

> 苏：我没有办法。他不停地给我打电话，并且……

> 鲍勃：你的电话一定很奇怪。它粘在你的手上，所以你无法挂断。（团体成员笑。）

> 苏：我明白你的意思，但是……

> 鲍勃：但是。但是，只要他拨打你的电话，你就会一直跟他说话，一直生气。

> 苏：嗯，你不应该就这样……放弃某人。

> 鲍勃：闭上眼睛，重复这句话。"你不应该就这样放弃某人。"看看这与你的过去有什么关联。

　　苏发现自己为前夫做的事正是她小时候试图为父亲做的事。她努力让他们俩快乐，但都没有成功。如果她能做出"父亲选择喝酒就喝吧，而我要出去玩"的再决定时，她也就决定不再对前夫的抑郁负责了。她停止"尝试提供帮助"，也停止对自己的失败感到愤怒。

　　来访者可能通过聘请无效的治疗师或律师来推迟告别。他们忘记了律师和治疗师是他们的雇员，反而把他们当成了无所不能的父母。我们提醒来访者，他们有权获得称职的律师和治疗师的高效、快速的服务。

　　在承认并接受事实后，来访者就做好了说再见的准备。理想的情况是伴侣双方和所有子女都在场。伴侣说出他们对彼此的怨恨和感激，包括双方如何通过认识彼此而成长。

　　他们可能因为无法实现梦想中永恒、有益且幸福的婚姻感到哀伤。他们需要认识到，结束关系不是失败，而是一种选择。他们将离婚既看作结束，也看作开始。他们可能再也不会见面，也可能在一方来接孩子过周末时见面，或者在孩子毕业和结婚等重要的家庭场合见面。告别的一部分内容包括接受双方都不会再对对方负责，并且双方都不会再对对方的生活进行任何投资。

在理想的告别中，孩子也会表达感激和怨恨。父母双方都会告诉孩子，他们的分离是永久的，父母的问题不是子女造成的，子女或任何人都无法促成他们的和解。爸爸和妈妈将永远不会再在一起。为了孩子未来的健康，尽可能经常告诉他们这一点，直到他们理解为止，这是非常重要的。

当孩子参与父母的告别时，他们不会对父母中的任何一方说再见，但会对他们以前经历过的家庭说再见。我们鼓励他们承认并说出自己的感受，并在他们哀伤的过程中给予支持。

如果父母不愿意安排这样的告别，可以由其中一方（如果可能，带着孩子）在幻想中告别。离婚的来访者说完再见后，我们建议他们在做好准备后，尽快举办一个"向今天问好"的聚会。有些来访者会送给自己一份特别的礼物，一份他们在婚姻存续期间没有收到过的礼物，比如前配偶不喜欢的一幅画或一张留声机唱片，去度假或加入支持当前兴趣的组织。每份礼物都在说："我对自己来说是特别的。我不是受害者。"这样的告别适用于所有终止关系的夫妻，无论是异性恋还是同性恋，已婚还是未婚。

还有一些来访者紧抓着过去不放，拒绝向自己的原籍国道别。《旧金山纪事报》（*San Francisco Chronicle*）刊登了一篇关于一位 86 岁老人的专题报道，他于 1919 年逃离俄罗斯。在采访中，他说："我知道君主制会重新建立。我只希望能在我还活着的时候实现。"50 年来，他一直拒绝告别。

世界各地都有人抱着这样的幻想不放，因此错失了对收留自己的国家的眷恋。再一次，我们询问事实。当来访者说他不打算在童年时代的国家再次定居时，我们会问他是否做好了通过说再见来承认这一点的准备。他会设置一个对他有意义的告别场景。他可能会想象自己的家和住在那里的亲人。无论他选择的场景是什么，我们都会邀请他向这个地方和这些人讲出他们之间的未完成事件、怨恨以及感激。他会告诉老家的人现在的家有哪些优点，以及说完再见后他将做哪些不同的事。

凯蒂几个月来一直郁郁寡欢，她拒绝对丈夫在越南战争期间被征召入伍时卖掉的位于东部的家说再见。她坚持认为自己别无选择，只能来加利福尼亚州。我们指出，她几乎可以选择在任何地方居住，尽管她丈夫的选择似乎仅限于美国加利福尼亚州、加拿大、瑞典，或许还有监狱。告别之前，最重要的事是她不再把自己定义为受害者。她的选择包括：

1. 留在东部，快乐；

2. 留在东部，悲伤；

3. 与丈夫一起来加利福尼亚州，快乐；

4. 与丈夫一起来加利福尼亚州，悲伤。

她发现，原来她以为自己只有选项 4。

3 周后，她决定告别东部的家。她向团体成员描述了以前的家，在幻想中又走了一遍，然后说了再见。她从此振作起来，在加利福尼亚州找到了美好的生活。

职业军官告别武装部队，退休人员告别曾经的工作。所有人这样做，都是为了将精力重新投入现在的生活。

有些人需要告别他们无法实现的梦想，比如成为公司总裁。我们的一位治疗师朋友花了 3 年时间试图考入一所医学院，但都没有成功。后来他决定接受一所心理学研究生院的任命。在他的告别场景中，他描绘了 "M.D."（Doctor of Medicine；医学博士）这两个字母，有三四米高，用金子制成，上面镶满了钻石和其他美丽的宝石。他告诉这些字母，他多么渴望它们出现在自己的名字后面，又多么怨恨自己永远不会拥有它们。他允许自己体验愤怒和悲伤。然后他说："利亚，无论我是医学博士还是哲学博士，都会做同样出色的治疗师工作，而且我不必为了成为一名心理医生而去学习那些愚蠢的身体部位的名称，也不必为别人接生或缝合伤口。"他想象着字母缩到极小，然后把它们磨成渣子。

当有人夸大或轻视了身体部位的丧失或身体功能的丧失时，我们也会建议他进行告别。有一个人截肢后继续踢足球，结果导致残肢再次受伤。另一个人申请了残疾人援助。这两个人都需要说再见，以便向失去腿的自己说"你好"。不过，他们仍有过上富足生活的潜能。

　　一位女性切除乳房后，拒绝在丈夫面前脱衣服。我们了解到，两人心照不宣地回避讨论手术，也不再有身体接触。他们都恐惧伤口和留下的疤痕。他们一起告别了妻子的乳房，并重新对性亲密产生了兴趣。

　　告别对所有生活在过去的人来说都很重要，无论过去是什么，或者过去可能是什么。说完再见后，人就能带着能量回到当下，致力于今天，致力于他想在"此刻"做出怎样的改变。

第八章

再决定

再决定的场景

在再决定的工作中，来访者和治疗师会设置一个像舞台剧一样的场景。场景可以是（1）当下的场景，（2）近期的场景，（3）早期的场景，（4）想象的场景，或（5）场景的组合。

当下的场景

当下的场景是指在治疗室中正在发生的场景。

> 李：乔伊，我想和你一起解决一些问题。我的性格是有点胆怯和想讨好。我……啊……我打算去海滩时，你却坚持要我听你的录音带，我感到很恼火。所以我昨天和你待在这里时……我很……很恼火。（他正在切换到近期的场景。）

> 团体成员：李，你说话时会抑制呼吸，我很惊讶。

> 李：好吧，不管怎样，我……我想我现在没有什么想要的了。我……啊……让你扫了我的兴。是的，有……我不想再让别人扫我的兴了。（李又一次离开了此时此地，来到了未知的未来。）

团体成员：你呼吸时更有窒息的感觉了。

鲍勃：（决定让李保持在当下的场景中。）李，站起来。现在深呼吸，
对着乔伊咆哮。

李：我的感觉是……啊……就是……你不能吼别人。

鲍勃：（听到"你不要吼"的"父母"指令。）违背那个指令，说
"李，不要吼别人"的"父母"指令。

李：（站起来。）啊啊啊啊……啊啊啊啊……呃啊啊啊啊啊（他咧
开嘴笑。）啊啊啊啊啊啊啊啊啊。呃啊啊啊啊啊。

鲍勃：现在用语言表达出来。

李：乔伊，当你让我和你见面时，我觉得自己在被命令！（他在大
声吼叫，大家欣赏地大笑。）我想吼就吼，想去海边就去海边，
我不会因为妈妈的要求，就对你这样的漂亮女孩太客气。我想
做什么就做什么。谢谢。谢谢。啊啊啊啊啊啊……啊啊啊啊啊
啊。我的声音非常响亮，我可以持续一整天！我感觉棒极了。

在这个再决定的工作片段中，李可以使用当下的场景，是因为他的"主
角"就在房间里。由于他有"不要做小孩"和"不要想要"的禁止信息，再
加上他的"要有礼貌"和"不应该大喊大叫"的应该信息，使他不能与另一
方直接对抗，因此敢于在当下反击对他来说尤为重要。

佐伊也利用当下的工作坊团体来支持她的再决定。小时候，她接受了父
母给她贴的标签："我们的小胆小鬼"。当她制定了要变得兴奋和激动，而不
是胆小的合约时，团体为她安排了一个幻想聚会作为再决定的场景。她被请
出房间，并被告知60秒后返回。当她走近工作坊的房间时，听到里面正在喧
闹地举行聚会。团体成员正在模仿儿童聚会的样子，玩游戏、翻筋斗、互相
大喊彼此。佐伊胆怯地敲了敲门，没有人开门。她又敲了一次。声音越来越
大。最后，佐伊打开了门。团体成员继续玩耍，对她视而不见。玛丽两次提
醒她要表现得和过去不一样。佐伊加入聚会，假装玩"躲猫猫"的游戏。有
人分发假想的号角，却把佐伊排除在外。当她要到一个号角并胜利地吹响时，

大家一起为佐伊唱"生日快乐"。

在三度症结的工作中，我们也会用到当下的场景。此时，当事人无须创造特定的场景，只需表达自我中对立的部分即可。菲利普对自己学习我们这种疗法的能力感到沮丧。

> 玛丽：好的。用两把椅子。一把椅子上坐着聪明的菲利普，他正在学习。另一把椅子上坐的是所谓学不会 TA 和格式塔的菲利普。

> 菲利普：好的，我很聪明。我正在学习。我享受学习。我喜欢让学习成为一种乐趣。是的，没错。我学得很快。12 岁那年，我被送到英国过了一个暑假，我交到了很多朋友，很快就学会了他们的语言。我学得很好。如果我能在 3 个月内学会英语，就能在 2 个月内学会 TA 和格式塔。

> 菲利普：（坐到另一把椅子上。）我正在谴责自己。我肯定不会成为一名好的治疗师。别人比我强多了。我什么都理解不了。我觉得我在奔跑，却远远落在后面。我感到窒息，缺乏空气，我永远也追不上了。我拼命地跑，拼命地跑……只为成为第一名。

> 玛丽：如果我不是第一名，没有排在队伍最前面，不是世界上最棒的，我就一无是处。

> 菲利普：如果我不是第一名……（突然大笑。）是的！真是！那当然！（回到自己的座位上。）结案！

我们治疗过很多来访者，他们认为自己如果不是最好的，就什么都不是。菲利普似乎很容易就做出了再决定。其他人会说："当然，我必须是第一！"就像恺撒大帝不愿在罗马做第二一样。他们可能把奋斗的过程看得生死攸关，并在整个奋斗过程中都不快乐。这类来访者需要更多工作，包括即使没有达到目标也不自杀的决定。他们可能需要在许多场景中工作，从而澄清自己的心理地位，做出再决定，然后才能享受已经拥有的成功，享受提升自我的乐趣，不再因为自己不是所在领域的最优者而贬低自己。

在治疗有躯体不适的来访者时，我们也会在他们出现症状的当下进行治疗。

  特洛伊：我头痛。

   鲍勃：我会和你一起工作。在工作的过程中，我们假设你的头痛没有
     任何生理基础。如果你的头痛没有停止，或者出现了其他症状，
     请告诉我。好，成为你的头痛，并描述一下自己。

  特洛伊：我很大，正在扩散。我遍布特洛伊的整个头部……漫过特洛伊
     的头顶。我……就像，我包含着他……

   鲍勃：成为你自己。

  特洛伊：走开。

   鲍勃：成为你的头痛。

  特洛伊：我不会走开。

   鲍勃：头痛，你说你包含特洛伊。关于这一点再多说一些。

  特洛伊：我包裹着你，我包含……这是……我想说就像爱抚一样。

   鲍勃：我爱抚特洛伊。切换。

  特洛伊：我刚想到一件事。我以前经常头痛。在我小时候。我放学回家，
     妈妈会揉我的头。好吧，头痛……我的头痛消失了！（微笑。）
     我觉得我一个人来参加这个工作坊很孤单。好吧，消失的头痛，
     我不需要再待在家里接受爱抚了。所以我不会再请你回来了。
     （笑。）

  特洛伊的头痛很快就止住了。通常情况下，来访者需要更多时间。在来
访者继续进行双椅对话时，我们会询问他的头痛程度是一样的、更痛了还是
减轻了。如果疼痛加剧或保持不变，我们可以切换场景，让他想象谁可能坐
在头痛的椅子上，说着头痛说过的话。然后，我们建议他与那个人对话。如
果这种方法不成功，我们会建议他就医。

近期的场景

李可以再现乔伊要求他听录音带而不是去海滩的场景。佐伊也可以展示一个她近期在家或工作中表现得胆怯的场景用以再决定。菲利普也可以回到最近一次带领治疗小组的想象情景中。

格雷格和菲利普一样，对自己作为治疗师的工作感到担忧。他描述了来访者的情况，并将近期的场景带入此时此地。

格雷格：她卡住了，一直盯着地板。我也卡住了！不知道该为她做些什么。

鲍勃：你正在想什么？

格雷格：我在想……我正在试着想该怎么办。

鲍勃：试着，哈？这就是"尝试"的问题所在。这样你就不会真的去思考要做什么了。然后呢？

格雷格：好吧。我一直在想，我做的一切都不够好。

鲍勃：把你的父母带到治疗室，让他们坐在你旁边。他们会说你做得不够好吗？

格雷格：我父亲就是这样的。是的，我脑子里想的是我父亲。

鲍勃：你父亲的职业是什么？

格雷格：他是外科医生。

玛丽：他对治疗了解多少？

格雷格：什么都不懂。（笑。）一点也不懂。

玛丽：所以你很傻……雇用了一个一无所知的督导。

格雷格：（笑。）是啊……是啊。好了，爸爸，出局！

（大家都笑了。）

鲍勃：下一次，你因为听到"父母"的责骂而阻碍了自己的创造力时，会看到父亲坐在你身边……然后把他赶出去吗？他在你的治疗过程中没有任何作用，就像你在他的手术室里一样。

通常，我们使用现在和近期的场景来澄清和解决问题，而不是做出再决定。在这些场景中，人们是他们当前年龄的自己，因此更容易使用成人自我状态。李可能已经"解决"了他当下的问题，并且不再对乔伊恼怒。他也许也需要重演近期有关听录音带与去沙滩对决的场景，从而理解自己玩的游戏，即他实际想说"不去"，却说了"好的"，最后以恼火结束。

早期的场景

对大多数来访者来说，在早期场景中做再决定是最容易的。因为在这些场景中他们还是孩子，他们不必费力地保持儿童自我状态。此外，当幻想的主角是最初发出禁止信息的人时，再决定也是最有力量的。如果要为李的"再决定"寻找一个早期场景，我们可以这样说：

"成为小男孩，听到这样的话：'你不能对别人大喊大叫！'"

或者

"谁告诉你不能吼人的？挑选一个场景。"

或者

"屏住呼吸，就像你现在这样，听到自己有礼貌地说话。你被威胁了，然后你让别人得到他们想要的。你小时候的情景是什么？"

或者

"你小时候向谁屈服过？"

无论李挑选了什么样的场景，工作的目标都是让他体验拒绝接受之前接受的禁止信息。

为了找到菲利普的早期场景，我们可以把注意力集中在他的一句话上："我觉得我在奔跑，却远远落在后面。我感到窒息，缺乏空气，我永远也追不上了。"然后看看这句话能唤起什么过去的场景。他可以重复这句话，也可以把它表演出来，一边在原地奔跑，一边想象追不上的情景。他也可以用身体姿势来表达他的感受。"让你的身体展示出追不上的感觉。"当他按照自己的感觉摆好姿势后，我们问："你多大了，发生了什么事？"

佐伊的早期场景可能与"生日聚会"如出一辙。我们会问她是否参加过生日聚会，然后让她扮演一个胆小的角色。当她的情绪变得激动时，我们会邀请她做出与当时不同的行为。我们可能会让她幻想整个场景，或者让团体成员扮演其他孩子的角色，就像他们在当下的场景中做的那样。

如果特洛伊的头痛没有"消失"，我们可能会切换到特洛伊与母亲的一个早期场景，在这个场景中，他告诉母亲，他要放弃头痛和爱抚，因为他更愿意和其他孩子一起玩。

格雷格可能会选择与外科医生父亲之间的一个早期场景。

我们的方法很简单，和来访者找到一个童年场景，在这个场景中，来访者遇到的问题与他现在呈现的问题相同。对于李、菲利普、佐伊、特洛伊和格雷格，我们都可以简单地说："闭上眼睛，回到过去。你现在的问题与你童年时的问题有什么相似之处？挑选一个场景。"

我们也可以利用游戏结局：扭曲情绪以及有关自我和他人的陈述。李感到"恼火"和"被威胁"。用"儿童"的话说，他感到"愤怒"和"恐惧"。他说他人，也就是乔伊，"你扫了我的兴"，而关于他自己，他说"我不能做我想做的事"。菲利普感到"沮丧"，并且说"别人比我强多了""我什么都理解不了"。我们可能会要求他们闭上眼睛，重复这些感受和陈述，然后回到童年，寻找一个合适的场景。

来访者有无数早期场景可以选择。重要的是，他们挑选的场景要与依据禁止信息做出的早年决定相符合，这样的场景才适合做出具体的再决定。

不要存在。再决定是"我不会自杀""我是可爱的"以及"我爱自己并将继续关心自己"。要做出这样的再决定，来访者需要找到接受禁止信息的场景，并在该早期场景中做出有意义的再决定："爸爸，虽然你不知道如何去爱，但我是可爱的""虽然你说我从出生那天起就和你作对，但我是可爱的"，或者"虽然福利部门从未找到愿意收养我的父母，但我是可爱的"（见第九章）。

不要感受。来访者回到早期场景中，通过体验被禁止的情绪做出再决定。她告诉他人，她欣赏自己感受情绪和展现情感的能力，即使他们并不认可或赞同这些情绪。

不要做小孩。在一个早期场景中，来访者肯定自己有尿裤子的权利，不学习而出去玩的权利，以及不对弟弟负责的权利。

不要思考。如果禁止信息是"不要去想我们家庭的秘密"，来访者就要回到早期场景中，告诉其他人他一直都知道这个秘密。如果禁止信息暗示来访者"愚蠢"，那么在早期场景中，来访者要拒绝接受这个标签。

不要成功。来访者回到因为没有成功而受到安抚或者成功了却获得负面安抚的场景中，做出"即使你们可能不希望我成功，我也要成功"的再决定。

不要长大。同样，对抗来自某些人希望来访者继续做小孩，而来访者确认她不想一直做小孩。通常，在这个场景中，我们会做"父母访谈"，询问父母为什么害怕孩子长大成人……然后，来访者可以自由地做出再决定："尽管你希望我继续做你的宝贝，但我已经长大了。"

不要做。来访者回到早期场景中，证明她能够做出选择，而且确实做出了选择。她还可以告诉父母，她要把恐惧还给他们。当她想荡秋千、爬树或过马路时，他们才是害怕的人。

不要做自己的性别。在一个充满两性规则的世界里，那些努力成为另一种性别的人确实打破了规则。想做男孩的女孩不像"苗圃一样柔软甜美"；应该做女孩的男孩让自己柔软甜美，却可能会被"超人"嗤之以鼻。在早期场景中，来访者做出喜欢自己"原样"的再决定。如果来访者因为自己是"错误的性别"而感到内疚，我们会请来访者创设一个出生场景。在这个场景中，来访者告诉父母谁该为来访者的性别负责。

不要亲密。这个禁止信息有很多不同的含义，因此，极其重要的一点是找到发出这一禁止信息的具体场景，从而让来访者做出再决定："即使你和我不亲近，我也可以和别人亲近""虽然你对性感到恐惧，但我也可以性感"，或者"虽然我没能成功地依赖你，但我可以让自己依赖他人"。有时没有人给出禁止信息，但来访者却因为创伤而做出了决定。"因为你死了，所以我决定再也不去爱了。我现在要去爱……即使你死了。我敢去爱。"

不要重要。在早期场景中，比如在餐桌上，来访者决定放弃沉默寡言，并要求家人听他说话。他认识到自己的重要性，即使其他人继续否认他的重要性。

不要健康。这可能是患有心身疾病的来访者做出的决定，或者是错误地利用疾病阻止自己享受生活或取得成功的人做出的决定。我们的同事约翰·麦克尼尔（John McNeel）和艾琳·贝德（Ellyn Bader）为了帮助来访者停止痛苦，让她回到早期场景中。

阿尔达：让我恐惧的是疼痛……尽管我知道那不是我心脏的问题。我的
　　　　胸口很疼……

约翰：你愿意做回小女孩吗？

阿尔达：嗯嗯。（肯定地点点头。）

约翰：看见爸爸和妈妈在你面前。

阿尔达：（说她看到了他们。）

艾琳：让自己变小。

阿尔达：（这样做并描述自己小时候的样子。）

约翰：你可以看着你的父母并描述他们的样子吗？（她这样做。）你允
　　　　许自己看到他们之间痛苦的联系吗？

阿尔达：（开始大哭。）

约翰：作为一个小女孩，你愿意告诉他们你要和他们的痛苦分开吗？

阿尔达：我妈妈不让我分开！（哭泣。）我想跑到角落里看书，她不让。
　　　　（她的声音很小。）

约翰：好吧，你是独立的。

艾琳：当你走到角落时，阿尔达，让自己知道你有多想和他们分开。

阿尔达：哦，是的。我无法忍受吵闹声、打斗声和碗碟撞墙声。我好害怕，我只想离开，可是……没有地方可去。父亲喝醉的时候，母亲让我给他洗澡。我想离开……

艾琳：你当然想离开。

阿尔达：（继续哭泣。）

艾琳：应该有人在你身边照顾你。

约翰：让你知道你是一个独立的人。

阿尔达：我是独立的。我看起来和你们很像。我能从你们身上感受到美好的东西，但我不是你们。我不必承担你们的痛苦。

她看到了他们，并告诉他们，她与他们是分离的，不会承担他们的痛苦。

想象的场景

想象的场景是没有存在过也不可能发生的场景。阿尔达也许可以使用一个想象的场景，比如假装自己在一艘小小的魔法独木舟上。她划着独木舟穿过自己的血管和动脉，直到找到她的痛苦所在。在那里，她描述她看到会产生疼痛的地方，比如打结、堵塞或拉紧的地方。然后，她幻想治愈那个地方。

菲利普可以将他跑步却没有追上的想象当作一场梦，从而做出再决定。这样，他就能拥有梦境的所有部分：他奔跑的道路、他创造的画面、其他跑步者，以及他自己——做梦者。李的咆哮也可以变成一种想象，在想象中他变成一头狮子，并拥有狮子的力量。

伊迪丝开始工作时，鲍勃让她进入一个想象的场景，成为自己的阻挡物。

伊迪丝：很多时候我都意识到自己在阻挡。这让我想起了童年。我也在以同样的方式阻挡。

鲍勃：我很困惑。你能站起来成为阻挡物吗？"我是阻挡物。"（大声说。）

伊迪丝：我不是那种阻挡物。我很模糊。

鲍勃：很好。成为模糊的阻挡物，告诉伊迪丝你正在做什么。

伊迪丝：我很模糊，没有定形，糊里糊涂。如果你想移动我，我就会滚来滚去，然后再从别的地方滚回来。

鲍勃：为了不让伊迪丝……

伊迪丝：思考。

鲍勃：阻止思考的阻挡物。

伊迪丝：我是个反对记忆的阻挡物。

鲍勃：伊迪丝，我不想让你记得，这样……

伊迪丝：我不想让你记得，这样……我不知道。

鲍勃：闭上眼睛，不断重复"我不想让你记得，这样……"

伊迪丝：噢。这样你就不会害怕了。

鲍勃：成为伊迪丝。

伊迪丝：好吧，那很好，阻挡物，但有时我愿意冒着被吓到的风险。我希望你走开，离开。

鲍勃：愿望、希望和信念够多了，你需要去做慈善。

伊迪丝：（笑。）是啊，我不需要你。我要把你推走。（露出大大的笑容。）

鲍勃：怎么了？

伊迪丝：我还没来得及推，它就蒸发了。

鲍勃：你这么强大，都不需要推它吗？相反，你只是蒸发了它。

伊迪丝：我蒸发了吗？

鲍勃：当然……它是谁的阻挡物？

玛丽：不，你没有。是鲍勃蒸发的。我看见他用秘密的反阻挡激光枪把它蒸发了。你没看见吗？现在他想假装是无助可怜的你做的。

伊迪丝：（咯咯地笑。）我……哦，天啊，我的脑子好清醒。我太清醒了。我拥有自己的反阻挡激光枪了，你没法把它夺走。我从来没这么清醒过。我可以思考……我正在思考。

　　接下来的几天，伊迪丝兴高采烈地用她的"激光枪"扫除了她的反思考阻挡物。后来，她想起母亲指责她偷钱的一个早期场景。伊迪丝被妈妈的指责弄得越来越糊涂，最终承认了偷钱的事实。母亲抱着她，说她是个说真话的好女孩。现在，伊迪丝重新回到这个场景，她肯定地说，她从来没偷过钱。她认为自己当时的做法非常聪明，与其被人说成骗子，还不如糊涂地接受爱。在重现这个早期场景时，她对母亲说了这番话，然后确认自己不再需要因为爱或其他目的而感到困惑。

　　一位与我们的同事吉恩·凯福特（Gene Kerfoot）工作的来访者也处理了"一堵墙"。她是一个孤独、疏远的女人，害怕与他人有更多接触。在治疗过程中，她谈到自己从小就感受着那堵"墙"。渐渐地，她认识到这堵被她认为病态的墙是有价值的，它在幻想中起到了保护作用，使她不再感到被母亲侵入和压倒。她明白了，早年决定在做出时总是有用的，即使后果具有破坏性，但也包含了自我保护的积极的一面。

　　吉恩·凯福特说："早年决定中包含一个隐喻时，例如下面这个例子，'我不会靠近……我会筑起一堵墙'。治疗师在再决定中加入这个隐喻会很有帮助。当她想象在墙上造了一扇门，她可以自行决定要出去还是留在墙后时，再决定就发生了。"

　　梦和幻想一样，都是再决定的绝佳工具。那个梦见儿子死在游泳池里的人做出了再决定，因为他认识到死去的儿子就是自己儿童的部分。另一个人的合约是完成论文，他梦到：

　　"我把车开到修理厂维修。当我回来取车时，发现车已经修好了，但我不能把车开出去，因为有人在车前倒了一堆砖块。我向修理工抱怨，他说这不是他的责任。我找到经理，他也这么说。于是我就站在那里，看着车和砖块，无能为力。"

　　他在扮演每个角色的过程中，都体验到了挫败感。他的任何部分都不愿意移动砖块。我们要求他留在梦中，扮演砖块、汽车、修理工、经理和做梦者，然后体验时间的流逝……秋天、冬天、春天、夏天，然后又是秋天。我们数着季节，他却一事无成。突然，他说："这简直无法忍受。"然后跳起来，气喘吁吁地搬砖。他一边这样做，一边为自己的行动而高兴。

第二周，他给我们寄来了论文的第一页。在现实中，他也开始搬砖了。乔治·汤姆森（George Thomson）是一名助理，他也使用了这项技术。他认为，"梦的主体代表过去，醒来时的情绪代表现在的扭曲情绪，而再决定最容易在创造梦的新结局时做出"。用这种视角，治疗师会倾听新结局是否仍旧缺乏自主性。"哇，你有机会以任何方式结束你的梦，但还是写了一个悲伤的结局！"或者"当你可以随心所欲地创作时，还是决定创造出一个依赖于其他人改变的结局。"来访者继续改写梦境，直到他和治疗师对结局包含的再决定都感到满意为止。

未来的场景可能是想象出来的，也可能是对预期事件的简单演练。在下一节治疗中，李从一个重要的未来场景开始——他的执照口试，然后使用场景的组合，再加上鲍勃的牛眼沟通（Bullseye）进行了再决定。

场景的组合

通常，我们建议正在接受培训的治疗师先完成一个场景，然后开始另一个场景。当一位来访者与她紧握的拳头、老板、死去的父亲以及肩膀的紧绷感对话时，她很可能会在困惑中结束，而不是做出再决定。李从口试委员会到自己的手，再到与妈妈的早期场景，最后再回到口试委员会，他的工作保持了部分场景的完整性。

　　李：我恐怕我通不过。

玛丽：创造一个考试的场景。首先，考官是谁？想象一下你害怕什么样的考官。

　　李：（他这样做，描述他的考官，然后向他们介绍自己。在介绍自己的资历时，他彬彬有礼，表情僵硬，自我贬低。）

我们邀请团体成员使用李的素材，并按照自己的方式进行表达。一位颇具学者风范，一位热情洋溢，一位铿锵有力。

李：这没用。这……我不知道展示自己的最好方式是什么！我当
　　然也不知道回答他们问题的最好方式是什么。

玛丽：我这样安排是为了让你明白没有最好的方式。亚伯的做法对
　　　他最合适，安的做法对她最合适，阿特的做法对他最合适。

李：（双手猛地向下移动。）

鲍勃：再做一次。就是这样。现在成为你的手。他们在说什么？

李：见鬼去吧！见鬼去吧，见鬼去吧！考试委员会见鬼去吧！TA
　　见鬼去吧！一切都见鬼去吧。（李自从深呼吸和对乔伊咆哮后，
　　学会了使用力量。）我对很多必须要做的事都感到生气。

玛丽：嗯。你小时候发生过什么……在家……当你说"我对很多必
　　　须要做的事都感到生气"时，发生了什么？

李：我从来没说过。

玛丽：嗯。

李：我总是很生气，但又不能表现出来。

玛丽：回到那儿。

李：我生你的气，妈妈。因为你总是盯着乔。总是说他有多好。
　　说他吃了我们不得不吃的立陶宛垃圾，真是太棒了。蒲公英
　　菜、洋葱头什么的都让我恶心……你却说："你什么都能吃，
　　乔。李，你为什么不能什么都吃？你为什么不像乔？"

玛丽：回答她。

李：胡扯，妈妈，我希望你能把我当成我，而不是应该像乔一样
　　的人。（仍然在顺从，恳求。）

玛丽：好吧，我们一会儿再谈妈妈和乔的事。现在，回去看到考试
　　　委员会，把你对妈妈说的话告诉他们。

李：我希望你们这些委员能把我当作我，而不是乔。（这次他很坚
　　定，没有退缩。）

团体成员：你说得非常好。（鼓掌。）

玛丽：现在你们明白了吗，亚伯、阿特、安和你的表现方式是不同的。委员会不是妈妈，你也不是小时候的李。

　李：我意识到乔和妈妈不是完美的。这就是……就是这样。完美一直是……我必须像乔一样，但我做不到。

鲍勃：完美就是吃立陶宛垃圾。（哄堂大笑。）

　李：太好了！我再也不吃任何人的垃圾了！

玛丽：很好！告诉考试委员会。

　李：我不吃垃圾。我不吃！我不是乔。我就是我。我就是我。

李向委员会展示了自己；这次他做得很好，充满活力。

如果来访者突然意识到有关早年决定的一个重要时刻，表明他切换了场景。我们的助手吉姆·希南（Jim Heenan）是一名治疗师。

林达：我做了一个梦……噩梦。我不想再做了。

吉姆：嗯。你不止一次做这个梦？

林达：总是。

吉姆：总是？（惊讶。）

林达：每一两周一次——我总做这个梦。

吉姆：甚至在你还是小婴儿的时候？

林达：不，从我四五岁起。我看不清楚。

吉姆：看不清楚。（思考。）

林达：嗯，就像模糊不清，有点模糊，我也不太清楚。

吉姆：你的梦是那种"模糊"的感觉？

林达：是的。（点头。）

吉姆：你最后一次做这个梦是什么时候？

林达：昨晚。

吉姆：回到那里——你的梦里——用你在那里的方式讲述。

林达：我躺在床上，突然听到一声巨响。我跳了起来。我在一个长长的、黑暗的大厅里奔跑。我很害怕。尽头有一盏灯，墙上挂着一部电话。电话里传来尖叫声。我醒来。它不停地叫着"林达，林达"。

吉姆：所以你是被吓醒的？

林达：（睁大眼睛，一脸惊恐。）是的。

吉姆：成为那个大厅。从大厅的视角讲这个梦。

林达：我是长长的大厅。我的一端有一盏灯，墙上有一部电话。有一个
　　　小女孩在我里面跑。她看起来很害怕。

吉姆：做大厅，以大厅的视角讲完这个梦。

林达：我的电话在尖叫"林达，林达"。

吉姆：成为电话里的声音。

林达：我是电话里的声音。我在尖叫"林达，林达"。

吉姆：做出来。

林达：林达，林达（歇斯底里地。此时她向前倒下，开始哭泣。过了一
　　　会儿，她用小女孩的声音说）这是我爸爸去世那天晚上。（转为
　　　"成人"的语调。）他在洗澡时心脏病发作，从玻璃门上摔了下来。
　　　我在大厅里跑。他喊"林达，林达"。

吉姆：发生了什么事？

林达：我妈妈告诉我这只是个噩梦，让我回去睡觉。（哭泣。）

吉姆：你那时多大？

林达：我四岁半。

吉姆：看来你已经走出了梦境，回忆起了一段经历。你还想对那段经历
　　　做什么吗？

林达：是的。

吉姆：回到你的床上，在妈妈叫你上床后。回到那儿！

林达：我在床上。我很害怕。（轻声哭泣。）

吉姆：你在对自己说什么？

林达：我在做噩梦——这不是梦！

吉姆：（把椅子放在林达面前。）对你妈妈说。

林达：这不是梦。我听到了。我确实听到了！我没有瞎说。我真的听到

了。这不是梦。

吉姆：成为妈妈。你想说什么，妈妈？

林达：（作为妈妈。）我很害怕。

吉姆：告诉小林达。

林达：（作为妈妈。）我也很害怕。我很抱歉。这不是你瞎说的。我希望
　　　这只是个梦。我也叫林达。你爸爸在叫我。

吉姆：做回小林达。

林达：（做回自己。）我的眼睛和耳朵是工作着的——我知道梦是什么样
　　　子的，我知道二者的区别！（看着吉姆，点点头。）

吉姆：（点头微笑。）告诉这里的一些人。

林达：（在团体中环顾四周。）我没疯。我知道区别！（微笑。）

吉姆：你现在怎么样？

林达：我结束了。我觉得很兴奋……也有点难过。

吉姆：和妈妈结束了？

林达：是的，目前结束了。谢谢。

吉姆：也谢谢小林达！

　　在另一次治疗中，她完成了与父亲的道别，6个月后，她报告说不再做
这个梦了。

　　经常有人问我们，怎么知道该使用哪种场景。我们用以下可被打破的规
则来指导自己：（1）如果现实更重要，我们就从幻想转向现实，吉姆在处理
林达的梦时就是这样做的。（2）我们使用来访者和我们都感兴趣的场景，在
这个场景中，来访者最有可能体验到自由"儿童"的能量。（3）如果来访者
没有做出再决定，我们就在下一次和他工作时更换一个场景。做出再决定后，
我们可能会转回第一个场景，对再决定进行确认。（4）我们在来访者之间转
换场景类型，以避免重复和千篇一律的演出。如果一位来访者在早期场景中
做出了再决定，那么下一位来访者的工作将在近期的、当下的或想象的场景
中进行。（5）如果来访者经常在某一类型的场景中工作，我们会建议他尝试

不同的方式。（6）我们中的任何一方想要"头脑风暴"时，会被优先考虑。如果所谓的"头脑风暴"的结果是失败的，我们会恢复之前的规则。

背景、他人和来访者

来访者很容易就能学会创造真实的、记忆中和幻想中的场景，并且在这些场景中以儿童自我状态体验自己。如果仅是这样，结果就会与治疗严重地背道而驰。来访者重新体验同样的场景、同样的信念、同样的情绪，就会一遍又一遍地强化病态，而不是做出改变。玛丽记得，工作坊中的一位来访者创造了一个美好又感人的"和姨妈说再见"的场景，结束时她说："这是我最后一次和你说再见了。"玛丽问她其他的"再见"是什么时候说的。"哦，我在埃萨隆和弗里茨·佩尔斯工作时说的，在纽约和……"她列举了与她工作过的六位著名治疗师。为了做出再决定而不只是表演，来访者必须将新的洞察整合入儿童自我状态——这个洞察必须足够强大，从而能够让"儿童"获得改变的许可。

作为治疗师，我们的角色是倾听和观察每个场景的每一秒，寻找"缺失的东西"，将场景从悲剧转变为结局美好的戏剧。我们专注于寻找来访者需要什么才能放弃受害者的身份。为此，我们在头脑中将每个场景分为三个部分，即自我（或来访者）、来访者所处场景的背景以及场景中的其他角色。我们需要意识到来访者压抑了哪些有关自我、他人或情境的具体事实、想法、行为或感受，以使他维持在旧决定的受害者角色里。

所有人都会选择性地专注或不专注。玛丽在阅读时，就听不到其他声音。为了引起她的注意，鲍勃开始了一段愚蠢的独白："嘿，玛丽，那些大象不会正在前院的草坪上跳舞吧？天啊，我想是的！还有，注意到棕榈树上爬着的猴子了吗？"最终，她听到了。艾瑞克·伯恩有时看不见。他和鲍勃共用一栋办公楼，经常见面，但在鲍勃剃掉胡子1年后，艾瑞克问："你什么时候不留胡子了？"一个孩子开心地玩了一下午，却没有注意到自己在发烧或耳痛。

在治疗中，我们感兴趣的是来访者缺乏关注的领域是什么。

弗吉尼亚·萨提亚写道，来访者会在缺乏对自我、环境或他人的关注方面保持一致。指责者不会关注他人的需求和愿望，他们漠视和责备他人。讨好者会漠视自己。理智者在探求"事实"的过程中，会漠视自己和他人。而不理智者则会漠视所有方面。在弗吉尼亚的清单上，我们还加上了"花孩子①"，他们无视背景，从而无法解决现实问题。

指责者无法做出再决定，通常是因为他们在等待对方改变。他们实际上是在说："除非那个人为我做些什么，否则我是不会放弃的。"只要他愿意从另一个角度看待对方，并认识到并不是对方让他产生了某种感受，他就能做出再决定。

讨好者如果不允许自己感受自我以及自己的需求、愿望和情感，他就会陷于症结中。他必须站起来面对过去的他人，认识到自己并不对他们负责，也没有"制造"他们的感受。

理智者不承认自己和他人的情感，因此很难体验到自己"儿童"的部分。我们因为他创设场景而给予安抚，也因为他敢于身处其中而给予安抚。我们小心翼翼地避免让他表现得太戏剧化，因为我们知道，他的再决定往往只是表达出来而已。不过对他来说，这些再决定和其他带着更明显的感情的人做出的再决定一样有意义。

不理智者（精神病患者）首先只做出"成人"的决定。他在做决定时会审视当下和近期的场景。如果他回到了过去，也是以"成人"报告者的身份，而不是"儿童"。当他在一个场景中开始变得不理智时，我们会立即停止这个场景。"嘿，离开你的椅子，坐到观察员的椅子上。成为我的顾问。来访者……你……发生了什么，决定要表现得很疯狂？"我们打断他是为了重新建立"成人"的功能。只有当来访者表现出坚定的"成人"的控制力时，他才能开始安全地做"儿童"的工作。

"花孩子"似乎很容易就能做出再决定，以至于有时治疗师认为他们已经

---

① 指 20 世纪六七十年代戴着花鼓吹爱与和平的嬉皮士。——译者注

完成了最重要的工作。但在下一次治疗中，治疗师却发现有效的改变并没有发生。他善于理解自己和他人，善于重塑情感。除非治疗师保持卓越的实践能力，否则来访者就会做出感人的表演，而不会有所改变。在每次再决定后，"花孩子"都必须被问及，由于做出了再决定，他将采取什么不同的行动。

背景

在场景的背景之下，我们继续问自己，来访者为了证明旧有禁止信息和早年决定的合理性而忽略了什么？来访者需要了解与场景有关的哪些背景内容，才能达成合约？

帕特独自抚养两个年幼的孩子，她的合约是找到享受和改善现有生活的方法，而不是感到"被一切压垮"。她的主要禁止信息是"不要做小孩"和"不要成功"。她的扭曲情绪是对现在悲伤和对未来焦虑。

帕特回到了童年的场景。她被告知不能在学校的戏剧中担任主角，相反，她必须在居住的新约克市的小糖果店继续工作。她说："这有什么关系呢？不管我能不能演话剧，一切总是那么悲惨。我们的生活没有幸福可言。"听到这里，我们放弃了学校话剧的问题。这个问题日后可以作为做出"可以成功"的再决定的载体，如果她愿意坚持自己做"明星"的权利。于是我们转而关注她的早年决定——除非生活环境不同，否则不可能获得幸福。

她描述了她的家和糖果店，然后我们给她布置了一个任务："想象你在同一个地方……糖果店。唯一不同的是，假装在你出生的那天，一个善良的仙女飞进房间，给你撒上了快乐的药粉。回到那里，不管怎样，找一个办法让自己快乐起来！"她这样做了，认识到糖果店为她提供了一个可能带来快乐，也可能带来痛苦的背景。她的家人给她的生活涂上了悲惨的色彩，而她也接受了他们的感受，将其视为对生活背景唯一可能的反应。这个想象的经历让她能够在当下的生活中自由地寻找快乐，同时也改变了她今天的生活环境。

奈德也专注于自己生活环境中的问题。他的合约是要么决定快乐地生活在家里，要么快乐地离开家。他曾与妻子两次分居，现在暂时和好了。他的主要禁止信息是"不要亲密"。他回忆起生命中的一段幸福时光,那时他和奶奶一起住在农场里,后来被迫与父母一起来到芝加哥,上了"悲惨的、虐待狂般的芝加哥学校"。在早期场景方面,有许多显而易见的选择。某天,他需要与奶奶告别,他可以告诉自己和父母,即使可能被再次带走,他也要决定与人亲密。

然而,治疗只剩 15 分钟了,所以我们希望他能快速完成一个场景。告别可能需要更多时间。

玛丽:回到芝加哥的小学。你看到了什么?

奈德:一群虐待狂男孩在打架。

玛丽:仔细看看周围。走进学校,四处走走。

奈德报告了破旧肮脏的教室、拥挤的环境、脾气暴躁的老师以及打架的男孩们。

玛丽:很好。你有很好的能力,可以让自己回到现场。现在去操场看看。看到那些打架的男孩了吗?

奈德:看到了。(他描述了当时的场景。)

玛丽:所有男孩都在打架吗?

奈德:好吧,不完全是。有些孩子在扔球。

玛丽:有意思。奈德在做什么?

奈德:就坐在长椅上。很伤心。

玛丽:还有其他孩子也坐在长椅上吗?

奈德:是的。

玛丽:我想知道奈德为什么不和他们交朋友。

奈德:我不知道。他就是没有交朋友。这是一所很大的学校。我记得有一个孩子和我一样……住在同一栋楼里。我没怎么跟他玩。我不知道。我很伤心。

鲍勃:做奈德吧。坐在板凳上,说:"我会一直伤心,直到……"

奈德:我会一直伤心,直到……直到……直到我回到奶奶家。(短暂的哭泣。）我再也回不去了。

鲍勃：是啊。现在看见你的妻子，说："我和你一起时也要伤心，直到我
　　　回到奶奶身边。"

奈德：天啊！（笑。）

　　乔塞是一位墨西哥裔农民的儿子，他漠视了早年学校环境中的恶意。虽
然他知道老师对讲西班牙语的孩子有偏见，但他认为自己的"愚蠢"才是主
要问题。他坚持认为，如果不是自己智商低，他一定能克服自己的问题。在
之前的治疗中，他曾因敏锐观察到团体成员的问题而受到安抚，他还在"聪
明"的自己和"愚笨"的自己之间做了双椅试验。他对自己的游戏也有所了
解。在游戏中，他说了不恰当的话，受到了批评，从而加强了自己很笨的
信念。

　　我们要求他在幻想中重温自己的小学生活。当他这样做时，他因为痛苦
的经历而哭泣。他无法让老师明白他需要上厕所，他因为说西班牙语而被老
师用尺子打耳光，老师给他破烂的课本，而不是像盎格鲁孩子那样的新课本，
他还被分到了"缓慢学习者"的班级里。在长达 30 分钟的时间里，他带自己
回顾了不堪回首的求学岁月。我们让他做回成年的自己，告诉小乔塞，他一
定很聪明，所以才能学会读写英语，还能从高中毕业。在这个场景的最后，
他拿回了自己真正拥有的智慧。

他人

　　在场景中，来访者生活中的重要他人要依据来访者的记忆或想象扮演角
色。这些他人是不能改变的。如果没有证据表明父亲充满爱心，我们就不会
容忍在场景中将父亲变成一个有爱心的人。来访者可以理解不爱她的父亲，
可以反抗他，可以告诉他如今自己已经找到了爱自己的人，可以在与父亲的
关系中以任何方式改变自己，而不会改变父亲。这一点至关重要，因为大多
数来访者都是为了改变父母而维持自己的不快乐的；现在，他们正在学习无

论周围的世界是什么样子的，他们都要对自己负责。

乔塞认识到了学校环境的杀伤力，接下来他要处理与第一位老师的关系。他记得她，让她扮演自己的角色。他没有改变她，而是改变了自己。

乔塞：琼斯小姐，我来你班上时只有9岁。你是我的第一位老师。我以前从没上过学。其他孩子都上过3年了。他们会读会写，还会说一些英语。他们当然会说英语。我听不懂英语并不代表我笨。

鲍勃：告诉她，"你很笨，琼斯小姐……"

乔塞：是的，你很笨！愚蠢、卑鄙……非常愚蠢。如果你聪明，就会知道我不笨。我只是不懂英语。

鲍勃：在她的课上，你花了多长时间才听懂英语？

乔塞：我觉得比应该花的时间长。你看，我们这些墨西哥孩子都是和自己说话……而不是用英语说话。我父母从没学过英语。我的哥哥们也没有真正学过英语，所以……可能花了整整1年。

鲍勃：班里有多少墨西哥裔美国孩子？

乔塞：大概三分之一。我们都被称为笨蛋，我是最笨的。她就是这么想的。

鲍勃：好吧，那么琼斯小姐每天在学校都接触西班牙语，而你在学校每天都接触英语。你在1年内学会了英语，而琼斯小姐用了多长时间学会西班牙语？

乔塞：她从来没学会。

鲍勃：那谁笨？（乔塞和大家都开心地笑了。）

在治疗初期，我们会关注他人过去的缺点，尤其是父母和兄姐的缺点，以澄清禁止信息或化解当前具有爆炸性的局面。如果丈夫和妻子经常争吵，当他们认识到父亲教会丈夫争吵是因为没有性的亲密关系，而母亲教会妻子争吵是为了避免有性的亲密关系时，他们就更容易接受治疗。当有自杀倾向的来访者认识到他的自杀冲动不是为了应对当前的处境，而是为了应对他曾经接受过的关于自己的陈旧信息时，就迈出了制定合约的第一步。

米奇在接受治疗的初期，需要与父亲的苛刻和完美主义接触。米奇情绪低落，有自杀倾向，并将自己的困境归咎于自己。当进入与父亲相处的早期场景时，他发现父亲无论对他的存在还是所作所为都没有正面安抚。如果米奇做得好，父亲就会要求他下次做得更好。意识到这一点后，米奇调动早期压抑的愤怒进行反击。他大喊："我是可爱的，你真该死！我是可爱的！你不知道如何爱我，这是你的错，不是我的错！"这是他第一次再决定。后来，在另一个场景中，他做出再决定："我不必为了活命而变得完美！如果辜负了你们的期望，我也不会自杀！"

有些来访者会为父母辩护，拒绝正视父母的病态，从而阻碍自己做出必要的再决定。出现这种情况时，我们通常会要求当事人将自己从场景中抽离，以便理解该场景。

玛丽：嘿，过来坐在我身边。看看小科拉和她的父亲。假装你是治疗师。

或者

玛丽：天啊，如果我是那家的小孩，我肯定会很难过。我猜科拉只是不想让其他孩子知道她有多难过。

或者

玛丽：我明白你们家不想让邻居知道发生了什么事。成为邻居，看看他们知道些什么。

或者

鲍勃：我猜你一生的使命就是保护父亲。小时候，你是怎么保护他的？

或者

玛丽：所以你想让妈妈开心吗？你出生前她开心吗？

杰布：不。她妈妈在她很小的时候就去世了。

玛丽：没有母亲的替代者让她快乐吗？她现在快乐吗？

杰布：不。

玛丽：所以，在她母亲去世后的漫长人生中，没人能让她快乐。这样如何？告诉她："没人能在让你快乐方面取得成功。"

休希望成为更成功的家庭治疗师。他带来了一盘家庭治疗的录像带，在这盘录像带中，每个人都工作得很好，直到母亲突然哭了起来。所有工作都停止了，休和丈夫试图安抚她。大女儿也加入了安抚的行列，小女儿因为要上厕所离开了，儿子则开始不着边际地胡闹。

我们关掉了录像带。

鲍勃：这一切与你的早年生活有什么关联？

休：我不觉得有关联。我……我父亲是操纵者。母亲是坚强的、把我们团结在一起的人。

玛丽：好吧，多少有点吻合。看到你母亲或父亲哭泣，你会感到无助。你能做的只有安慰。

休开始哭泣，并讲述了母亲因为对婚姻感到绝望而来到休的卧室，整晚坐在那里，一边摇晃一边哭。休试图安慰她。我们继续与休工作，直到他开始因为母亲打扰他睡觉而感到恼怒。他用以下面的话结束了工作："妈妈，我很抱歉你这么伤心。对于你和爸爸的关系，我真的无能为力。你可以和他一起找一些办法。而我还是个该睡觉的小男孩。拿起你的摇椅，离开我的房间。"现在，休在与来访者工作时，学会了区分哪些是他的责任，哪些是来访者的责任。

来访者也需要从正面的角度看待父母。米奇在做出即使父亲不欣赏他，他也要活下去的再决定后，仍旧感觉受到了父亲的欺骗。

鲍勃：你对父亲小时候了解多少？

米奇：不多。他在中国长大。

鲍勃：成为你的父亲，在中国还是小男孩的样子。

米奇：（作为父亲。）我大概……哦……任何年龄。我几乎从学会走路开
　　　始就在田里干活。

鲍勃：体验一下那是什么感觉。

米奇想象出辛苦劳作却没有钱的生活。

玛丽：这么小的孩子就这么辛苦。告诉我，谁会因为你努力工作而称
　　　赞你？

米奇：（作为父亲。）没有人。你必须工作才能吃饭。没有人……有时间
　　　称赞你。（米奇轻声哭泣，双手捧着脸，然后离开"父亲的椅子"，
　　　回到自己的座位。）是啊，我对他的期望太高了。

玛丽：是啊，确实是。

鲍勃：让我给你讲个故事，我要给你讲这个故事。我父亲也不会称赞。
　　　他供养我们，关于工作给我们传递了很好的信息。几年前，他还
　　　在世的时候，我意识到我也没怎么称赞过他。于是，当我去看望
　　　他时，我说："你是个好父亲。我记得你带我去扬基体育场看贝
　　　比·鲁思（Babe Ruth）的比赛。和你在一起的那些时光很快乐。"
　　　然后，他只是咕哝了一声。下午晚些时候，我躺下小睡。他走进
　　　卧室，抓住了我的大脚趾。我猜这是令他感到安全的身体接触的
　　　极限了。他说："你也是个好儿子。"然后转身走出了房间。

　　　米奇理解了，他也打算开始安抚父亲，即使父亲没有做出回应。他的再
决定是放下苦涩，变得更有人情味。米奇理解的顺序对他的康复至关重要。
如果我们从"宽恕"的场景开始，米奇可能就会把愤怒埋藏起来，他从抑郁
中恢复的时间也会推迟。

　　　在来访者终止治疗前，我们希望他们认识到，父母有优点也有缺点，他
们不再以任何方式对成年子女的心理健康负责。

　　乔塞并没有因为自己学习成绩不好而责怪父母，而是在认识到父母的局限性后感到难过。

　　乔塞：不只是在学校。在家里，大家都不太说话。在家里，我记得和父
　　　　　亲一起下地干活的时候，他从不说话。他看到……如果他在田里
　　　　　看到一只兔子，他不会说"看，那儿有只兔子"，而是会用手肘戳
　　　　　戳我，然后指给我看。

　　鲍勃：是啊。他看到了兔子，并且和你一起分享。有些父亲甚至连兔子
　　　　　都看不到，也不和儿子分享。

　　乔塞：（微笑。）对极了，鲍勃。谢谢。

　　家庭治疗的一个优势是孩子和父母可以一起做出再决定。露丝·麦克伦登（Ruth McClendon）和莱斯·卡迪斯（Les Kadis）是我们的合作者，他们治疗了一个因为 10 岁儿子的"暴力行为"而来就诊的家庭。在第六次治疗中，父亲重温了童年的一幕，他认识到自己在缺乏回应，甚至可能患有精神病的家庭中是多么恐惧。在这个早期场景中，他肯定了自己活着的权利。回到当下，他告诉家人："在这个家庭中，我有活着的权利。"然后接着说："我在这个家里活着，任何人的所作所为都不会影响我活着的权利。"之后，他转身对儿子说："我爱你，想要你。你在我们家也有活着的权利，我会保护你活着的权利。从现在起，你不能攻击家里的任何人。也没有人会攻击你。在我们家，每个人都会很安全。"在下一次会谈中，男孩宣布："我喜欢我的家庭，我不会再伤害任何人了。"那个周末，他在车库安排了一次销售活动……卖掉了所有玩具枪。

来访者

　　在再决定疗法中，来访者是主角，戏剧经过精心策划，并以胜利告终。本书的许多案例片段都以来访者高兴地大笑或说"哇！"结尾，这并非巧合或造假。再决定的场景几乎都是这样结束的，因为再决定是自由"儿童"做

出的。

治疗师是戏剧的导演，也是一些台词的作者，有时还是旁白者。团体参与者有时是戏剧中的"他人"，有时是协同治疗师，同时永远是热情的观众。场景与他人都是主角（来访者）变化和成长的背景。如果这部戏剧的结局是成功的，那么主角就是赢家。我们不想制造悲剧，我们只对积极的结局感兴趣。因此，我们不会鼓励李一次又一次重演那些将自己塑造为受害者的场景——面对漂亮女孩的受害者以及面对只允许吃立陶宛垃圾的妈妈的受害者。糖果店的帕特来到我们的工作坊，准备再现无数悲剧；事实上，如果我们对她的悲剧感兴趣，她可以再现从摩西开始，长达5000年的祖先的悲剧。

相反，我们甚至在了解场景之前就已经开始计划愉快的结局了。我们知道来访者想在哪些方面做出改变，我们也大概知道她必须做些什么才能做出改变。李显然需要以"儿童"的某种方式进行反抗，才能打破"父母"与"儿童"之间的症结。"父母"要求他礼貌并说"好"，而"儿童"则想说"不"。

来访者可以用任何自我状态开始一个场景，不过她最有可能体验到"顺从型儿童"，因为那正是最初做出早年决定的部分。"顺从型儿童"是受害者——并且通常非常无聊。

相比于李的"我的特点是有点害怕，想要取悦别人"和他迸发的"我想喊就喊，想去海滩就去海滩"，佐伊更容易受到忽视，因为她害羞地站在门口，等待并希望有人让她进入。如果当事人最初体验到的是自己的顺从，那么再决定的力量就会特别强大。现在，佐伊在肌肉中知道了退缩和吹号之间的区别！无论何时她再想扮演以前那个胆小的角色时，都会对她很有帮助。

当来访者建立了自己的顺从角色后（有时甚至在此之前），我们会指出，来访者的每个动作、每个姿态、每个语调以及每句说辞都是在维持自己的受害者角色。我们会特别注意来访者的绞架笑声、"愿望"和"希望"、歪着的头、成年女性细小而高亢的声音，以及所有符合他的标签的表现方式。我们特别会抨击"某人或某事能让来访者产生某种感觉"的观念。

然后，我们寻找一种具体的方式，让来访者——场景中的主角，成为胜利者。也许是通过认识到场景中他人新的一面，也许是通过认识到情境中的新情况来实现的。来访者必须在自己身上找到一些新的东西和一些隐藏的新力量。在伊迪丝努力摆脱阻挡物的过程中，她可能会被认为是难缠的来访者，因为她会自己解除困惑，然后几乎立刻又变得困惑。

伊迪丝：（笑。）是啊，我不需要你。我要把你推走。（露出大大的笑容。）

鲍勃：怎么了？

伊迪丝：我还没来得及推，它就蒸发了。

这个"它"字意味着伊迪丝认为自己什么也没有做。她并不是在为自己的胜利欢呼。对此的处理有很多选择。鲍勃可以让她再做一次阻挡物，看看"它"是如何蒸发的。不过，他选择试探性地用自主性语言进行了描述。如果伊迪丝用"自由型儿童"接受了它们，就可以成为通往胜利的捷径。不过，她没有接受。

鲍勃：你这么强大，都不需要推它吗？相反，你只是蒸发了它。

伊迪丝：我蒸发了吗？

伊迪丝又回到了"原点"……或者看起来是这样。接下来，玛丽夸大了伊迪丝的无助，这往往是成功激发"自由型儿童"进行反击的技巧。

玛丽：不，你没有。是鲍勃蒸发的。我看见他用秘密的反阻挡激光枪把它蒸发了。你没看见吗？现在他想假装是无助可怜的你做的。

伊迪丝：（咯咯地笑。）我……哦，天啊，我的脑子好清醒。我太清醒了。我拥有自己的反阻挡激光枪了，你没法把它夺走。我从来没这么清醒过。我可以思考……我正在思考。

她的最后一句话非常清晰……她以主角结束了工作！

如果来访者没有以"主角"的姿态结束，没有做出再决定，我们知道她会在下一次治疗中实现。这一次，她可能没有感受到自己的"自由型儿童"，也可能发现这个场景不知何故并不合适，还可能是她和治疗师都没有很好地调整到她所需要的状态。不管是什么原因，她或治疗师都会决定停止，而不会责怪。这一点最为重要。我们曾听治疗师形容来访者"不想改变"或"想要痛苦"；这根本不是事实。来访者还被描述为太被动、太共生或者太抵触，所有这些词都被用于解释不成功的工作。我们相信，来访者想要改变，但有时来访者和治疗师都不知道如何实现改变。

我们知道，我们的来访者如果今天没有做出再决定，明天就会做出——如果他们没有受到指责或威胁。

再决定工作是快速的，往往很有趣，而且很有疗效。李站起来维护自己，咆哮自己的重要性，然后在另一次治疗中，他在嘲笑"立陶宛垃圾"时放下了自我贬低的不安全感。菲利普的"儿童"明白了他的"成人"一直都知道的道理，那就是他不一定要成为第一名才有价值。特洛伊停止了头痛。佐伊吹响了号角。伊迪丝想象着她的秘密激光枪，将"儿童"的困惑一扫而光。帕特发现糖果店本可以很有趣，开始享受当下的生活。一位女士在自己的墙上建了一扇门。阿尔达从父母的痛苦中解脱了。奈德放弃了等待奶奶将他从芝加哥学校解救出来。乔塞认识到了自己的聪明才智。米奇决定活下去，然后原谅了父亲。一个男孩卖掉了他的玩具枪。

第九章

治疗抑郁

本章，我们将讨论如何治疗和治愈我们认为相互关联的一些行为、情感和思维障碍。它们与普遍接受的抑郁症观点并非完全一致，包括有自杀倾向的患者，抑郁但目前不会主动自杀的患者，以及想通过过度劳累、危险活动和成瘾问题而自杀的患者，以及其他无意识地展示出自杀动机的患者。

前面我们描述了来自父母的儿童自我状态的禁止信息。就发病率而言，其中最重要的是"不要存在"。我们的观点是，为了回应"不要存在"的禁止信息，孩子可能会做出一个或多个早年决定，这些早年决定如果不改变，就会导致抑郁、自杀或"意外"自杀。

1. 如果情况太糟，我就自杀。

2. 如果你不改变，我就自杀。

3. 我会自杀，这样你就会后悔（或爱我）。

4. 我差点死了，这样你就会后悔（或爱我）。

5. 我会让你杀了我。

6. 我会证明给你看，即使那会要了我的命。

7. 即使要了我的命，我也要给你点颜色看看。

每一个早年决定都可能与许多不同的行为、情感和思维系统相关联，这些系统就是我们所认为的抑郁，即使患者外表看起来并不抑郁。当以经典的方法诊断抑郁症时，我们并不区分内源性抑郁症和反应性抑郁症。据推测，内源性抑郁症起源于心理内部，而反应性抑郁症则起源于心理外部。我们认为，有些人从童年早期开始就患有抑郁症，因此被称为内源性抑郁症。他们做出的早年决定是"如果生活没有好转，我就自杀"。他们的扭曲情绪一般是悲伤。他们将自己的生活安排为能够维持抑郁脚本的样子。他们的情况属于三度症结，因为他们一直认为自己很抑郁。

还有一些人会责怪外力"让"他们抑郁，或者会对新的生活环境做出抑郁反应，因为抑郁是他们长期具有的疾病。他们也可能只在生活中发生某些事情时，才表现出抑郁。例如，有些人患有"更年期抑郁症"，在那一时期，他们会对内外压力做出抑郁反应。对于同样的压力——即将到来或已经到来的更年期，其他人的反应则各不相同——愤怒、焦虑或者喜悦！抑郁的人做出抑郁的反应。在我们寻找抑郁症的前兆时发现，抑郁症患者过去对压力的反应往往是抑郁、悲伤、失去自尊、不知所措和无法应对。

在教学查房和临床会议上，我们对另外一个人们最喜欢的话题也不感兴趣：患者是否真的具有自杀倾向，自杀冲动有多严重？我们没有兴趣在患者不在场的情况下讨论他所说的自杀是不是"认真的"。相反，当我们看到了一个抑郁的患者，或者看到了一个正在用某种方式可能导致过早死亡的患者时，会要求他就不会自杀做出"成人"的声明。有时患者会说："我没有抑郁症，为什么要决定不自杀？我从没想过自杀。"我们会说："好吧！如果你没有自杀倾向，那么决定不意外或故意自杀对你来说应该不难。我们希望听到你做出这个声明。"

患者在做出声明时可能并不一致。他可能会以质疑的语气结束，或者在说"不"的时候点头，或者使用不确定的说法，例如"我想我可以说……"。之后，我们会要求患者在"我会自杀"和"我不会自杀"两方面进行工作，直到解决了问题并制定了不自杀合约为止。患者可能会对活下去附加条件。有一位有外遇的精神科医生，他的妻子威胁他要离婚，他说："我不会自杀，除非妻子离开我。"显然，他是在逼妻子离开，然后在这一刻变得抑郁和想自杀。

这是当务之急。在我们看来，任何抑郁症都无法治愈，除非患者与自己订立了"成人"的合约，保证自己不会自杀，并由我们作为见证人（见第四章中的"不自杀合约"）。我们发现，有些严重抑郁并有自杀倾向的患者在初次接触时可能并不愿意制定永不自杀的合约。不过，他们愿意制定暂时性的合约。在我们为期 1 周或 4 周的工作坊中，抑郁的来访者会制定在工作坊期间不自杀的合约。一旦做出这个声明，我们就不再担心来访者自杀的可能性，我们和他都可以把精力投入治疗。如果他每天都在为是否要自杀的决定而挣扎，那么可以用来工作的精力显然会少得多。

"成人"的合约是再决定的前奏，但不是再决定。再决定是从"自由型儿童"做出的发自内心的终极声明："我永远不会自杀。"这不是承诺，而是事实与信念，足以让"儿童"摆脱自杀的人生脚本。

在再决定工作中，环境很重要。我们认为，当患者被惯常的家庭、工作和社会文化压力所包围时，再决定会更加困难。

抑郁的人在制定合约和做出再决定期间，可以在我们的工作坊中享受到既具有滋养性又具有激励性的环境。我们这里环境优美，员工对参与者充满关怀，厨师烹饪出美味的食物。最重要的是，团体成员能够迅速形成一个亲密的、相互支持的团体。他们拒绝迫害"踢我吧"的心理游戏玩家，并且为每个人的每一次进步而欢呼。我们认为，这种压力小，支持改变的环境特别有利于成为再决定的舞台。患者住在家里时，如果能够持续参加团体活动，也可以完成相同的工作；不过通常需要更长的时间。

如果情况太糟，我就自杀

楠是一个为期 4 周的工作坊的来访者。我们一眼就看出她患有严重的抑郁症。她的面部表情僵硬悲伤，身体紧绷，声音紧张，行动缓慢，就像被重物压住了一样。在第一次制定合约的过程中，我们问她是否有自杀倾向，她回答有。她说她和家那边的治疗师已经制定了不自杀合约——不会在 40 岁生日前自杀，还有 2 个月时间。她感觉自己没用，并说除了工作外，她没有任何价值。她认为自己一直都毫无价值。她感觉生活"太痛苦了"，不想活着。她是在治疗师的建议下来参加工作坊的，但对自己的改变不抱什么希望。

我们听了她的话，没有说服她，也没有和她纠缠。在前两周半的时间里，她做了一些小的治疗工作。我们和其他人会安抚她的每一个小变化。在非工作时间，大家尽可能让她参与团体活动。她开始和大家一起唱歌——还和大家一起泡温泉。

慢慢地，她开始一点点放松了，一点点笑了，一点点开心了。她脸上紧张的表情开始消失，肌肉也开始放松。我们不时提醒她，当她做好准备时，还有重要的再决定工作要做。在第三周结束时，她邀请我们帮助她完成重要的工作。

我们先请她坐到另一把椅子上，从毫无价值的自我开始讲话。她轻松做到了。然后，我们请她仍旧坐在另一把椅子上，用有价值的自我讲话。她很难从"自由型儿童"甚至"成人"状态说出自己的价值。最后，我们请她坐回原来的椅子，想象自己正看着刚出生、躺在地板上的摇篮里的自己。当她想象出这个场景时，我们让她俯下身，把自己当成孩子抱起来，并抱着自己。她弯下腰，假装抱起一个孩子，并把想象中的孩子抱在怀里。鲍勃说："和你的孩子说话。"

楠：我会爱你。

鲍勃：我真的爱你。（这里一定要用现在时。）

楠：我爱你，我真的爱你，哦，我真的爱你，我会好好照顾你。我永远不会伤害你，我永远不会杀死你，我会对你好。

她的眼里噙满泪水，房间里的其他人也是如此。她继续把孩子抱在怀里，摇晃着，给她哼歌。在她体验了一段时间后，我们请她坐到"自由型儿童"的椅子上，看看她有什么感受。（在这段工作中，虽然她决定要养育，但就我们所见，她还没有从"儿童"做出再决定。）

　　楠：我现在感觉不一样了。我比以往任何时候都更想活下去。我感到
　　　　一种挣扎的结束，这是我以前从未有过的感觉。

鲍勃：很好。对你妈妈说。把她放到这把椅子上。

　　楠：我感觉不一样了。是的。不管你想要什么，我都不会自杀。我从
　　　　你那里得到了解脱，从你不想要我那里得到了解脱。

鲍勃：现在移到"顺从型儿童"的椅子上，看看你在那里会做什么。

　　楠：我在这里没有任何感觉。我不想死。我在这里也感觉很强壮。

鲍勃：我感觉工作结束了。你觉得呢？

　　楠：是的！

　　大家围绕着楠，拥抱她，告诉她他们对她的再决定感到高兴。她的工作结束了。

　　这次治疗有一些不同寻常之处。楠有一个非常具有破坏性的母亲，她认为自己一出生母亲就希望她死。这是否属实并不重要，重要的是她相信这是真的，这是她记忆中的情况。她的早年决定是："如果这里的情况变得更糟，我就逃走。"在童年晚些时候，她决定："如果情况变得太糟，我就自杀。"作为孩子，她体验到母亲想让她死，因此，她儿童自我状态中的"父母"（P_1）正在说："不要存在。"此外，她没有经历过太多来自母亲的养育，在她自己的父母自我状态中，也几乎没有"养育型父母"。

　　因此，她的工作必须包括某种形式的再养育，以修正父母和儿童自我状态中极具破坏性的"父母"。我们认为，由我们来重新养育，不如患者从自己当下的经历中寻找新的养育经验来得有效。因此，在这段工作中，她从"儿童"做出活下去的再决定；从"P_1"和"P_2"做出养育自己、照顾自己的再决定。再决定后，她感到自己会寻找更好的方法来照顾自己。4个月后，她以虚拟图书的形式给鲍勃概述了她是如何养育和照顾自己的。她让自己吃得更好，戒酒，开车时系上安全带，戒烟，允许自己玩得更多，不再为了感觉有价值而拼命工作，给自己买了更多更漂亮的衣服。总之，她大大加强了自我养育。当然，她所做的这一切大部分来自"成人"，但她的新行为的引入肯

定也有"父母"的功劳。

像楠这样的患者经常被送进医院，服用抗抑郁药物，令人忧心。在我们看来，支持和养育的氛围远比药物重要。如果我们曾让她服用抗抑郁药，那么，她（还有我们）至少会把自己的一部分好转归功于药物，就不会感到那么多自主性了。

诚然，不是所有心理治疗师都拥有我们这里的专业人士（他们也是患者）那样的条件，但问题是，为什么不呢？她在这里 1 个月花费 1200 美元；如果住精神病院，会花费多少钱？结果又如何呢？

如果我们让患者住院，也会采用相同的制度：与家人、朋友及压力隔离；大量安抚；每天 6 小时的良好治疗计划；支持改变；大量参与积极的团体活动。我们不会开药，除非患者：（1）对治疗方案没有任何反应，（2）生理性抑郁——食欲极度不振、体重减轻、清晨早醒、新陈代谢减弱，以及有其他证据表明，他们的情绪低落到需要药物刺激的地步。我们不会用电休克疗法电击任何人。

如果你不改变，我就自杀

妮娜参加了在另一座城市举办的为期 3 天的工作坊。玛丽是治疗师。20 名来访者每天从上午 9 时至下午 5 时与玛丽一起工作，晚上回到自己家中。他们都是由自己的治疗师介绍来的，作为马拉松团体的观察员或参与者。

第一次治疗

玛丽了解事实：妮娜在过去 6 个月里曾 4 次试图自杀，最后一次差点丧命。在正在进行的治疗中，她拒绝制定不自杀合约，因此被转介到这个工作坊。她说，在工作坊期间她不会尝试自杀。她头发乌黑，没有化妆，面无表情，给人一种戴着死亡面具的感觉。

她讲述了自己现在的生活。她在职业上很成功，但声称自己"从未"快乐过。她对弟弟们的不成功感到极其沮丧。她的父母疏于管教，并虐待所有孩子。

第二次治疗

玛丽：你承担照顾弟弟们的责任多久了？

妮娜：一辈子。从他们出生开始。

玛丽：我不明白。乔出生时你 3 岁，迈克出生时你 4 岁，塞西尔出生时你 5 岁。描述一个你承担责任的场景。

妮娜：我总是很负责任。

玛丽：愿意找一个典型场景吗？就像现在正在发生一样描述它。

妮娜：我 7 岁了。（她描述了这样一个场景；父亲对乔很生气，威胁要打他。母亲反驳无效，妮娜把乔和另外两个弟弟赶出了房间。父亲和母亲继续争吵，后来还辱骂妮娜为乔辩护。他们说是她"惹出所有麻烦"。她非常伤心，同时也为能够拯救弟弟们而感到高兴。）

玛丽：好的。现在你 14 岁。发生了什么事吗？

妮娜：（描述了一个几乎相同的场景。她还是从父亲手中救出了弟弟。母亲对妮娜的愤怒更加强烈，在这个场景中听起来像是精神错乱。）

玛丽：你很勇敢，很美丽。在你只有 7 岁时勇敢地救了弟弟。他们没法救自己。现在我希望你让 14 岁的妮娜对弟弟们说一些新东西。"我 7 岁时保护过你们。"从 14 岁的立场说出来。

妮娜：是的，确实。我保护了你们。

玛丽："现在我 14 岁了，你们分别是 11 岁，10 岁和 9 岁，比我 7 岁时更大。你们足够大了，可以保护自己了。"

妮娜：有可能。（开始哭泣。）

玛丽：告诉他们。

妮娜：不。

玛丽：他们已经足够大了。（长时间停顿。）

玛丽：现在塞西尔已经25岁了，确实足够大了。

工作坊中还有另外两位有自杀倾向的来访者，妮娜静静地听着他们的工作。其中一位决定喜欢孩童时的自己并不再自杀，之后，他流下了快乐而解脱的泪水。他活力四射，向许多团体成员索要拥抱。妮娜无动于衷地坐在一旁，没有向他表示祝贺。

第三次治疗

玛丽：你怎么样？

妮娜：我不知道。还是一样。

玛丽：有自杀倾向吗？

妮娜：我不知道。我没有活下去的欲望，也没有活下去的理由。我想结束。我不能和家人一起生活，也没有别的办法。

玛丽：除了杀死自己，我还看到三个选择。一个是像现在这样，继续试图拯救你的弟弟。这对你来说很悲哀。另一个是和弟弟们分离。还有一个是给自己一些时间，通过治疗学会与弟弟们接触，但不被他们的行为影响。

妮娜：我会考虑的。

第四次治疗

妮娜：我想工作。

玛丽：好的。你以前想过自杀吗？（玛丽让她追溯自己产生自杀冲动的历史，她记得自己第一次想自杀是8岁时。）

玛丽：8岁。发生了什么事？

妮娜：妈妈指责我做了一些我没有做的事情。（描述场景。）

玛丽：好吧。做个试验，告诉妈妈："如果你不停止，我就自杀。"

妮娜：如果你不停止，我就自杀。没错，玛丽。

玛丽：不，这不是真的。因为你 8 岁时没有自杀。现在回到 8 岁，告诉她："不管你做什么，我都不会自杀。"

妮娜：我不能这么说。

玛丽：你可以。因为这才是真的。不管她做了什么，你都没有自杀。

妮娜：我不理解。

玛丽：8 岁的孩子已经知道怎么杀死自己了——从屋顶上跳下去，跳到车辆前方。你选择了不自杀。你明白这一点非常重要。

妮娜：没错。不论你对我说什么，我都不会自杀。

玛丽：确定？

妮娜：既然如此，是的。我现在就有这种感觉。

玛丽：现在，还是回到 8 岁，告诉爸爸。（妮娜照做。）

玛丽：现在告诉你的弟弟们，一个一个来。

妮娜：8 岁时，我为你们而活。我也不会为你们自杀。（她叫着每个人的名字，逐一告诉他们。）

玛丽：（玛丽让她回到 14 岁，做同样的事。她哭着照做了。）

玛丽：现在成为今天的自己。看见你的父亲，试一试说："如果你不改变，我就自杀。"

妮娜：他不会改变的，我不在乎。我不在乎。

玛丽：那么试一试说："不管你做什么，我都不会自杀。"

（很长的停顿。）

玛丽：你怎么样了？

妮娜：你不重要。我永远不会因为你的所作所为而自杀。

玛丽：现在对妈妈说。不管你做了什么……

妮娜：（歇斯底里地哭泣。）我要为你自杀。这是你一直想要的。

玛丽：我会为你自杀，然后你就会……

妮娜：她不会后悔的。她会高兴。她把一切都归咎到我身上。所有出错的事。

玛丽：妮娜，你能认识到妈妈疯了吗？

妮娜：我的治疗师就是这么说的。她说我妈妈有妄想症。

玛丽：我会自杀，因为你有精神病。因为你分不清现实和幻想。

妮娜：（长时间停顿。）不！

玛丽：那么？

妮娜：我不知道。（在15分钟里，她摇摆不定，经历了愤怒、悲伤，然后又进行了现实检验，自己是正常的，母亲的精神病不是她造成的。然后，她用很低的声音说）"你做什么并不重要。无论你做什么，我都不会自杀。"

玛丽：确定吗？

妮娜：部分确定。大部分确定。

玛丽：到另一边。我会为你自杀。（当还有些矛盾存在，站到另一边可以让人们认识到荒谬性并做出再决定。）

妮娜：不，你不重要。我不在乎你做什么。我不会自杀。

玛丽：确定吗？

妮娜：我想是的。

玛丽：再说一遍看看。

妮娜：（又说了几遍，然后才确定。）

玛丽：现在对你的弟弟们说，一个一个来。从乔开始。

妮娜：我不在乎……我没法这么说！我在乎你的遭遇。我爱你。

玛丽：那就说，我在乎你做了什么，我关心你成为什么样的人。无论你做了什么，成为什么样的人，我都不会自杀。

妮娜从"我会自杀"和"我不会自杀"两方面工作，最终知道并感到自己不会因为乔而自杀。她与迈克和塞西尔进行了同样的对话。

妮娜：（哭泣。）塞西尔，你的情况最糟。他们越来越疯，你的情况更糟了。我想救你。我太想救你了。（她哭泣了将近5分钟。）塞西尔，我很在乎你。但无论你做什么，我都会永远爱你。无论你做什么，我都不会自杀。

玛丽：确定吗？

妮娜：是的。对你们所有人，我……我爱你们。无论你们做什么，无论你们变成什么样，我都不会自杀。无论你们做什么，我都会活下去。

玛丽：你还需要告诉其他人吗？

妮娜：是的。我不想解释。

玛丽：好的。就告诉那个人吧。

妮娜：无论你做什么，我都不会自杀。

玛丽：还有其他人吗？

妮娜：没有了。

玛丽：现在是你自己。不管我之前做了什么或者将要做什么……

妮娜：是的。我都不会自杀。为了任何人，也是因为任何人，包括我自己。不管我做了什么或者变成什么样子，我都不会自杀。（长时间停顿。）

玛丽：你在体验什么？

妮娜：我有生以来最孤独的感觉。我完全孤独，非常悲伤。但我不会自杀。

玛丽：我很高兴你不会。你知道《我从未许诺给你一个玫瑰园》（*I Never Promised You a Rose Garden*）这本书吗？书名就是你说的意思。决定活下去可能会非常悲伤和孤独。但你现在有了一个基地，一个成长的基地，你可以学习，可以寻找能够亲近的新朋友，可以学习如何快乐。当你学会如何亲近和快乐时，也许会发现与弟弟们建立了新的亲近感，也可能不会。我也不能保证。

妮娜：我理解。

妮娜与她的治疗师交谈。在妮娜工作期间，她的治疗师一直在流泪，现在她告诉妮娜，她多么高兴妮娜没有自杀。她们就继续治疗达成一致，妮娜说就算她有自杀的冲动，也不会付诸行动，而是会在下次见面时告诉治疗师。

与许多"如果你不改变，我就自杀"的来访者不同，妮娜从未试图要挟弟弟们改变。她努力做他们的母亲……当判断自己是个失败者时，她让自己陷入抑郁，而没有要求他们感到内疚。

在萨格（Sager）和卡普兰（Kaplan）的《团体和家庭治疗进展》（*Progress in Group and Family Therapy*）一书中，鲍勃写过一个敲诈的女人要求他做治疗师的事，尽管她知道鲍勃已经不再接待个体患者。一天，她来到他的办公室，威胁说如果他不给她看病，她就自杀。鲍勃和她聊了几分钟，得知她是因为前夫再次结婚而抑郁。鲍勃问她是从什么时候开始用悲伤来达到自己的目的的。

她想起自己在圣诞节时想要一个特别的娃娃，但没有得到，然后变得很抑郁。于是，她的父母给她买了那个娃娃。她仍然在使用同样的"歇斯底里"技巧。

鲍勃让她再说一次，如果他不给她看病，她就自杀。她照做了。然后，鲍勃让她以 5 岁的年龄对父母说，如果得不到想要的娃娃，她就自杀。她说她不会那么做。"好吧，"鲍勃说，"那就告诉他们，你不会因为他们没给你买到合适的娃娃就自杀。"她笑着照做了。"好了，现在告诉你前夫，任何你觉得想说的话。"

她说："乔，如果你不和现在的妻子离婚回到我身边，我就自杀。"然后，她看着鲍勃，开始咯咯地笑起来。"这很傻，不是吗？如果没有得到那个玩偶，我不会自杀，如果找不回玩偶丈夫，我也不会自杀。再说，反正他也不是什么好东西！"当然，这并不是她的工作的终结，但这确实是她的一个巨大转变。接下来，她在我们的伙伴的治疗下恢复了健康。

像她这样的患者往往是工作会议讨论的对象：他们是真的打算自杀，还是"只是在威胁"？我们深信这样的争论是徒劳的。治疗的首选是让患者认真制定不自杀合约，否则就需要把他们送进没法自杀的医院。他们可能不是"真的想"这么做，但他们有时会犯错，还是会这么做。我们必须保护他们免受自己的伤害，直到他们学会不使用威胁的手段，学会"能确保与你相伴一生的人只有自己"。再多威胁也不会让另一个人留在身边；威胁只能让威胁者保持抑郁和自杀倾向。

如前所述，这类患者并不容易治疗。在几年前的一次专业会议上，一位著名的精神病学家曾说，没有一个有自杀倾向的患者能够真正被"治愈"。随后，他向参会者展示了他处理有自杀倾向的患者的技巧，并播放了一盘录像带，内容是他收治的一名有严重自杀企图的患者。录像带展示了该团体为挽救女孩的生命所使用的技术。他解释说，他把女孩的父母找来了，并向他们展示了救治过程的录像。然后，他向专业观众回放了与父母和女孩的访谈。他问女孩："是什么*让*你试图自杀？"（斜体为作者所加，以强调我们相信没有人能让任何人做任何事）。她承认，当父母不让她做自己想做的事时，她就会试图自杀。最后，所有眼泪流尽，治疗师转向父母说："这*让*你们感觉如何？"（再次强调，斜体是作者所加。）这些人被困在一个家庭系统中，每个人都用哭泣、威胁自杀和实际的自杀企图要挟对方，以使他人能按自己的方式行事。治疗师不能参与到这一系统中，而必须让每个家庭成员认识到，每个人都是自主的，不能被威胁而感觉不好，感觉自己要为他人负责。这位治疗师的提问"这让你们感觉如何？"会促使整个家庭仍旧维持在脚本中。这种问法也让女孩知道，想从父母那里得到任何东西，都必须以自杀相威胁。在这种情况下，父母的回答是："我们感觉糟透了；我们不知道你有这么强烈的感受；你当然可以做你想做的事。"从现在起直至她的余生，或者在她自发改变或接受其他治疗之前，这个女孩都会把自杀当作一种可行的选择。

我会自杀，这样你就会后悔（或爱我）

有一种隐秘的信念必须得以揭露——死亡并不是死亡。

爸爸妈妈会在他死后爱他，不知何故，他可以看到父母的悲伤或爱的宣言。"了不起"，我们说。我们取笑这种幻想目的是让患者的"儿童"明白，在他死时，父母做了什么或感受到什么都已经无关紧要了。因为他是那个要死的人。

有些来访者的这一主题会有一些变化，例如，他们希望通过死亡与死去的父母团聚。一位名叫伊冯娜的女高中生的母亲去世了，她不吃东西，被诊断为厌食症，体重从 50 千克下降到 30 千克。她的幻想是，如果死后可以与母亲团聚，母亲最终会爱她。有些父母，还有一些牧师和其他人，助长了天堂是一个真实的地方的错觉，在那里一切都是好的。也许确实是那样……我们不是在争论信仰问题。但是，如果一个孩子被告知"你会在天堂见到外婆"，他就会相信天堂就在不远处。"儿童"的妄想必须得到解决。

鲍勃和伊冯娜一起接受了母亲已经去世……去世……去世的事实。父亲对伊冯娜唯一的安抚就是关心地鼓励她吃东西，在一次谈话中，鲍勃请父亲把她抱在腿上。鲍勃教导他放弃要求伊冯娜吃东西，转而寻找其他安抚方式。伊冯娜的牧师被说服停止再跟她谈"如果你不吃饭，你在天堂的母亲会怎么想"的话题，因为这支持了女孩的妄想。最重要的、能产生作用的方法是与伊冯娜制定合约，然后决定不自杀。后来，她痊愈了，体重也迅速恢复了。

我差点死了，这样你就会后悔（或爱我）

这个决定有点像"我会自杀，然后你就会后悔"，只不过来访者并不认为自己有抑郁症，也不认为自己有自杀倾向。通常，当孩子在生病时经历了从被忽视或消极安抚到极度关怀的巨大转变时，就会做出这样的早年决定。有时，父母一方或双方都是医生，如果孩子没有生病就不会给予太多安抚。其他情况下，孩子可能只是众多孩子中的一个，父母根本没有时间或精力去安抚任何一个孩子。可是，当孩子生病时，他发现全家人都会抽出时间来关心他。虽然这可能包含了"不要存在"的信息，但我们并不认为这必然会导致孩子做出该决定。

"我差点死了……"我们认识一位医生的儿子，他本人是一名物理学家。

上小学前，他的耳朵连续感染。他生病时，母亲就会重新安排日程，在家陪他。后来，他被刺伤，打了一针破伤风抗毒素（不是简单的破伤风加强针），之后出现了严重的过敏反应，差点丧命。为了挽救他的生命，医生给他注射了心内肾上腺素，进行了人工呼吸，并采取了其他必要的"英勇"措施。这是他童年最深刻的记忆之一。从急诊室回来后，他患上了严重的荨麻疹，母亲和父亲都留在家里照顾他。从那以后，他又感染了其他疾病，其中一次，如果不是当时青霉素已经上市，他很可能就没命了。他又一次差点死掉。

他讲过一些搞笑的故事，比如跳伞时差点丧命，两次因为飞机着火差点丧命。珍珠港事件发生前不久，他的战友们都被派往瓜达尔卡纳尔岛，他却"勉强躲过了"死亡，因为他被空军拒之门外，结果战友全部遇难。他的一生充满了这种冒险或不幸的经历，他的故事总能引来阵阵笑声。虽然他后来不再讲述差点丧命的故事，但一直没有戒烟，尽管他"英勇"地努力摆脱烟瘾，但可能仍在脚本当中。

这些病例尤为棘手，因为患者被要求（对"儿童"来说）放弃因差点死去而获得的许多积极安抚。

当他们"差点死去"时，人们确实爱他们；这不是错觉。孩子自然会问："如果我放弃这种状态，对我有什么好处？如果得不到温暖的、充满爱的安抚，我活着又有什么用呢？"尽管成年患者知道他可以通过其他方式获得安抚，但"儿童"却会拼尽最后一丝力气。这就是为什么在治疗中，让来访者的"儿童"因为活着而不是差点死去而得到丰厚的奖赏是如此重要。

我会让你杀了我

这是一种绝望的状态，来自典型的儿童虐待受害者。这些年轻人在遭受虐待时非常痛苦，因此变得绝望，以至于唯一可行的选择似乎就是死去……就像罹患晚期癌症的患者希望结束自己的痛苦一样。一位心理学家曾是儿童虐待的受害者，他仍在践行"我会让你杀了我"的脚本——晚上独自走在危险的街道上，在酒吧里挑起事端。在治疗过程中，他认识到自己的行为是为了害死自己。之后，他回到了早期场景中，当时母亲把他摔到墙面上。他重新体验了因拒绝哭泣或承认错误而激怒母亲的过程；他记起当时他以为她要杀死他，并且很快就会死去。在他进行再决定时，他确认自己没有被杀死，并最终从她手中逃脱，然后自发地肯定再也不会找另一个人来伤害自己了。

这类治疗的第一步是设置场景，使来访者认识到他正试图害死自己。许多人否认这一点。治疗师需要捕捉他们这样做的蛛丝马迹。例如，有一位治疗师（患者）正在庭院里和鲍勃聊天，这时我们以前的厨师骑着摩托车从路上呤哮着冲了过来，没有戴头盔。鲍勃对他吼道："戴上你那该死的头盔。"治疗师大笑起来。鲍勃问他有什么好笑的，他回答说他也有一辆"哈格（hawg）"摩托车，而且他也从来不戴头盔。然后，他自豪而"幽默"地讲述了他的雄马般的摩托车有多少次试图杀死他。鲍勃说他不觉得被杀死有什么好笑的，并问治疗师什么时候准备好做一些工作来保护自己不被他人（包括"雄马"）杀死。治疗师起初否认了自杀的倾向，但后来就摆脱致死性人生脚本进行了工作。在治疗时间之外，鲍勃有时会在餐桌上或游泳池里对人们绞架上的笑声进行面质，这时，他常会自讨没趣。不过，面质带来的震撼力还是很值得的。否则，这些人就会像他们一辈子都在欺骗别人一样，欺骗我们。

鲍勃补充道："即使没有治疗合约，我也会面质严重的绞架微笑者。每个熟悉我的人都知道，我有非常强烈的信念，那就是从某种意义上来说，我是我的兄弟的守护者。作为一名医生，我有责任面质死亡脚本，就像我有责任把黑寡妇蜘蛛从某人的脖子上拂去一样。"

我会证明给你看，即使那会要了我的命

这些人可以分为两类：一类是试图"证明给全世界的父母看"的人，他们努力取得越来越大的成就；另一类是试图"让全世界的父母丢脸"的人，他们抽烟、喝酒、吸毒。毫无疑问，后者可能物质成瘾。并不是所有成瘾者

都始于一个具有挑衅性的早年决定，但很多人确实如此。我们认为，他们是用愤怒来掩盖原本的抑郁。

第一类是超有成就者、奋斗者、弗里德曼（Friedman）提出的 A 型人格者。他们决定"我会证明给你看，即使那会要了我的命"。"我会证明给你看"似乎是个不错的决定，但后半句却让人陷入困境。在心理治疗界，这样的人比比皆是：为了得到认可而努力奋斗，拿到一个又一个学位，获得一次又一次晋升，花费数年接受精神分析训练——然后不知下一步该走向哪里，于是患上溃疡、高血压、冠状动脉疾病、心肌梗死，或者因为没有人关注或无处可去而最终抑郁自杀。几年前，鲍勃在一个心理治疗组织做示范工作坊时，一位参与者向他挑战掰手腕。通常情况下，我们会避免这样的交锋，但这次鲍勃接受了挑战。

比赛结束后，这位学员说他最近刚从心肌梗死中康复。他仍在通过过度消耗身体"向他们证明"，以至于心肌梗死极有可能再次发作。另一位心理治疗师也曾因心肌梗死住院。出院后，他去滑雪，在雪道上心绞痛严重发作。后来，他参加了一个工作坊，在那里，他仍在透支身体。他仍在"向他们证明，即使那会要了他的命"。他差点就死了。他在工作坊里努力学习（当然），然后进入 5 岁时的一个早期场景，那时父亲漠视他，说他不像男子汉（5 岁就像男子汉？）。他皱起眉头，握紧双拳，对父亲喊道："我会证明给你看，即使那会要了我的命。"就这样，这个倔强、勇敢的 5 岁小孩在他的生活中一直奔跑着。他听到了这些话，体验到了自己的愤怒，然后感受到了一股悲伤的暗流，父亲似乎不像喜欢哥哥那样喜欢他。于是，他趁热打铁，对父亲说："爸爸，你是个傻子。我是个很好的人，如果你看不出来，那是你的错。我不会为了向你证明我是个好人而杀死自己。我不需要向你或任何人证明任何事。"经过这次工作，他开始松弛下来，工作得更少，奔跑得更少，玩乐得更多。他开始享受生活，而不是"证明给他们看"。

"我要证明给你看，即使那会要了我的命"的人有两个早年决定需要克服。首先，他们必须做出活下去的再决定，然后他们必须做出无论做什么或不做什么，他们都是重要的、独一无二的再决定。他们一直在用自己的行为争取认可，得到的是有条件的安抚，而不是无条件的安抚。

　　处于这种境地的人很难接受无条件的安抚，不过一旦他决定了自己的重要性，这就会变得容易起来。通常，让患者进入一个古老的场景十分必要。在这个场景中，他可以做两件事：（1）告诉他的父母他要活下去，（2）告诉他们自己固有的重要性。有时，与他工作需要突破三度症结，因为他从来没有因为自己的存在而感受过重要。

　　同样，在治疗中走向治愈最重要的一步是治疗师识别出症结。那些"我会证明给你看，即使那会要了我的命"的人很少会看起来抑郁，听起来也没有自杀倾向，直到他们即将走到脚本结局时才会来找我们。在出现组织损伤前，及早识别出这些斗士是非常重要的。鲍勃的第一位分析师告诉他，他（分析师）终于实现了自己的人生理想：良好的职业、漂亮的房子、崭新的敞篷车，这一切都是他梦寐以求的。不久之后，他就死了，死于冠心病，而他的年龄并不比鲍勃大！

　　第二类"我会证明给你看，即使那会要了我的命"的人嗜酒、嗜食、嗜药、嗜尼古丁，他们利用这些物质慢慢自杀。刚开始时，他们情绪低落，缺乏安抚，用愤怒掩饰抑郁，之后，他们开始用自毁来"证明给他们看"。（其他有自毁习惯的人可能是在对其他信息做出回应，比如"如果你不改变，我就用食物杀死自己"，或者"我会差点死于香烟，但我不会真死，然后你就会爱我"。）叛逆的人一边反抗父母自我状态的信息，诸如"要听话""要整洁""要恭敬"，一边服从"不要存在"的禁止信息。

　　例如，一位来访者说："我记得我是从什么时候开始吸烟的。我从妈妈放在咖啡桌上的烟盒里拿起一根烟，趁家里没人的时候，挑衅似的点燃了它。我已经忘记自己为什么生气了，只记得当时非常生气，认为妈妈对我完全不公平。我开始酗酒，因为我没有获得大学三年级的资助。我很愤怒，觉得他们本可以给我一些东西，而不需要为难我。尽管我知道有很多其他方法可以处理愤怒，但有时还是会生气地点燃一根烟或生气地喝一杯酒。"

　　同样，治疗的第一步是帮助患者做出停止用酒精成瘾、食物成瘾、香烟成瘾或毒品成瘾杀死自己的决定。

例如，乔恩说他想戒烟。鲍勃问他是否已经戒了。他说还没有，鲍勃说他愿意在乔恩不吸烟 72 小时后与他合作。这是我们常用的策略，目的是让成瘾者先停止使用有毒的物品。如果他不愿意这样做，那么，我们面对的就是一份"父母"合约，来访者并没有打算遵守。如果来访者同意，并在 3 天后再回来工作，我们就会设置对话。鲍勃为乔恩设置了如下的对话。

鲍勃：在你面前摆两把椅子。好的。现在，在第一把椅子上，你是你的肺。多年来，你一直被这个家伙用烟雾攻击。跟他说话。

肺：嘿，伙计，你在对我做什么？你会害死我的。

鲍勃：不，你是肺，肺。乔恩在对你做什么，肺？

肺：哦，你在给我灌垃圾，伙计。我没法让足够的空气进来，给你足够的氧气活下去。伙计，停止吧。

乔恩：（换椅子。）得了吧，肺，你没有那么疼。

肺：够了就是够了，伙计。我没法再这样工作了。

乔恩：嗯。（停下来，似乎不愿意打破僵局。）

鲍勃：现在成为你的肺，在另一把椅子上，10 年后，如果乔恩继续吸烟。

肺：从现在开始，我没法坚持 10 年。我会在棺材里的。

鲍勃：把这句话告诉乔恩，假装你还没进棺材。

肺：看你干的好事！你快死了，因为我已经被你塞进我身体里的烟雾熏焦了，加热了，淹没了。看在老天爷的分儿上，不，看在你的分儿上，在我们都死前，戒烟吧。心，我——肺，我们所有人。

乔恩：对不起，我会戒的。

鲍勃：10 年后，还是现在？

乔恩：我正要戒。

鲍勃：什么时候？

乔恩：现在。

鲍勃：告诉你的肺。

乔恩：好吧，肺，你赢了。嘿，我也赢了。

　　鲍勃：好，现在是 10 年后的肺，乔恩没有把所有烟都塞给你。

　　肺：好的。嘿，乔恩，多谢了。我现在真的感觉很好。我变得更粉红了，也可以容纳更多空气了。

　　这种体验几乎总是非常强烈。患者通常都能感觉到他们那像涂了柏油的肺。如果他们无法体验，我们就会和他们一起完整地描述自己（作为肺），并添加一些有关病理学知识的信息，如果他们不知道这些信息。我们还提供从他人那里获得的大量关于吸烟的信息：每次的渴望通常只持续几分钟；由于一氧化碳血红蛋白的减少和血红蛋白携氧量的增加，呼吸在 72 小时内会变得更好。我们鼓励人们在戒烟最初的 72~96 小时内，给自己吃些好东西（不是糖），强迫自己喝无糖的液体，用美食代替香烟，以便更快排出毒素。

　　针对嗜食者、酗酒者和吸毒者，基本也可以采取相同的方法。例如，可以为肥胖的人设置脂肪与嘴巴之间的对话，或者 10 年后继续暴饮暴食的身体与合理饮食的身体之间的对话。不管是哪种对话，目的都是让来访者感受到他对自己做的事情的严重性和悲哀性。然后，我们再进入不自杀的再决定。

　　下面是关于一名食物成瘾患者的案例。他叫乔，某天下午很晚的时候才开始谈话。

　　乔：我希望在不饿的时候停止进食。我也希望在吃东西的时候不会自责。

　　鲍勃：呼，我今天下午真的做了很多工作，我不确定我是否还想继续工作——但请继续说下去，让我听完后再做决定。[治疗师可以决定不接受合约，就像治疗师也会不时犯错。没有经验的年轻治疗师（或者经验过于丰富的年长治疗师）最大的问题之一就是他们不拒绝工作或"尝试"做到完美。好的治疗师的标志之一就是愿意冒犯错的风险，然后去处理因犯错而导致的一切。]

　　乔：有时到了吃饭时间，我开始吃东西；我感觉什么也不想吃，但我会一直吃，直到我感到真的很疼，很不舒服为止。

　　鲍勃：关于你的饮食，过去的背景是什么样子的？房子里是什么样子的，谁在那里？（鲍勃开始使用现在时，以便尽可能地促进儿童自我状态进行工作。）

乔：好吧，我回到了奶奶家，那时我还在上高中。我之前与姑妈住在一起，刚搬了出来。她给你的食物只够维持你的能量。

鲍勃：谁曾这样做？（鲍勃放弃使用现在时——一个错误。）

乔：姑妈。然后我被送到奶奶家。如果你表现得不像个垃圾处理器，你就是有病。（此时，鲍勃应该对"你"进行工作，因为"你"是父母的内射，但他再次放弃了。鲍勃累了，如果他拒绝工作也许会更好。）

玛丽：你妈妈去哪了？

乔：我5岁时，父母就离婚了。我先是住在姑妈家，然后是奶奶家。

玛丽：你妈妈是疯了，还是生病了，还是怎么了？

乔：是的。她疯了。

玛丽：住院了？

乔：（悲伤地。）我奶奶的情况是，我妈妈总不能长时间待在我身边。她是个护士，从3时工作到11时，并且早上从来不起床。所以，每次我们想吃东西时，就吃花生酱和吐司。我们一连5天都见不到她。

玛丽：你那时多大？（玛丽显然也放弃用现在时工作了。）

乔：9岁。

玛丽：所以你给自己当妈妈，然后有了一个给你的东西不会超过最低生活标准的女人，然后有了奶奶。难怪你给自己过度喂食。

乔：是啊。我在非用餐时间也会吃很多，压力很大时也会吃很多。比如我有事情要做，但又不知道该怎么做时。

玛丽：你还会怎样养育自己？

乔：我给自己洗澡。

玛丽：你结婚了吗？

乔：结了。

玛丽：你有一个她可以养育你，你也可以养育她的妻子吗？

乔：是的。我们在这方面做得越来越好了。我的妻子有点像我的奶奶。如果我说我想吃三明治，因为我要去某个地方，她就会给我一大袋。

鲍勃不想再工作了。在他看来，我们是在让乔谈论，而不是进入场景。我们了解到了一段历史，但还没有机会工作，鲍勃决定让乔先完成作业，之后再进行工作，那时"儿童"做出再决定的可能性更大。

鲍勃：给你布置一些作业。这周，你可以把自己想吃的东西放在盘子里，吃饱后停下来，把剩下的食物留在盘子里吗？不用管你会浪费什么食物。在这里，你是没法浪费的，因为狗、鸭子、马、牛什么的会把所有东西都吃掉！

乔：好。

鲍勃：只是停下来，看看会发生什么。做个试验。

玛丽：我还听到一个关于养育的大问题。你不抑郁吗？

乔：现在没有。

鲍勃：你上次自杀是什么时候？

乔：几年前。

鲍勃：对此做过什么吗？

乔：是的，我和自己制定了合约，一定要想其他方法解决这个问题。就在那时，我又开始暴食了。

玛丽：你现在在接受治疗吗？

乔：没有。

玛丽：你本周愿意制定一份决定活着以及享受生活的合约吗？

乔：愿意。

团体成员：你们是怎么发现自杀问题的？我没有听到相关的内容。

玛丽：（对患者说出她的答案，而不是对其他成员说，以此强调我们不喜欢谈论别人，而是喜欢对他们说话。）你从小没有受到足够的养育。不知出于什么原因，你被一个不想要你的母亲养大。她把你推给了不同的人，你和她在一起时，她也不关心你。如果护士愿意，他们可以选择更好的班次，而不总是从 3 时工作到 11 时。

鲍勃：所以，至少是间接地，你接收到了"不要存在"的禁止信息。

玛丽：你姑妈也不太想要你，不给你好东西吃。听起来很多人都没意识到你是个多么可爱的孩子。

对话中还出现了其他重要内容。"小教授"的部分比较棘手：当乔制定了不自杀合约，但还没有做出再决定时，"小孩"便开始吃得更多，以此形成隐藏合约。如果回头来看，其中包括的信息是"如果你不吃东西，就是有病"。所以，"小孩"欺骗大家的方式是"看吧，我只是照他们说的做而已！"。如果前任治疗师能在合约之外再达成不自杀的再决定，就更好了；这样也许能阻止乔开始通过暴食自杀。

其他问题：肥胖者可以学会只吃那些对他们有吸引力的食物，避免吃没有任何吸引力的食物。如果坚持这样做，身体迟早会保护自己。其次，大多数肥胖者都会把盘子里的食物吃得干干净净，这是他们顺从旧声音的一种表现。当我们不要求他们吃干净盘子里的食物时，就是在给予他们新信息。他们可以先用"成人"的耳朵听，然后再整合入他们的"父母"。我们通过上述试验中的体验，给了乔重构"父母"的机会。

至于问乔自杀的问题，我们并没有读心术。任何时候，只要我们听到忽视存在的证据，都会怀疑自杀并询问此事。这样，我们就不容易错过明显的，甚至是隐藏的自杀可能性。

即使要了我的命，我也要给你点颜色看看

这些患者看起来很愤怒而不是抑郁，但他们却是朝早死发展的，与那些

有明显自杀倾向的患者、绝望的患者、"努力工作证明给别人看"的患者或成瘾者一样。

想想警察在高速公路上以每小时 160 千米的速度追赶劫匪的情景。想想那些携带枪支、持枪抢劫而入狱的劫匪，他们在狱中继续保持愤怒，刺伤其他囚犯，杀死狱警。这些人在愤怒的家庭中长大，并在成长过程中一直保持愤怒。

在脚本中，当他们为了给别人点颜色看看而害死自己时，与那些因抑郁而自杀的患者没有什么不同。"即使要了我的命，我也要给你点颜色看看"的进阶版患者是偏执狂，他们甚至可能编造出自己的敌人。

我们为加利福尼亚州青年管理局的工作人员提供培训已经有 14 年之久了。这些优秀的工作人员每天都与愤怒的青少年罪犯打交道，在他们愤怒和"反弹"的态度背后，是极度的抑郁。青年管理局的工作人员与这些年轻人接触的方法之一就是在与他们见面时尽早完成脚本核查清单。当被监管的年轻人在核对清单的过程中发现自己有在 25 岁之前就死去的打算时，可能会对严肃的治疗产生兴趣。他可能发现自己可以主宰自身毁灭与否，这个世界并非要对付他，除非他把世界设计成要对付他的样子。渐渐地，他可以学会充分珍视自己，并想要活下去。

成年罪犯也是如此。马丁·格罗德（Martin Groder）曾在马里恩联邦监狱工作，他为成年罪犯制订了一项杰出的计划，其中许多人因谋杀被判终身监禁，不得假释。几年前，我们在那里举办了一次为期 3 天的工作坊，其中一名囚犯正在思考自己的越狱计划，这个计划基本注定他要杀人或者被杀。治疗提供的选择是让他决定不被杀死，放弃他的"即使要了我的命，我也要给你点颜色看看"的脚本。格罗德等人发起的这场运动非常成功地将罪犯转变为治疗师，他们能够娴熟地与其他囚犯（以及监狱外的一些人）打交道。格罗德综合运用了心理治疗、格式塔、原始尖叫、锡南浓游戏[①] 及其他方法。

---

① 锡南浓游戏（Synanon games），是锡南浓社区的活动之一，一种攻击疗法。该社区最开始以温柔关爱为名，后逐渐发展为带有邪教性质的组织，最终被解散。——译者注

总结

至少有四个步骤对抑郁症的再决定至关重要。

1. "成人"的不自杀合约。

2. "儿童"二度症结的工作，即"儿童"反击禁止信息并做出活下去的再决定。

3. "儿童"三度症结的工作。在这一工作中，顺从型"儿童"放弃无价值和不重要的自我概念，自由型"儿童"认可自己的内在价值，并宣布自己值得活下去。

4. 自我再抚育，新"父母"爱护并照顾"儿童"。

第十章

强迫症：案例一则

扎克是一位非常特殊的来访者。他以极大的勇气，在为期 3 天的工作坊中彻底戒除了强迫症。我们并非建议每个有 10 年洗手史、沿固定路线走路以及持续纠结和怀疑的人都可以在 3 天内康复。很多文献表明，像扎克这样的来访者几乎是无法治愈的，我们将与他的工作纳入本书，以期证明治愈是可能发生的。

周五上午，我们以自我介绍开始工作坊。这次共有 14 名学员，一半是治疗师。16 名参加了本月为期 4 周的工作坊的治疗师正在观摩。自我介绍后，我们邀请大家制定合约。"假如现在是周日下午，工作坊已经结束。你已经完成你来这里要完成的任务。当你开车离开时，会有什么不同？"扎克是第五位做出回答的参与者。

扎克：我不再是强迫症患者了。（他一边说话，一边搓手，好像正在洗手，同时目不转睛地盯着地板。他的头发是金色的，很英俊，看起来比 22 岁的年龄更年轻；但从另一个角度来看，由于他显而易见的紧张，则显得更老。）

鲍勃：对你来说，强迫症意味着什么？你开车离开时有什么不同？

扎克：我不会担心撞到别人，尽管我知道我不会。我不会停下来掉头往回开，以确保我没有撞到别人。（他讲述了其他强迫行为，如反复洗手、检查电灯开关等。）

鲍勃：好的。在这次工作坊中，你能不能不做强迫行为？

扎克：可以，我知道这是一条规则。Y 医生向我解释过这一点。（扎克是由扎克的雇主转介给 Y 医生的，他们已经见过两次面。Y 医生又把扎克转介给我们参加此次周末工作坊。之后扎克将继续接受 Y 医生的治疗。）

鲍勃：当你想做某种强迫行为时，能取而代之选择进行性幻想吗？

本周末最重要的工作已经完成：扎克已经同意改变自己的行为，同意时，他必须承认自己能控制自己的症状。我们已经告诉他的治疗师，如果没有事先达成一致，我们不会接受与扎克工作。

鲍勃关于"性幻想"的建议也非常重要。鲍勃认为扎克有能力选择自己的想法。鲍勃之所以要求他进行性幻想，是因为根据我们的经验，"儿童"经常会用强迫的想法和行为来抵御被禁止的性想法和性感觉。这项任务突破了早年的禁止，让我们站到了"自由型儿童"的一边。如果来访者不接受，我们就会知道这是未来工作中的一项重要议题。如果他说他"不能"，我们就会想办法让他向自己证明他"可以"掌控自己的思想。如果他确实允许自己进行性幻想，这可能会带来允许性感的再决定，并放弃强迫症。

扎克：我不明白你的意思。

鲍勃：与其选择纠缠和强迫，不如性幻想？

扎克：哦，不！不，我不想要那个。我不想强迫，也不想去想任何事情。我没有想……（他困惑了，以为鲍勃指责他渴望性幻想。）

鲍勃：你愿意做个试验吗？在今天剩下的时间里，每当你想到某个强迫行为，你愿意让自己进行一次性幻想，而不是去做这个行为或者担心自己去做吗？

扎克：我不明白你的意思。

鲍勃：幻想性爱，而不是纠缠和强迫。

通常，我们不会重复自己的话，而是会询问来访者他认为自己听到了什么，或者会"安抚叛逆儿童"，比如说："哇，我敢打赌，你知道如何让你的父母爬墙。我敢打赌，每当你不想做某件事时，就会出色地完成装糊涂的工作！"扎克则不同。他很害怕，需要鲍勃平静地重申一遍。这一次，扎克让自己理解了任务。

扎克：如果我这样做，我会感到内疚。（他再次搓手，显得很激动。）

鲍勃：这就是问题所在。这正是我要说的。你能不能进行性幻想，而不是纠结和强迫？

扎克：（搓手。）有什么特别的幻想吗？和我妻子，还是和其他女人？

鲍勃：你自己选吧，伙计。不是我的。那是你的幻想。

扎克：（很长的停顿。）我不确定我理解。

玛丽：我有一种直觉，在你小时候，你从来都不能说"不"。（玛丽找到了一种"和善"的方式来面质他的抗拒。）

扎克：你知道，总是有事必须要做。

玛丽：所以你只被允许说"我愿意"或"我可以"。

扎克：大部分是"我会的"。

玛丽：那么，在马拉松团体期间，你想在这里玩一下吗？只要你不喜欢别人让你做的事，就说"我不愿意"。

扎克：这对我来说很难。

玛丽：我知道。到目前为止，你还没有对鲍勃关于性幻想的建议说"不"，也没有说"好"。你对我的建议也没有说"好"或"不好"。

扎克：（很长的停顿。他搓着手，没有回答。）

鲍勃：周末你还想获得什么？

扎克：当我复职时，如果我复职了，我可以表现得……不是很突出……我并不想那样。但我可以不因为强迫症而停滞不前。

玛丽：你的工作是什么？

扎克解释说，他是一名绘图员，已经晋升为主管。他非常认真地对待这份工作，所有东西都会重读一遍，对下属完成的任何工作都不认可。"万一有什么地方错了怎么办？"他极其焦虑。整个团体都显得忧心忡忡。参与者都向前倾着身子，紧盯着我们，扎克身边的男人不停向他伸手，然后又缩回去。没有人出声。扎克解释说，他已经被要求离职，但希望能获得治愈并保住工作。

> 扎克：我现在觉得一切都很渺茫。我的工作要没了，我的妻子还要生孩子。如果我失业了，就得回家在爸爸的农场工作，我不喜欢那里。这是我上大学的原因。我曾希望自己做得很好。

> 玛丽：你抑郁吗？

> 扎克：我不认为这叫抑郁。更像是一种恐惧。可以说是一种焦虑和无助。我希望能做些什么。我的精神科医生没提抑郁症。他说这是强迫症。

我们问到自杀的问题，他说即使被解雇和（或）症状没有减轻，他也不会自杀。

> 扎克：你看，我非常反对自杀。我妈妈曾试图自杀，她……经常……暗示自己会自杀。

> 玛丽：当她第一次威胁要自杀时，你多大了？

> 扎克：11岁吧，我想。

我们询问了更多细节，并了解了他的"儿童"的决定。

> 扎克：我对自己说，我必须完美。如果我为她做了一切正确的事，她就不会自杀。

> 鲍勃：现在我明白了！如果你做错了什么，妈妈可能会自杀。难怪你对性幻想不投入，也不对我或玛丽说"不"。难怪一切对你来说都是恐怖的。你做的任何事都必须达到完美，否则妈妈可能会自杀。难怪你会觉得做什么事都要小心翼翼，一遍又一遍地检查。

> 扎克：是的。我想在离开这里时不用担心犯错。

鲍勃：好的，扎克。我听到你说的了。我想停在这里。（鲍勃停下来是因为他和扎克有了直接接触。另外，鲍勃的解释非常重要，他希望扎克好好考虑一下。）

在下一次会面中，扎克要求工作。

扎克：当艾尔说自己总是担心的时候，我觉得我和他很像。我就是这样。1 天 24 小时都在担心。我无法想象没有担心的生活。

鲍勃：从今天早上开始有性幻想吗？

扎克：没有，先生。我试过了。在这里我试过 3 次。我害怕……我会开始哭泣。我感到非常焦虑。

鲍勃：对性幻想感到担心？

扎克：正在想。我觉得……有点紧张。

鲍勃：然后呢？

扎克：然后我会对自己说，你这么紧张是因为你一直在想性幻想的事，没必要这么紧张。然后我就不会再想了。（扎克停顿了一下，然后开始疯狂地讲述他的工作经历。他认为，持续的忧虑让他成了组里最优秀的员工，这也是他迅速晋升的原因。升职后，他睡得很少，不停担心，症状也加重了。）我本应该批准他们的工作。可如果其他人做得不好怎么办？有人可能会死的。如果我批准的蓝图是错的，有人死了，我就是杀人犯！这种问题让我崩溃。（他双手抱头坐着。）

玛丽：那么此时此刻，你是否做好准备承认你的担忧是过度的，以及你的担忧阻碍了自己的工作效率？

扎克：是的。我就是那时去看精神科医生的。

玛丽：我想更多地了解你。5 年前你担心什么？如果你愿意说。

扎克：担心成绩不够好，担心学得不够多。担心洗手上百次，却永远不觉得干净。我总是担心这些。

玛丽：一直？

扎克：从我 11 岁开始。一直担心锁门。（停顿。）一直担心自慰。我现在
已经不自慰了。但在我看精神科医生前，我一直担心自己是个同
性恋，因为我以前经常自慰。后来我从 Y 医生那里了解到，自慰
和同性恋并不相干。我担心……我把门锁了 5 次，把灯关了 6 次，
同时还是担心自己是不是真的做了。

玛丽：你妈妈威胁要自杀时，你大概几岁？

扎克：大概 11 岁。

玛丽：所有事情一下子都崩溃了，是吗？

扎克：是的。我也是从那时开始有了你们称之为性的感觉。

玛丽：当然。没有人告诉你，这证明你是正常的。

扎克：没有，没人告诉我。关于性。没有。我那时开始自慰。

鲍勃：当然。

玛丽：没人告诉你这很正常。

扎克：哦，没有！我奶奶在我的抽屉里发现了我的内裤，她说："你再也
不许这么做了！我再也不想洗你的脏内裤了。"

玛丽：所以没有人告诉过你，成长和成为一个男人是一件很了不起的
事情。

扎克：没有，我没有人可以谈心。我的父母分手了，我的妈妈要自杀，
这更重要。

鲍勃：他们比你重要？

扎克：我觉得他们更重要。我希望我……我能……能受到更多关注。

鲍勃：你检查电灯开关 6 次，锁门 5 次，他们怎么说？

扎克：他们不知道。大概有 1 年的时间。因为我住在一个远离房子的房
间里，我在那里做这些事。

玛丽：你和家人分开了！（玛丽大吃一惊，想起多年前她治疗过的一个年
轻强迫症患者，她是在房子后面的小屋里长大的。）

扎克：一个小房间，有浴室和衣柜。还有床。家里的卧室不够用。我奶
奶一间，我姐姐们一间，我父母一间。我每天要在外面待两三个

小时，洗手、检查东西。

鲍勃：假装你现在就在那里。在你的房间里。你会怎样向自己解释，11 岁的扎克，你为什么要洗手和检查东西？

扎克：我很怕脏。我必须确保自己是干净的。我担心……如果我身上有细菌，别人感染了，他们可能会死。或者得重病。我得过肝炎，它让我躺了 1 个月，这也许就是我产生细菌想法的原因。

玛丽：你有……关于肝炎你说的是什么意思……或者关于细菌。回到那里。

扎克：我……我想我是从一个脏孩子那里传染的。那个孩子住在隔壁。我不知道。老实说，我甚至从来没有碰过他，但我想我一定是从他那里传染的，我病得很重。他很脏。我穿的是干净衣服。我们家比较干净。他穿脏衣服，讲色情笑话。

鲍勃：这就是他肮脏的地方。他想性的事。

扎克：他更了解性。

鲍勃：看到他在那儿，告诉他，性和细菌是不是一样的？

扎克：我不确定你的意思。肮脏的、不洗澡的人，可能像那个孩子一样，也可能是他们的头脑里很脏。

鲍勃：看到那个孩子在你面前，假装他就在那里，告诉他"细菌来自思想"，还是"细菌不来自思想"。

扎克：不，细菌不来自思想。

玛丽：你确定吗？

扎克：是的。它们不一样，就算一个人两者都有。比如一个孩子不爱干净，还会讲色情笑话。

鲍勃：对，伙计！

他们继续工作，直到扎克承认没有人会因为有性想法和性幻想而生病。扎克在马拉松团体中第一次露出了笑容。

我们把包括观察员在内的所有团体成员每三人分成一组，每组会谈 45 分钟。在三人小组内，他们轮流担任治疗师和来访者，并继续工作。

下午晚些时候，扎克要求开始工作。

扎克：我的三人小组认为我应该告诉你们……我十二三岁时，就知道自
　　　己出了问题。当我……过了一段时间……我觉得自己不能再这样
　　　下去了。所以最后，我去找了爸爸……嗯……告诉了他洗手的事
　　　和一切。我告诉他我想去看心理医生。爸爸说："你不应该为这种
　　　事担心。你这是小题大做。"上个月我告诉他我要去看精神科医生
　　　时，他很不安。他说："别去看精神科医生。我也经常担心。我真
　　　的很谨慎，我不觉得这有什么不对。"

鲍勃：在家里，你的话肯定很难被人听到。

扎克：是的。不论发生什么都不会有很大反应。（长时间停顿。）

鲍勃：你愿意相信你的强迫性思维和强迫性行为在很大程度上与避免性
　　　想法和性幻想有关吗？既然你已经把肮脏和色情区分开了，那么
　　　治愈自己最快的方法之一就是继续进行性幻想。

扎克：我现在有点被另一件事卡住了。就是我的信仰。随之而来的是另
　　　一件事……我不希望人们因为我而死。这是弥天大罪。你会因为
　　　导致某人死亡而下地狱。

玛丽：我不明白你怎么会因为享受性幻想而导致别人死亡？这有什么
　　　关系？

扎克：基督。基督因我们的罪而死。犯下罪行就像导致他死亡。你知道，
　　　想性的事是禁忌。想男孩和女孩……的事情。

玛丽：好吧，扎克，很多信徒都这么做过。即使第一代信徒没有想过性、
　　　没有做过，他们也早就死光了。（众人大笑。）

鲍勃：世界上有那么多信徒，他们只能通过一种方式来到这里，那就是
　　　一人与另一人发生性关系。

扎克：你觉得我应该考虑性吗？

鲍勃：每当你开始纠结的时候，就进行性幻想。仅限今天。看看你做后
　　　会怎么样。

扎克：那我的信仰呢？

玛丽：哦，你太幸运了，你来对了地方。（笑。）你绝对不会相信。这个
　　　房间里有三个牧师和两个修女。

扎克：（环顾四周。）我……真的吗？

玛丽：你们愿意自我介绍一下吗？（在早上的自我介绍中，他们只是说
　　　自己是咨询师。）

五个人都向扎克介绍了自己。

扎克：我之前就想和牧师谈谈。即使最近也是如此。我问过我的精神科
　　　医生，他告诉我不要，因为他们有偏见，而且……对我不好。

杰伊：你和我在同一个三人小组里。还有乔。你不知道你已经和两个牧
　　　师谈过了。

扎克笑了。几个人同时说话。

团体成员：如果你想从世界上最伟大的充满性幻想的信徒之一那里得到
　　　　　真正没有偏见的意见，就问我吧！

　修女：你的心理分析师不了解新神学。

大家花了大约15分钟讨论性和神学。每个人都告诉他，性幻想没有
问题。

玛丽：嘿，扎克，你的父母一定对性非常害怕。奶奶也是。他们没有支
　　　持你的成长。我觉得教会说什么并不重要。你的父母如果对性、
　　　对彼此都一直充满爱意、温暖和快乐，你就不太会在意信仰中反
　　　对性思想的部分。你会以不同的方式使用你的信仰。

牧师：关于这一点，我想说一件事。教会历史上的每一次异端邪说，都
　　　与人体的堕落有关。身体应该是被珍惜和享受的。

鲍勃：你愿意享受你的性幻想吗？

扎克：我愿意。

晚饭前，扎克和一位修女聊了很久，期间玛丽听到她对扎克说："你想好起来，是吗？如果你想康复，就必须按照医生说的去做。如果他给你用青霉素，你就得接受。同样，你也应该有性幻想！"大家都围着扎克。每个人都喜欢他。鲍勃认为他像生了病却深受大家喜爱的四分卫[①]，整个社区都认定他一定能在大赛中表现出色。

周五晚上，扎克又开始了短暂的工作。

扎克：我发现焦虑让我的生活彻底变得一团糟。

鲍勃：说得没错。我让我焦虑，我让我的生活痛苦。

扎克：我不知道。我不觉得是我让自己焦虑、痛苦。我觉得是焦虑让我痛苦。

鲍勃：是谁的焦虑？

扎克：不是我的。

玛丽：那么是谁的？

扎克：别人的。我的焦虑不是自己造成的。而是因为我看到周围的情况……

玛丽：然后决定对他们焦虑。

扎克：不，是环境让我焦虑。

玛丽：再说一次。意识到是你用焦虑做出了反应非常重要。没有人让你焦虑。

扎克：（长时间停顿。）我觉得我的焦虑控制了我所做的一切。它可以驱使我做任何荒唐的事情。

玛丽：我相信这就是你的感受。你曾是个焦虑的孩子，而且你仍然让自己焦虑。

鲍勃：你愿意打开思路，让自己掌控自己的焦虑吗？

扎克：很难掌控。

鲍勃：我知道。现在我说的不是控制住你的情绪，而是你愿不愿意打开

---

① 四分卫是美式橄榄球中进攻团队的一员。——译者注

思路，相信是你在掌控自己的焦虑，而不是别人在掌控。

扎克：我会保持开放的心态。

鲍勃：我想停在这句话这里。

周六早上。

扎克：我觉得我要对这里的一些人负责。昨晚我们聊了很久，我知道他们希望我克服症状。我担心我会让他们失望。如果我没好，他们可能会担心，那就是我的错了。

鲍勃：亲自告诉他们。

扎克：尤其是你，杰伊。我知道你希望我摆脱所有症状，如果我没有……你是个牧师……这会不会对你有什么伤害？

杰伊：不会……

玛丽：等等，杰伊，先别回答。扎克，坐在这把椅子上，假装你是杰伊。如果你是杰伊，你会怎么回答。

扎克：我会为你祈祷，如果我的祈祷没有实现，我会认为那是我的错。我肯定做错了什么。

玛丽：多说点。用夸张的方式。从"我是一名牧师，因此我要对治愈所有人完全负责"开始。

扎克：我是一名牧师，如果出了任何差错，都是我的错。

玛丽：除非我做错了什么事，否则没有人会死或发生灾难。

扎克：不是这样的。不完全是这样。

玛丽：继续说。告诉扎克，牧师，你对扎克的生活到底负什么责任。

扎克：（长时间停顿。）我有责任……不，我没有责任。我没法控制你做什么。

鲍勃：很好！我想你已经明白了！现在，看见你的妈妈，告诉她同样的话。"我没有责任。我不能控制你做什么。"

扎克：妈妈，我没有责任。我不能控制你做什么，真的不能。（他开始哭泣。）我的感觉并不糟。我……感到释然了。（扎克哭泣时，杰伊抱着他。）

周六下午，扎克在他的"自主自我"和"无助自我"之间就三度症结进行了一些非常简短的工作。他接受了自己的信念导致了自己的焦虑的观点。

周六晚上，扎克报告说，他的三人小组希望他意识到自己是个好人。

杰伊：我说的是"可爱"。我没有说"好人"。你也是个好人。

玛丽：好主意。扎克，你愿意假装是爱自己的那一部分的你吗？说说你有哪些地方是可爱的，哪些地方是好的？

扎克：我不清楚我为什么来到这个世界上。

鲍勃：因为你父亲的精子和你母亲的卵子结合了。

扎克：（笑。）这是一种非常奇怪的体验。你说出了人们不该说的话。我正在康复。我的意思是，我不知道自己是否能在不知道原因的情况下说出我很有价值。

玛丽：你的宝宝什么时候出生？（扎克回答。）好，假装你的宝宝出生了，告诉宝宝他是否有价值。

扎克：在我看来，他很有价值。或者是她。是的，你很宝贵。我不知道为什么。你很宝贵。我非常想要个孩子。

玛丽：（走到录音机前，回放他的话。）对自己说同样的话。

扎克：我似乎很有价值。我不知道为什么。我很有价值。我非常想要我自己。我明白了。你的意思是我可以像对待我的妻子和孩子一样对待我自己。这需要一些练习。

鲍勃：去练习吧！你会练习得很开心的。

周日早上，扎克提出了与工作相关的问题，并表示不完全是自己的责任。但他仍然觉得自己有责任。

玛丽：有一些，是的。但听听你夸张的表达。你过去的所作所为就好像世界上到处都是要自杀或杀人的傻瓜。而你是唯一能掌控一切的人。你能让其他人对自己的生活负一点责任吗？

扎克：是啊，我会的。但那些粗心大意的人怎么办？

玛丽：解雇他们。（扎克笑了。）

玛丽：你被骗了。被骗相信你必须为每个人都按下所有正确的按钮。让我来告诉你。过来坐到这儿。（玛丽描述在他面前有一个巨大的配电盘。）现在让你忙着给每个人插上电源。移动你的手……就是这样……让配电盘持续运转。你已经理解了。现在，扎克，我们走到机器后面去。看……你做了这么多工作，却没有一根电线是连着的。

扎克：呼。是的。我明白了。我虚构了这些联系。

鲍勃：（走到白板前，画出脚本矩阵。见图 10-1。）来自你的"父母"的是："要完美。每件事都要做对。努力工作。"从这里来的禁止信息是："不要成功，扎克。不要达成目标。"（鲍勃补充了其他禁止信息。）我希望你思考一下"不要成功"。为了执行这条禁止信息，你变得强迫，因此没有成果。这就是迄今为止你在工作中的表现。你的强迫行为是为了不成功。而不是反过来。如果你一直坚持强迫，就不可能有成功的人生。

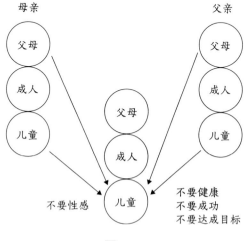

图 10-1

扎克：我认为没有人告诉过我不要成功。

鲍勃：你的父亲告诉过你不要摆脱那些导致你不成功的症状。我的直觉是，他还用其他方式告诉过你。不管怎样……总是批评……不去倾听。

扎克：他很挑剔。我真的不想为他工作。按照他的标准，我什么都做不好。我明白你的意思了。如果我用他的标准，就永远不会成功。是的。他也有同样的问题。他总是忧心忡忡。关心收入所得税，把赚到的每一分钱都记下来。他总是担心把 1 美元落在了哪里，不过他确实也没什么钱。我知道国税局是不会监视他的，看在老天爷的分儿上。

鲍勃：你能看到你的父亲，并且告诉他你们之间的区别吗？

扎克：嗯，我身体比较弱……个子比较矮，体重比较轻，没有肌肉。我……更聪明。是的，天呐，我更聪明。我今天的担心还剩不到一半。我相信我正在康复。

鲍勃：我正在治疗自己。我看到了自己的问题所在，并会想办法解决。

扎克：完全正确。我以前总是听你的。这就是我为什么花了 10 年时间才去看精神科医生。现在，我不会听你的了。我会自己思考。

鲍勃：很好！现在，你能告诉他你自慰没有关系；你有性幻想也没有关系吗？你和你妻子做爱，这也没有问题。

扎克：我不能告诉他这些。他从来没跟我提过性的事。

鲍勃：所以这是你们另一方面的不同。

扎克：呼！我……在和妻子结婚前，经常自慰。这对一个男孩来说是可以的。我还是不相信这对已婚男人来说，也是可以的。

鲍勃：好吧。你有权利拥有自己的信念。只要你允许自己思考，允许自己灵活变通。

扎克：是的。我以前也自慰，那没什么。我……我在这儿发现几乎每个人都会自慰和性幻想。甚至……我以为不会这样做的人也会。我有性幻想，而且我现在很享受。我以前从不享受与妻子的性爱，直到 2 周前，我的精神科医生给了我一本关于婚姻中的性爱的书，我学到了很多，我妻子也是。我很享受和妻子的性爱，这也没关系。

鲍勃：现在告诉你的妈妈。

扎克：好的，她一定会很震惊的。妈妈，我有性幻想，我曾经自慰，我和妻子做爱。这些都没关系。

鲍勃：当我做这些事的时候，我都是好的。

扎克：我很好！我不感到内疚……即使是性幻想！

大家欢呼起来，许多人冲上去拥抱扎克。团体成员向他祝贺了几分钟。他微笑着，大笑着。

"告别"时，扎克收集了大家的地址，并承诺与各位参与者保持联系。他又哭又笑，说自己从来没有这么开心过。他同意在马拉松团体结束后继续与治疗师保持"无强迫行为"的合约。

接下来的 1 周，扎克的治疗师打来电话，对扎克取得的进步表示了极大的赞赏。扎克继续接受了几个月的治疗。当他得知即使自己已经做出改变，雇主仍决定要解雇他时，他开始找工作，并找到了一份类似的工作。他的儿子出生后，他打电话告诉了我们这个消息。

2 年后，扎克带妻子来参加马拉松团体。直到周六早晨，如果不是他谈到了之前的症状，我们甚至没有认出他。他很自信，非常喜欢他的家庭和工作，我们猜他来参加马拉松团体主要是为了向我们展示他的成功。他和妻子一起解决了一些小问题，这次，扎克允许自己体验对父母的愤怒。马拉松团体结束时，他感到自己现在已经足够完整，可以保护自己和儿子免受父母病态的伤害。他的妻子向参与者讲述了之前的经历："我当时非常害怕。以为他们给他注射了一种新型特殊药物，因为他回家后非常高兴和放松。我一直以为药效会消失，但没有。他完全变了一个人。"

在接下来的 3 年里，我们偶尔会收到扎克和妻子的来信和电话。在最后一次报告中，他们的情况很好。

治疗强迫症患者时，我们有一些原则。

1. 第一份合约是来访者停止实施强迫行为，无论这看起来多么困难。如果没有该合约，治疗师和来访者就支持了来访者"不能"控制自己的行为，因此"不能"康复的魔法。这就像同意治疗继续偷窃的盗窃癖患者。

2. 来访者在停止强迫行为时可能非常焦虑，因此我们每天至少提供一次治疗，并倾向于让来访者在工作坊中接受治疗。如果来访者负担不起密集治疗的费用，我们会将其转介至公共机构进行部分治疗，并确保参与治疗的治疗师都对我们的规则了如指掌。这些额外的治疗针对特定目标，比如学会给予安抚和接受安抚。

3. 我们提供短期治疗，而不是长期治疗。治疗师和来访者都必须明确终止治疗的日期，以免陷入"永远"的治疗。

4. 我们提供团体治疗，强迫症来访者倾向于与他人隔绝，因此团体的支持和鼓励对他们大有帮助。同时，因为他们是隔绝的，所以需要朋友。

5. 每当来访者利用信仰支持病态而非健康时，我们希望得到有意愿的神职人员的帮助。如果没有，我们就会把注意力集中在家庭的禁止信息上，就像玛丽所说的"你的父母和外婆一定非常害怕性"。

6. 我们从一开始就强调个人的自主性。个人可以选择自己的行为、思想和情绪。因此，他可以做出新的选择。扎克一旦开始明白是自己让自己焦虑的，他就不再那么焦虑了。

7. 我们见过的强迫症来访者都讨厌自己。治疗师和团体成员必须爱他们，他们才能学会爱自己。

8. 强迫行为是顺从型"儿童"设计出的用来抵御灾难的魔法仪式。治疗师一旦听到，就会对来访者的魔法进行面质。不过，在来访者停止强迫行为之前，治疗师并不一定需要了解他们的整个魔法信仰体系。当来访者丢掉一个魔法时（就比如扎克区分了"肮脏"和"下流"的区别），他就走上了健康之路。治疗师也不需要知道来访者用强迫行为抵御的所有潜藏感受和想法。扎克对父母的愤怒是他的病态背后一个极其重要的方面，但在治疗结束后的 2 年里，他的愤怒都一直掩埋着。我们敦促治疗师快速工作而不是彻底工作。强迫症来访者与强迫症治疗师工作不是良好的组合。

9. "产生性幻想" 是很好的开端。

第十一章

恐惧症：一个周三的下午

在每个为期 4 周的工作坊中，我们都会留出专门的时间治疗恐惧症来访者。这个周三下午，我们在黑板上列出了参与者的名单及其恐惧的内容，然后开始工作。

玛丽：我想从日本老鼠开始，这听起来很有趣。好吗，爱子?

爱子：我不觉得它们有趣。我愿意开始。

玛丽：会很有趣的。首先，我知道美国老鼠和墨西哥老鼠，但我从来没见过日本老鼠。它长什么样?

玛丽在为一出喜剧做铺垫，因为我们发现，相比于需要放松和平静的经典脱敏方法，来访者在玩耍和享受的过程中更容易脱敏。玛丽请求对老鼠进行描述，这样她和爱子就能看到同一种生物。

爱子：它有 8 厘米长，尾巴也有 8 厘米长。它很丑，是棕色的，毛茸茸的，有一双黑溜溜的眼睛。

玛丽：有点可爱。它有什么实际的危害或危险吗?

爱子：是的，它会携带细菌。

鲍勃：比如会带到你的手指上，邻座的手指上……还有嘴巴里……

爱子：（笑。）它会进入食物。

玛丽：好吧。一切都得吃。所以……假装现在我正拿着一只日本老鼠，我在它脖子上套了一个可爱的金项圈。这是一只棕色的老鼠，8厘米长，加上8厘米长的尾巴……眼睛黑溜溜的。

爱子：它能从项圈里跑出来吗？（显然，在问这句话的时候，爱子已经融入了这个场景。）

玛丽：不能！项圈非常坚固，系在一条60厘米长的纯金链子上。链子上还固定着一枚别针。我会把别针插进地毯里，而老鼠只能在60厘米的半径内移动。我应该把别针插在哪里……离你多远？

爱子：那儿。（离她的椅子大约4.5米。）

玛丽：好的。看到它了吗？它在圈里跑来跑去。告诉它你在体验什么？

爱子：它让我毛骨悚然。

玛丽：告诉它，你为什么觉得它让你毛骨悚然？

爱子：（笑。）在没有预兆的情况下四处乱窜。

玛丽：好，你看到它带着还钉在地毯上的链子四处乱窜。你愿意告诉它，当你看到它时，你会吓到自己，让自己毛骨悚然吗？

爱子：是的，我确实吓到自己了。

玛丽：意识到了吗？

爱子：是的。

玛丽：再多说点。

爱子：我还记得我变得非常害怕的时候。那是我父亲住院的时候。我陪着他，照顾他，然后给他拿干净衣服……给他穿衣服……衣服里有一只死老鼠。（明显颤抖。）

玛丽：哦，原来你是被一只死老鼠吓到了？

爱子：我觉得它好像把东京所有老鼠都派来复仇了……我看到到处都是老鼠，我害怕活的老鼠。

玛丽：你想先对付这只活的，还是先对付死的？

爱子：活的。

玛丽：好的，告诉它你现在的感受。

爱子：我很好。它没有注意我。

玛丽：你正在体验什么？

爱子：我的恐惧正在向它伸手，吸引它的注意。我有一种感觉，任何动物看到你害怕，就会攻击你。

玛丽：是啊，这是一种古老的看法。如果它攻击你，你会怎么做？会发生什么？

爱子：我不知道。我害怕……它可能会爬到我身上，或者我不小心踩到它，然后杀了它。（颤抖。）

玛丽：我听到你害怕它爬到你身上，但一想到会杀死老鼠，你听起来更害怕。

爱子：我从没想过这个问题。我想是这样的。

我们喜欢以简单的方式对恐惧症进行工作……一次只针对一个场景。现在我们突然有了很多问题，使工作变得复杂了。

玛丽：爱子，我听到我们有几个地方可以去。你父亲住院了，你害怕杀死老鼠，害怕死老鼠，害怕活老鼠。要处理的问题太多了。你愿不愿意现在只处理活老鼠的问题，因为我们已经开始处理这个问题了……其他问题留到以后再处理？

爱子：我觉得这是个好主意。是的，我愿意。我知道关于父亲我还有工作要做。

玛丽：好的，回到这只老鼠身上。我要把它拿起来交给鲍勃保管。（哑剧表演。）

鲍勃：我该拿它怎么办？我会把它放进这个小盒子里。它在那里会很安全。

玛丽：好的。现在，爱子，我要你过来坐在地板上，成为一只漂亮的日本老鼠……并描述一下自己。你愿意吗？

爱子：（笑着爬来爬去。）我行动非常快，我可以爬到任何东西底下。我熟悉周围的路，知道如何得到我想要的东西。

团体成员：说得对！

爱子：（微笑。）没错。我行动迅速，熟悉路况，知道如何得到我想要的东西。（她在为自己拥有这些品质自豪。团体成员欢呼鼓掌，因为他们同意爱子的这个描述，她非常聪明和成功。）

玛丽：很好！现在回到你的座位上。我要把老鼠拿回来，放到原来的地方。（鲍勃假装把老鼠从盒子里拿出来递给玛丽，玛丽假装把针插在地毯上，然后把老鼠放下。）

这时，我们通常会把来访者害怕的东西向她靠近，每次几厘米，如果来访者表达舒适并希望更近一些。每当她感到恐惧，我们就把它移回去，并让来访者告诉老鼠她是用怎样的幻想来吓唬自己的。还没等我们建议爱子把老鼠移到离她更近的地方，爱子就坐到了幻想中的老鼠旁边。她假装把它拿起来，用另一只手抚摩。

爱子：它其实并不可怕。它没有动。它很柔软。

玛丽：你有一只喜欢按摩的日本老鼠。

爱子：（笑。）

玛丽：你能接受它吗？即使它会动？

爱子：我不想让它动。我一松手，它就会动。我不想让它朝我跑过来。

玛丽：你愿意用双手把它推开吗？

爱子：愿意。（她放开老鼠，假装把它推开。）我还没准备好处理杀死它的问题。

玛丽：下次？

爱子：是的。我很好。我不害怕。谢谢。

玛丽：如果你愿意，可以看看自己与一只活老鼠在一起时怎么样。雅各布（住在附近的一个男孩）的笼子里有一只灰鼠或田鼠。我记不清是哪种了。

爱子：我想试试。我会做的。（她去做了，并在下一次会面时报告说，她拿着田鼠时一点也不害怕。）

下一位来访者害怕蝴蝶和飞蛾，她想象有一只色彩鲜艳的蝴蝶被关在一个小小的银色笼子里。她告诉蝴蝶，她害怕蝴蝶飞来飞去，害怕"你会飞到我的头发里、耳朵里或脖子上"。（她的声音非常稚嫩。）

> 玛丽：好的。现在再说一遍，说："你可能会飞到我的头发里、耳朵里或脖子上，而我是个如此小的小女孩，所以没法阻止你。"
>
> 瑞娅：我是这样一个……真是胡说八道。那我得还不到 1 岁。
>
> 玛丽：那就说事实。

瑞娅告诉蝴蝶，她，瑞娅，可以保护自己，也会保护自己。为了完成脱敏，她假装抓住了飞来飞去的蝴蝶。

> 玛丽：它在飞。在你手上。你的手有什么感觉？
>
> 瑞娅：感觉很轻。有点痒。
>
> 玛丽：这种感觉还好吗？
>
> 瑞娅：是的。是的，还好。
>
> 鲍勃：有点性感，不是吗？
>
> 瑞娅：我不确定。（咯咯笑。）但我一点也不害怕。

周三下午的第三位来访者希望不再害怕鸟类。由于我们已经进行了两个想象的场景，鲍勃询问了有关鸟类的早期场景。罗斯玛丽想起了 5 岁时的一个场景。一只麻雀飞进了她家，妈妈把麻雀困在浴室里，关上浴室门，让麻雀无法进入屋内其他地方。母亲一直在歇斯底里地哭泣，直到父亲回家把鸟儿放了出来。鲍勃请罗斯玛丽回到那里，隔着紧闭的门与小鸟对话。"我害怕你，因为……"罗斯玛丽开始说话，但她找不到害怕的理由。她说："小鸟不会伤害我。"她把门打开，刚好可以窥视里面。她报告说，那只鸟在浴室里乱飞。她说："小鸟，可能受伤的只有你。"她感觉自己是非常小的孩子，她为小鸟哭泣，然后鲍勃问她是否愿意为小鸟做点什么。她想象自己飞奔进浴室打开窗户，让小鸟飞走。她告诉母亲，她不再接受母亲的恐惧。下午晚些时候，她真的走进我们的一个大野鸡笼，去喂野鸡。第二天，她给鸡鸭喂食，甚至抚摩它们。她可以尽情地观赏我们庄园里的各种野生鸟类，而且一点也不害怕。

在老鼠、蝴蝶和鸟的案例后，鲍勃宣布，当天下午的时间只能留给有恐高症和游泳恐惧症的人了。

鲍勃：有恐高症的人请坐在我前面的地板上，这里，你们可以看到车道对面靠在屋顶上的梯子。（9个人一起坐在地板上，他们可以看到门外的车道。）

玛丽：哇，一个小组里有这么多恐高的人。如果你不害怕爬梯子上屋顶，就不要加入这个小组；我们稍后再讨论其他类型的恐高症。

鲍勃：如果你特别害怕，但能够不顾恐惧地攀爬，那么就重新加入。现在，我要做的是让你幻想一些事，每当你感到害怕，哪怕是一丁点儿害怕，都要举起你的左手。那时，即便只有一只手举起，我也会停下。这是你自己的选择。你不是必须爬梯子，没有任何压力。（很多时候，因为父母或同伴的压力，害怕的孩子还是会爬；我们希望他们从自由而非顺从的"儿童"去做。）我不希望任何人吓到自己。只是去做让自己感觉好的事。好。想象你打开玻璃门，穿过车道。一步一步走到梯子脚下。这个三脚架梯子非常稳固，此外，你在工作坊的所有朋友都会扶着它。他们抓着梯子，抓得很牢，所以梯子不会向任何方向滑动。明白吗？我希望你们看着梯子，不要闭上眼睛；你们有些人闭着眼睛，闭着眼睛爬梯子是很危险的。（大家笑了。）你不能闭着眼睛爬梯子。我不会闭着眼睛爬梯子（"你"听起来像是鲍勃的"父母"在说话，所以他换了一个说法。）你要学习如何安全地爬梯子。你们每个人都要假装自己是第一个爬梯子的人。接下来，你要抓住梯子的两边，用双手抓住，或者抓住梯级，如果你们喜欢抓住梯级。无论哪种方式都是安全的。你的朋友们站在周围扶着梯子。把一只脚放在最下面的梯级上。站在那里，一只脚踩在最底层的梯级上，另一只脚踩在车道上。你牢牢地抓住梯子，这样你就不会摔倒（我们不说"摔落"或"滑落"，因为这些词往往是被动的。摔倒并不是"发生"在人身上，而是人会摔倒。）确保你的鞋子也能够抓紧，如果你穿的鞋子很滑，就从梯子上下来，把鞋子脱掉，光着脚走，或者去你的房间换一双更好的鞋子。好。你的脚非常安全，非常、非常安全。你的脚不会打滑。现在，你的第一只脚踩在最底层的梯级上，把你的第二只脚抬起来，双脚稳稳地站在第一梯级上。你体验到了什么？

安：我感到对未来的焦虑。

鲍勃：退回去。如果你处在未来而不是现在，就回到地面上。还有其他人焦虑吗？每个人都舒服吗？当我跟这些人说话时，你们其他人暂时假装自己在另一个梯子上。你的焦虑是什么？

安：我可能会……掉下去。

鲍勃：你紧紧抓着梯子，双脚牢牢踩在梯级上，怎么会掉下去呢？

安：除非我自己吓自己。

鲍勃：就算你把自己吓得再厉害一些，又怎么会掉下去呢？

安：没错，我不会。

鲍勃：那你是否愿意说："如果我抓紧梯子，就不可能从梯子上掉下去。"

安：没错。只要我抓紧就不会。

鲍勃：好。你可以看到下面观众席上的爸爸妈妈，并告诉他们"我不会从梯子上掉下去或跳下去"吗？（这是"再决定"的开始；我们要求她在"儿童"中宣示自己的力量。）

安：我不会从这个梯子上掉下去或跳下去。

鲍勃：你妈妈做了什么？

安：她很紧张。

鲍勃：回应她的紧张。

安：你想紧张就紧张吧。我不会跳下去或掉下去的。（许多童年期的恐惧都源于"过度脚本①"，即"烫手山芋综合征"；父母因为害怕而吓唬孩子，从而将自己的恐惧传递给后代。）

鲍勃：好。你爸爸做了什么或说了什么？

安：他为我感到骄傲。

鲍勃：很好。他说了什么？

安：好极了。

鲍勃：好的。贝丝，你害怕什么？

贝丝：我害怕从梯子换到屋顶。

鲍勃：你现在是在第一层，不是顶层。待在第一梯级上，看见你的父母，告诉他们你不会跳下去或掉下去。（许多恐惧症都是通过预想未来得以维持的，而不是停留在当下，当下其实没什么好怕的。）

贝丝：我不会跳下去或掉下去。

鲍勃：很好。你妈妈说了什么？

贝丝：马上从梯子上下来。你可能会伤到自己。

鲍勃：回答她。

贝丝：真是胡说。我才爬到第一级。

鲍勃：再跟她说一遍，我不会伤到自己的。

贝丝：我不会伤到自己的。

鲍勃：你爸爸说了什么。

贝丝：我不知道。

鲍勃：猜一猜。

贝丝：你不会伤到自己的。

鲍勃：很好，在幻想中带着他一起抵消妈妈的话，好吗？

贝丝：好的。

鲍勃：安和贝丝，你们愿意把脚放回第一梯级上吗？（她们点头。）好的。

---

① "过度脚本"的详细解释请查看《人生脚本》第十五章 E 部分，简单来说就是指父母把某些问题传递给孩子后，自己才会感到放松。——译者注

把一只脚放在梯级上，然后把另一只脚慢慢地、坚定地抬起来，放在梯级上。坚定地站在那里。你们有什么感觉？

安和贝丝：还不错。

鲍勃：其他人还站在第一梯级上吗？好的。请你伸手抓住你的手所在的梯级，每次一只手。好好抓紧。现在把你的脚抬到第二梯级上，一次一只脚。先移动一只，然后是另一只。现在你已经站在第二梯级上了。如果感到紧张，请举起左手。（这次没人举手。）好的。环顾四周，看见你的父母在下面，你愿意告诉他们"我不会从这该死的梯子上掉下去或跳下去"吗？

（大家都这样做，然后大笑。）

我们说脏话并不是偶然的。我们想尽一切办法吸引"自由型儿童"，其中一个办法就是使用脏话。所有孩子在某些时候都喜欢说脏话，这里使用脏话会鼓励恐惧症患者不再听从父母的禁止信息，不再顺从。

鲍勃：你们当中谁的母亲有什么反应吗？

贝丝：（作为母亲。）从梯子上下来，我告诉过你。

鲍勃：回应她。

贝丝：没门儿。（笑。）

鲍勃：还有其他反应吗？

艾尔：我妈妈不介意我爬梯子，但很生气，我说"去你的"。

辛迪：我的妈妈说"你让我很紧张"。

鲍勃：回应。

辛迪：（听不清。）

鲍勃：大声喊，让她听见！

辛迪：我不紧张！

布拉德：我妈妈说："小心！"

玛丽：这是什么意思？回应她。

布拉德：意思就是……你知道的……照顾好自己，抓紧了，不然你会掉下去的。

玛丽：回应。

布拉德：别担心，我会抓紧的。

玛丽：找到一种既安全又不顺从的回应方式。

布拉德：我会照顾好自己的。

鲍勃：其他母亲还有什么要说的吗？

迪伊：我妈妈坐在一旁，微笑着说："你认为你很勇敢。等你爬得更高，梯子会打滑的。"

鲍勃：回应这个问题。首先，问问你的朋友们，当你爬得更高时，他们是会紧紧抓住梯子，还是会把梯子推倒？

迪伊：你们会推倒它吗？

团体成员：不会。

鲍勃：你相信他们吗？

迪伊：当然。

贝丝：我爬得很好。我妈妈警告我会头晕。

鲍勃：回应。

贝丝：我很强壮，也没有生病，而且我这辈子都没有头晕过，尽管你们一直在说头晕的事。我非常安全。嘿，这是真的。我这辈子都有恐惧症，就是因为你那该死的、虚假的头晕。而你……你，妈妈，也从来没有头晕过。你为了达到自己的目的，假装头晕。嘿，我不再害怕了。我对此很高兴。

鲍勃：父亲们还有什么要说的吗？

艾尔：我爸爸想让我爬快点。

鲍勃：回应。

艾尔：我很享受，没必要爬得更快。我会慢慢来。

鲍勃：准备好爬上第三梯级了吗？好。手在梯子上往上移。（注意他说的话转换成了命令式。）向上移动第二只手，抓牢，向上移一只脚到下一梯级，保持平衡，现在向上移动你的第二只脚。有人害怕吗？

辛迪：我害怕。

鲍勃：回到第二梯级。你感受到什么？

辛迪：我的胃在翻腾，感觉喘不过气来。

鲍勃：你翻动自己的胃，并且抑制住了自己的呼吸。告诉你妈妈："当
　　　我爬到这么高时，我会让自己的胃翻腾，并且会屏住呼吸。"

辛迪这样告诉了妈妈。

鲍勃：她说了什么？

辛迪：当然，因为你害怕！

鲍勃：回应。

辛迪：我不想要那样做。我想要爬到顶端。

鲍勃：不想要。（鲍勃在提醒她"想要"和"自主"之间的区别；人们可以
　　　永远"想要"，却不会"做"任何事。）

辛迪：我现在呼吸顺畅多了，胃也不翻腾了。我不再吓自己了。

鲍勃：告诉你妈妈，我不会掉下去或跳下去。

辛迪：我不会掉下去或跳下去，梯子也不会在我脚下坏掉。

鲍勃：她有什么反应吗？

辛迪：没有，但她不相信我是安全的。

鲍勃：你愿意告诉她，"我才不在乎你相不相信我"吗？

辛迪：我不在乎。我才不在乎你相不相信我。那是你的问题。

鲍勃：想登上第三梯级吗？

辛迪：想。

鲍勃：你体验到什么？

辛迪：这次我感觉很好。

鲍勃：（对大家。）在第三梯级上还有其他麻烦吗？

　安：我为自己感到骄傲，我的心怦怦直跳……

鲍勃：你正在头脑里说什么，从而让你心跳加速？

安：我可能会掉下去摔死。

鲍勃：你能不能换另一种说法，我不会掉下去……

安：我不知道。

鲍勃：谁掌控你掉下去的事？

安：我。我不会掉下去。我不会杀死自己。

鲍勃：再说一遍。

安：我不会掉下去。我不会杀死自己。我看到妈妈跑出房间，把脸埋在一个枕头里，而我爸爸在欢呼。

鲍勃：他说什么？

安：他说你真是个好女孩，害怕的时候还能爬。

鲍勃：告诉他你是个女人，不是女孩，现在你是否还在吓自己？

安：我现在很好。我是个女人，我没有吓自己。

鲍勃：真的吗？（对她不太确定。她点点头。）太好了。大家都好吗？有人不舒服吗？（环顾四周。）好，你能不能俯视这群帮你扶梯子的人，告诉他们："我比站在地面上的你们看得更远。"

所有人同时说，有些人说得很小声。

鲍勃：来吧，充满激情地说出来。（笑。大家都这样做，也笑了。）好。现在，请你们按照之前的方式，紧紧抓住梯子，爬到第四梯级。现在环顾四周。大家都爬到第四梯级了吗？大家都好吗？怎么了，布拉德？（他已经举起了手。）

布拉德：我开始发现焦虑了。（鲍勃决定不纠结"发现"这个词。这种表达就像发现一朵乌云或一片麻疹一样。）

鲍勃：好吧，回到第三梯级。你是怎么吓到自己的？

布拉德：我可能会掉下去。我觉得很羞愧，事实上，我从来没有在现实中爬过这么高的梯子，我可能会掉下去。

请读者记得，此时我们仍在会议室里：与会者仍坐在地板上，从玻璃门向外望着梯子。没有人真的在梯子上。这就是幻想对生活来说多么真实的写照。

鲍勃：你打算怎么掉下去？

布拉德：我不知道。

鲍勃：你会松手向后摔吗？

布拉德：当然不会。

鲍勃：当然，那就告诉你妈妈——我当然不会掉下去。

布拉德：我当然不会掉下去。

鲍勃：你父母怎么说？

布拉德：我爸爸说"继续吧"。我妈妈说"注意"。

鲍勃：用德语回应她。（德语是这位来访者的母语。）

布拉德：（说德语。他的朋友也来自德国，翻译道："你不用担心我，我已经长大了。"）

鲍勃：现在好吗？（布拉德点头。）好。大家在第四梯级上都舒服吗？好。现在到第五梯级，看看比起低梯级，你能多看到多少东西。你可以看到池塘、鸭子、马和牛，还有我们牧场里盛开的可爱的李子树。看到这些了吗？大家都舒服吗？很好。多花点时间……也许你能看到翱翔的老鹰……也许你能看到更远的高山。看看你站在地面上错过的所有新事物。尽情享受吧。大家都还好吗？

布拉德：我很害怕。

鲍勃：回到第四梯级。你在那儿还好吗？

布拉德：在那儿我很好。

鲍勃：好，向你的妈妈和爸爸解释一下第四和第五梯级的区别。

布拉德：好吧，第四和第五梯级没什么太大区别。我在往上爬。这次感觉很好。

鲍勃：非常好。你看到了什么？

布拉德：我看到鸟儿在飞，看到树，感觉到微风拂面。所有这些人都在仰脸看着我。我感觉很好。

　　这项工作的目的之一是通过让人们专注于"此时此地"的趣事，而非预测未来可能发生的事，从而摆脱恐惧。因此，我们会引入任何我们想到的东西，将来访者的注意力转移到当下——鸟、牛、景色等。通常，对任何人来说，摆脱不良情绪的最简单方法之一，就是学会觉察周围环境中发生的一切——看到翱翔的雄鹰、盛开的梅花，听到鸭子嘎嘎的叫声、夜莺的啼鸣，感受微风拂过肌肤以及温暖的阳光。

迪伊：我对梯子感到厌倦了，觉得不值得再爬上去了。

玛丽：那就别爬。如果不激动人心，那就没有任何价值。（迪伊是个破坏者，我们不想让她破坏别人的这趟旅程。）

鲍勃：你不能参加这次旅行了。（鲍勃的做法很高明，不过他之后还可以回去和她一起工作。了解她为自己设置了被拒绝的陷阱时有何感受以及教她认识自己的所作所为是很重要的。）

贝丝：我不害怕，我现在想对父母说几句话。因为在我的幻想中，爸爸出来和妈妈争吵，说："看在老天爷的分儿上，让她去吧。她正在享受呢。"然后我妈妈就对他说了些贬低的话，让每个人都很害怕。

玛丽：你在试图改变你的妈妈。

贝丝：好吧，但我想对她说的是，我再也不听你的了。

玛丽：非常好。好的。

鲍勃：还有谁有话说？

艾尔：我有，对妈妈说。你一生都很紧张，你会继续紧张下去，那是你的包袱。（欢呼声。）

普兰：我想说的是，妈妈，你以前经常爬树，你经常告诉我你是怎么爬到树顶的，而我总是不敢爬。好了，今天我也爬了，我不会掉下来摔断脖子的。

玛丽：告诉你妈妈，你可以成为一名优秀的爬树者，即使这是她的专长。

普兰：我会爬得和你一样好。

玛丽：即便她可能不喜欢？（玛丽识别出她真正害怕的是与充满嫉妒的

母亲竞争，因为她实际上在说"不要和我竞争"。)

普兰：即便如此。我这样做是为了自己。尽管是你先做的。

鲍勃：还有人吗？好。现在上到第六梯级。我在屋顶上等你们。大家都好吗？

辛迪：我觉得自己离扶梯子的人很远。

鲍勃：而你离我更近了。(鲍勃说完这句话后，认为他可能犯了个错误，因为他鼓励了一种他不想要的移情，但他决定再等等，看看这会不会妨碍以后真正去爬梯子。现在仍然是幻想之旅。)

辛迪：没错。(笑。)

伊芙：我害怕。快到我从梯子爬上屋顶的时候了，我听到爸爸正在说梯子可能会倒。

鲍勃：我向你保证，梯子不会出任何问题。(这似乎有些武断，但从经验和统计数据来看都不会出问题，梯子很安全，扶梯子的人也很安全。)梯子很安全，屋顶也很安全。它不会倒。

伊芙：我爸爸很担心……

玛丽：在现实生活中，爸爸会替你思考吗？

伊芙：嗯，是的。

玛丽：你愿意告诉他，你可以自己测试情况……或者还是告诉他你需要他的大脑。哪个是真的。

伊芙：嗯。爸爸，你肯定替我想了很多。

玛丽：爸爸，我让你替我想了很多。

伊芙：你喜欢替我想很多事情。我可以自己思考。(众人欢呼。)

鲍勃：好的。还有一个梯级。现在大家都吐口水……看谁吐得最远。

参与者：如果大家都向我吐口水，我就不扶梯子了。(大家都笑了。)

鲍勃：这次我们这样。下次我们从屋顶吐口水，顺风朝着扶梯子的人的方向。(大家又笑了。)

鲍勃：现在，把你的右腿移到屋顶。现在移动左腿。放开梯子，你站到了屋顶上。大家都到屋顶上了吗？

布拉德：当我……当你说放手的时候，我有一瞬间很害怕。我想等……然后我就松手了。我认为我没有问题，不过真正测试的时候才知道。

鲍勃：好的！准备好接受真正考验的人都到外面来。其他人也是……你们其余的人扶住梯子。

团体成员：等等……我得去拿我的相机。

几个人跑去拿相机，几个攀爬者把穿的凉鞋换成了网球鞋。鲍勃爬上梯子，登上了屋顶。

鲍勃：好的。一次一个人。谁先来？

几个人快速轻松地爬了上去。当他们爬到屋顶时，下面的人群欢呼、鼓掌、拍照。当布拉德爬到顶端时，他笑得合不拢嘴。

布拉德：我做到了，我做到了！我不害怕！

其余的人，甚至是叛逆的迪伊，都争先恐后地爬上梯子，来到屋顶。他们站在倾斜的屋顶上，环顾四周。

我们处于圣克鲁斯山脉之一的圣母山的一侧，可以看到其他山坡上点缀着绿色的牧场、鲜活的橡树和红杉树。南面是蒙特雷湾，在海湾对面，我们可以看到蒙特雷半岛，背后是大苏尔山脉。景色美不胜收。我们脚下，是牧场的"湖"，鸭子在湖面游动。一群鸭子向他们嘎嘎叫，他们也嘎嘎叫，大家都笑了。鲍勃逐一打量他们（来访者，不是鸭子），确保他们没有掩饰或压抑残存的恐惧。团体中有一个人仍然害怕回到梯子向下爬。鲍勃让她告诉幻想中的父母她不会掉下去或跳下去；然后她上下梯子好几次。下面的人欢呼起来，她向他们挥手，然后继续下梯。其中一位参与者一直在用拍立得相机拍照，并送给每位前恐惧症来访者一张在屋顶的合影。我们邀请他们在工作坊的剩余时间里继续上下梯子。

他们中有些人要求对其他恐高症进行额外的脱敏治疗，有些人则认为一次脱敏治疗就足够了。周末，有些人去了大苏尔山攀岩，有些人在旧金山乘坐了室外电梯。下个周三，包括伊芙、布拉德、辛迪和艾尔在内的一大群人在圣克鲁斯海滩游乐园乘坐了摩天轮和过山车。

接下来我们去了泳池。为了便于与恐惧症来访者一起工作，泳池温度保持在29~32℃之间，因为在温水中他们更容易放松。鲍勃将参与者带到泳池边，让他们坐在台阶上，双脚浸入水中。其他人是加油助威团，坐在深水区的一侧。

鲍勃要求每个人准确描述自己的恐惧。"你害怕鼻子进水？""你的嘴？""你的喉咙？""你的肺？"在听到他们的恐惧后，鲍勃邀请他们一起下到浅水区。除了乔，其他人都照做了。他们一个个把脸伸进水里"吹泡泡"。鲍勃为他们做示范，发出巨大的鲸鱼般的声音。他们笑着模仿他的动作。他们彼此之间以及与鲍勃之间展开了噪音大战。这既有趣又好玩，还很刺激，每个"儿童"都已经不再那么害怕了。他们互相吹了几分钟水后，鲍勃走到乔面前。

鲍勃：你愿意把头埋在水里多久？

乔：完全不愿意。

鲍勃：告诉水。

乔：水，我不会把头伸到你里面。

鲍勃：告诉水，你害怕它会淹死你。

乔：水，你会淹死我。

鲍勃：告诉水如何淹死你。

乔：你可能钻进我的肺里淹死我。

鲍勃：告诉水，你没有办法把它挡在外面。

乔：（笑。）那是胡说。

鲍勃：对，告诉水这点。

乔：我可以把你挡在我的肺外面，水。

鲍勃：告诉水，你不会让它淹死你。

乔：水，我不会让你淹死我。

鲍勃：现在把这句话告诉你的爸爸和妈妈。

乔：不，是我哥哥。是他把我扔下去的。

鲍勃：好，告诉你哥哥。

乔：皮特，我不会让你淹死我的。你当时比我个头儿大，但现在不是了。我不会让你淹死我的！

鲍勃：好，现在把你的头放进水里。

乔照做了，一开始只有几秒。过了一会儿，他愿意和其他人一起玩噪音游戏了。观察员们欢呼。

有时，鲍勃会拿起秒表，一次脱敏1~2秒。有时，他会先用幻想的方法，让来访者想象把头放进水里。他会用秒表计时，时间逐渐延长。这次则不需要。当乔与水对话时，他便开始接触到自己最初的恐惧。另一位来访者回忆起早期的一个场景，父亲没有像他承诺的那样在滑梯底部接住她。她进入与父亲在一起的场景，并做出了再决定。她意识到她已经不再需要父亲抓住自己了。这样，鲍勃就把再决定工作和脱敏工作结合在一起。

鲍勃询问是否有人对水有挥之不去的恐惧。有一个人害怕水进入喉咙而窒息，于是鲍勃让她把水含在嘴里，向后仰头，然后漱口。她在水下张开嘴巴，发现自己可以吸入水，也可以吐出水，却不会被呛到。有一个人害怕水流进鼻子，鲍勃让他故意尝试用鼻子把水吸进去。这很难做到，成功的人有时会抱怨吸水刺痛了自己。鲍勃问他是想放弃对水的恐惧去游泳，还是想让一点刺痛阻止他。鲍勃用手掬水，把水吸进鼻子，然后又吹出来。

现在，所有参与者都开心地低着头，吹着泡泡，互相喷吐水流。他们准备好继续前进了。鲍勃请他们坐在池边看他漂浮。他演示了如何依靠自己轻松地漂浮起来。他仰面躺在水中，双臂伸直举过头顶，全身放松，让水托起他的身体、双腿、双臂和头部。他也演示了把双手移到身体两侧时，脚如何向下移动就能仍旧保持漂浮，同时只有头部露出水面。（除了很瘦的孩子，以及非常瘦的成年男女，大多数人都能浮在水面上。鲍勃只遇到过3个无法漂浮的人，他们没法学会漂浮。他鼓励他们系上软垫腰带保证安全。）

现在，鲍勃演示了当他排出肺里的空气时，就会下沉。他提醒他们，在漂浮的过程中，他们仍旧可以控制自己的呼吸。如果他们深吸一口气，然后吹出足够的空气以保持漂浮，然后再深吸一口气，就不会沉下去。他演示了这一点，呼出足够的空气以保持漂浮，但又不会呼出太多从而让头下沉。然后，他询问哪位愿意先来学习漂浮。

乔首先自告奋勇。

鲍勃：好的，我要请你躺在水里，就像我做的那样，我会用手托住你，这样你就不会沉下去了。我向你保证，我不会以任何方式欺骗你；我承诺我做的每一件事都会征得你的同意，直到你发觉自己可以漂浮。我不会以任何方式惊吓你。当你开始漂浮时，我会减少对你的支撑。你相信我吗？

乔：相信。我知道你不会骗我。

鲍勃：好。躺在我手上。双手高举过头顶，就像几分钟前我做的那样。（乔照做了，但像大多数恐惧的来访者一样，他的手一直伸出水面，好像要抓住空气一样。他的身体是僵硬的。）

鲍勃：让你的手在水中放松。要想漂浮，你需要用到所有皮肤表面，如果你把手或胳膊伸出水面，就减少了水对皮肤的支撑。如果你允许水把你托起来，它就会把你托起来。让你的手浮起来。（鲍勃大声喊，让耳朵在水下的乔也能听到。）

鲍勃：你的手还在水外。把它们放回去。让你的手肘和前臂放松，只是躺在水里。（乔照做了。）这样好多了。现在，深呼吸，看看你能不能从我手上浮起来。你差点就起来了。加油，你们这些大人物！（全场欢呼。）

鲍勃：我即将只用一只手托住你，这样我就可以用另一只手了。好吗？（乔同意。）现在，让你的手再次放松。你又伸出来了。（鲍勃逐一腾出手，从手腕开始晃动，同时继续用另一只手托着他。乔放松了手臂。）这样好多了。深呼吸，看看能不能从我手上浮起来。就这样，你刚才浮了一下。（欢呼。）当你从我的手上浮起来时，感觉到自己多轻了吗？（乔咧嘴笑了笑。）现在，你准备好让我只用四根手指托你了吗？（乔点点头。）好，四根手指。漂浮。放松你的手臂，你的手又伸出来了。放回去。放松你的腿，你绷得很紧。（鲍勃向下伸左手，摇晃乔的双腿。）不要像这样把腿往水里挤，让水为你让步。让水托住你。只要你允许，水就会把你托起来。（注意到乔已经放松了双腿，但现在却僵硬地梗着脖子，因此手再次发生了变化。）让你的头躺在水里。如果我把它切下来扔掉，它就会浮起来。（大家都笑了，乔也笑了，鲍勃用手上下移动乔的头。）这次更好了，就让它在那儿躺着吧。你的大脑比水轻得多，你的头是空心的，就让它躺在那里吧。（乔照做了。）

鲍勃：好，现在我只用三根手指托住你，看看你能不能从我的手指上浮起来。好，你刚才浮了一下。（大家再次欢呼。）现在你差一点就要漂浮起来了，深呼吸。深呼吸。从这里呼吸。（把手放在乔的腹部。）把空气向下吸到这里。睁开眼睛，如果闭上眼睛就看不到你要去的地方了。让头放松，深呼吸，离开我的手指。就是这样，你离开了。乔，你做得很好。你差不多可以漂浮了。现在是两根手指？（乔点点头。）我听不见。回答我。（乔说是的，他准备好了。）好的。两根手指。漂浮，乔。深呼吸，然后漂浮。（乔做到了，完全漂起来了。）哇哦，太棒了。你真棒。再来一次。（大家欢呼鼓掌。）好。现在只剩一根手指了，你甚至不需要。感觉自己漂浮起来。你可以感觉到随着呼吸你的身体漂浮起来了吗？（乔点点头。）好，现在离开那根手指，然后我会把它拿走，你只是呼吸、漂浮，呼吸、漂浮。你准备好了吗？（乔再次咧嘴一笑。）你看，你成功了。你正在漂浮。（鲍勃在乔的脸的上方举起双手，大家欢呼起来，吹着口哨，掌声此起彼伏。）哇，太棒了，太棒了。你在漂浮，你在漂浮。你自己躺在那里漂1分钟，然后我们就休息。

乔躺在水面上，漂浮着，脸上洋溢着灿烂的笑容。然后，鲍勃教他如何放下双腿站起来。

鲍勃：你的感觉怎么样，乔？

乔：好极了。我感觉非常好。我非常棒。

鲍勃在每个人身上重复这个练习。乔学习起来并不困难，但他作为第一位，比其他人更害怕一点。其他人也知道，每个人很轻松就漂浮起来。在6个人学会漂浮的过程中，观众们一直在观看，并为每一个动作、每一次胜利欢呼。

鲍勃：好。现在你们都做得非常棒，漂浮起来了。现在我要你们仰卧漂浮，然后用手做一些小动作，就像这样。（示范仰泳，用手做小动作推动身体，双臂举过头顶，漂浮在水面。所有的人都这样做，有些人比其他人更容易做到，但两三分钟后，所有人都能仰泳，鲍勃兴奋地说）你们在游泳，你们在游泳。（大家欢呼起来。）再练一会儿，我休息一下。（他们一边做，鲍勃一边看着并大声鼓励。）

鲍勃：现在该学习另一项技能了，然后我们就结束今天的练习。谁愿意？（乔再次自告奋勇。）好的，乔，我要你走到墙边，像这样做。（鲍勃示范脸朝下趴在水中，推开墙壁，漂到浅水中央，在那里做一个翻身，这样他就可以仰面漂在水上呼吸了。）好，我希望你们每个人都能做到。在圣母山，我们不把这称作"死人漂浮"。圣母山不这么叫。（大家都笑了。鲍勃知道，在所有教游泳的地方，那个漂浮动作都叫"死人漂浮"，这并不能激发新手或游泳爱好者的热情。鲍勃想把大多数不敢游泳的人都有的这种恐惧说出来，这样他们就能公开面对了。笑声实现了这一点。然后，他们按照自己的速度练习，有的人比其他人做得更好，有的人做起来非常困难。）

鲍勃：好，我现在想结束了。你们有些人做得非常好，有些人部分做到了。这并不难，但需要练习，就像其他任何事情一样。如果做得不够完美，你们可能会自我攻击。不要那样！要知道，不到 1 小时前，你们都还不敢下水，而现在你们都游了起来，都漂浮了起来。你们很棒，在这个月结束前，你们都能学会游几下。今晚我们结束后，你们可以互相练习。先练习漂浮，然后练习翻身。记住，你们的手臂已经伸到前面了，所以把一只手臂留在外面，翻身时再把另一只手臂伸过来。这样，你就有一只手臂在那里帮你支撑了。像这样。（非常缓慢地再做一次翻身动作，向他们展示如何在整个翻身过程中伸出一只手臂。）好了，我们结束，之后再练。（然后，鲍勃在大家的欢呼声中快速地完成了四五圈澳大利亚式自由泳和仰泳。从水里出来后，他笑着说）对一个 60 岁的年轻人来说，不错吧？

第二天及之后的几天，鲍勃都在水中与他们一起练习。他们学习从背面翻到正面，这样，当他们在深水中感到疲倦时，就可以选择仰泳休息。这是所有游泳者都需要具备的生存技巧。

当人们学会了放松和漂浮，他们的每个细胞就会明白漂浮是有可能的，他们不会再害怕，并做好学习游泳动作的准备了。鲍勃教仰泳、蛙泳，有时也教侧泳。他对使他们熟练掌握澳大利亚式自由泳并不感兴趣，除非他们能很好地完成其他泳姿，在水中足够胜任。在所有这些泳姿中，他们都可以把头露出水面，顺畅呼吸，对自己变得自信。当他们有信心时，就会扶着泳池边移动到深水区，每次前进一小段距离，然后再游回浅水区。之后，他们练习从背面转向仰面，并在深水中漂浮。最后，他们学会了游泳，在深水区也相当自信和胜任。

这是一项激动人心的工作。创造一个能让人们治愈自己的环境是令人兴奋的。尽情享受吧！

第十二章

童年期虐待

我在本书的新版中加入这一章，是因为许多治疗师错误地认为，严重的童年创伤，特别是性虐待，总是需要长期治疗。我希望治疗师了解我们在短期内处理童年虐待的方法。

性虐待

在与遭受性虐待的来访者合作时，合约非常重要。如果没有合约，治疗师和来访者就可能永远徘徊在来访者对过去和现在的虐待记忆中，找不到解决方法。我们认为，这种治疗本身就是一种虐待。

合约可能只是尽快从创伤的后遗症中恢复过来。

乔治：我认为我不需要几次治疗，如果你觉得可以。我看了你的录像。那个男人……我的故事……（停顿。）我会重新开始。我和视频里的那个男人很像，只不过……我的施虐者是女人，不是男人。一个姨妈。我妈妈的姐妹。我想处理好发生过的事，然后把它抛在脑后。说这些很痛苦。

玛丽：当然。（玛丽简单了解了他目前的生活状况，得知他目前没有严重的问题，也没有什么想改变的。）好的，准备好回到过去了吗？
（他点点头。）你想从哪里开始？

很多人不像乔治那么清晰或直接。他们往往不会主动揭露性虐待，除非
为了解决当前的问题（例如，缺乏性反应能力、害怕陌生人、不愿信任、抑
郁、反复做噩梦或缺乏自尊），他们需要在早期场景中工作。否则，性虐待可
能不会被提及，不会被认为是重要的，甚至不会被记起。

安妮是一个受惊的、害羞的女人。尽管她拥有大学学位和高智商，一生
却没有什么成就。她不相信自己有能力改变自己，一直做着薪水微薄的秘书
工作。

她梦想有更好的生活，却没有采取任何行动将梦想变为现实。她的目标
起初很模糊：想清楚怎样才能让自己的生活变得更有趣。她的第一份具体合
约为：获得申请一份有趣的、具有挑战性的工作所需的自信心。到目前为止，
她一直在考虑具体的工作，却不敢申请。在第四次治疗中，她被要求在幻想
中回到童年。

玛丽：选一个你们三人在一起的时间，妈妈、爸爸和你。你没有提出你
　　　想要什么。你感到害怕，或许无力吗？

安妮：（安妮首先报告了家里周六晚上的情况，那时每个人都在看电视，
　　　没有人说话。）什么也没有发生。我也不知道。（她沉默了一会
　　　儿。）问题不在于周六晚上，而在于周日早上。（她的声音非常微
　　　弱和细小。）每个周日早上，妈妈都要去做弥撒。我要求和她一起
　　　去，但命运弄人，她认为我应该和爸爸待在家里。我躲在衣柜里
　　　妈妈的衣服后面。我说："今天不行。"但爸爸把我从衣柜里拉出
　　　来，和我……做爱。

玛丽：太糟糕了。安妮，你愿意假装自己是那个家庭的记者吗？当小安
　　　妮说"今天不行"的时候，你愿意在场吗？

在来访者第一次面对性虐待的场景时，我倾向于让她以目击者的身

份……记者、邻居、社工……而不是以受害者的身份去思考发生的一切，这样她才不会被自己的情绪所淹没。目击者描述当时的场景，就像发生在此时此地一样。之后，治疗师和目击者一起讨论，直到双方都认为事实清楚为止，包括与儿童相关的心理事实。

> 治疗师：我认为这个家的主要规则是"远离邪恶"。这个说法合适吗，唐？

> 治疗师：苏珊，妈妈病得这么重，难怪小苏珊不放心揭发那个浑蛋。

> 治疗师：朱迪，在这个家庭里，性虐待似乎是孩子唯一能得到的关爱。我估计孩子分不清什么是爱，什么是虐待。你觉得是这样吗？

> 来访者：作为邻居……这就不一样了。你看，我一直以为他这样对我是因为他喝醉了。但在这个场景中，当我扮演邻居时，我不认为他喝醉了。我觉得他是单纯的堕落。

> 来访者：仅仅是看都太难了。我一直想闭上眼睛。也许在小时候，我一直闭着眼睛，假装不是这样。

> 治疗师：很好的观察。

讨论完这一场景后，治疗师可能会搬来一把空椅子，并建议邀请受虐的儿童加入。来访者交替坐在自己的椅子和儿童的椅子上，讨论出现的重要问题。

无论是团体治疗还是个体治疗，在第一次治疗结束前，都必须留出时间规划来访者在两次治疗之间要做的事情。来访者和治疗师要讨论如何巩固从治疗工作中学到的东西，或者如何滋养和帮助自己内心的"儿童受害者"。或者，在下一次治疗前完全把治疗工作丢到一边。

> 玛丽：乔治，你今天暴露了很多痛苦。在我们下次见面前，给自己放个假，远离痛苦如何？（乔治点点头。）把你刚才描述的场景缩小，让整个场景装进一个鞋盒里。小小的人，小小的场景。现在想象你把鞋盒捆绑起来，放在我的文件后面。就留在那儿，直到下周，好吗？

在每次治疗开始时，来访者都要报告收获，并因此获得积极安抚。如果遇到挫折，来访者和治疗师会先简单探讨一下。

下一步是让来访者成为受虐现场的儿童。如果这看起来过于难以忍受，来访者可以想象有一个强壮的成年人——警察，成年的自己，或者最喜欢的运动员——站在房间的角落里，随时准备保护她。当然，所有来访者都可以随时离开场景。

在第二次回到早期场景时，治疗师和来访者可能会观察到，场景中的"儿童"在思考、行动或感受方面存在困难。性虐待的受害者往往否认自己有天然的能力思考正发生在自己身上的事，可以做必要的事防止虐待再次发生，或者感受自己的情绪反应。

来访者可能会将思考、感受和行动方面缺乏自主性的特点带入成年生活。在这些症结出现时，治疗师和来访者可以进行工作加以解决，或者先将其记下来，未来再展开工作。

来访者回到儿童期的场景时，关注点可能放在内疚和羞愧上，大多数童年性虐待的受害者仍旧背负着它们。他们需要认识到自己是无罪的。即使他们享受性行为，为了得到礼物而屈服或者要求重复施虐行为，他们也是无罪的。在当时的情景下，作为儿童的来访者必须相信这一点。如果来访者坚持自己有罪，一个技巧是让儿童在场景内说"我有罪"，并持续说到场景结束为止。然后换一把椅子，说"我没有罪"，并继续坚持这种信念。她可以来回切换，直到意识到自己无罪为止。

如果这种方法没有解决问题，治疗师可以让来访者回到当下，决定她是想用终生的内疚"诅咒自己的儿童"，还是"爱自己的儿童"。

如果来访者是一个内疚收集者，治疗师可以进入其他场景，甚至包括鲍勃画的"精子和卵子"的图画场景（他把这幅图送给那些因为自己被怀上而自责的人）。治疗师需要一直处理该议题，直到它得到解决为止。内疚解决后，来访者重新进入场景，直视施暴者，相信自己，并说："你有罪。我没有罪。关于成年人对儿童所做的一切，儿童都是无罪的！"

羞愧和内疚一样具有破坏性。安妮一边哭泣，一边讲述她有多么羞愧。

安妮：我知道这是错的。我总是感到羞愧。我感到太羞愧了，以至于没
　　　法说出来。我一辈子都感到羞愧，因为我以为人们只要看我一眼，
　　　就知道父亲做了什么……我感到羞愧。我的人生就是羞愧的。（她
　　　哭泣了很长时间。）

玛丽：把你的羞愧还给父亲。他才是应该感到羞愧的人。不是你。

安妮：是的，没错。爸爸，你应该感到羞愧。我仍然感到羞愧，但我没
　　　有做错。你做错了，你应该感到羞愧。我没有错，希望不久后的
　　　一天我不会再感到羞愧。

很多来访者会屏蔽自己的感受。在性虐待现场，来访者需要说"我害
怕"，并体验他们的恐惧；"我悲伤"，并体验他们的泪水；"我愤怒"，并体验
他们的愤怒。

来访者可以从最容易表达的、离表面最近的情绪开始。愤怒的人可以从
愤怒开始，然后了解自己心底的悲伤。悲伤的人可以先哭泣，然后了解自己
的愤怒。恐惧的来访者可以先处理恐惧，然后再表达悲伤或愤怒。治疗师会
对特定的来访者使用有效的技术，让其安全地体验情绪。

之后，我会在来访者学习真实表达情绪时给予支持。恐惧的表达通常包
括颤抖的声音和颤抖的身体，但不包括喊叫、哭泣或微笑。悲伤包括流泪和
哀伤的表情，但不包括喊叫、微笑或颤抖。愤怒包括有力的手势、大声喧哗
甚至发脾气，但不包括流泪、微笑或颤抖。在小组中放置一面大镜子对一致
地展示情感很有帮助。

然而，就算童年性虐待受害者只是很少地体验和表达了被阻断的情感，
都应该向他们表示祝贺。如果治疗师坚持要求更强烈的情感表达或更一致的
情感表达，来访者可能因为再次感到受到胁迫而进入受害者的位置。

玛丽：你在笑。我觉得你更想说"我讨厌你"，而不是微笑。试试看。

安妮：我讨厌你。（开始哭泣。）

玛丽：（忽略她在哭泣而不是一致地表达生气。）很好。你是想再说一遍，
　　　还是想暂时离开这个场景？

安妮的突破发生在她第三次回到性场景时，她第一次体验到了愤怒。

安妮：（尖叫。）我讨厌你，爸爸！我讨厌你。你是个禽兽！（她一边踢打枕头，一边继续怒吼表达愤怒。）还有一件事！你，妈妈！你，牧师！马上进入这个房间！我也在跟你们说话！看看那个可怕的男人。你们没人保护我。你们不知道吗，嗯？你们以为自己是无辜的。好吧，该死，你们没有试着发现我们家出了什么问题。我尝试过告诉你们！我现在想起来了。你们把我推到一边。我对你们所有人都很生气！哇哦。（安妮在房间里来回走动。）我从来没感到像现在这样强大。我此刻很有力量。我不感到羞愧！我说，你们三个真丢脸！

玛丽：太棒了，非常棒的工作！（团体成员拥抱。后来，在治疗快结束时，玛丽说）我想知道你在找工作时会如何运用这种力量。下周汇报，好吗？

来访者回到性虐待的场景时，可以在生活的许多方面做出再决定。如果来访者有自杀倾向，她需要认识到："我过去没因为你对我做的事而自杀，今天也不会自杀，尽管那很糟糕。"即使那些没有明显自杀倾向的来访者也会从决定中受益："从现在起，我会好好照顾自己，无论出于什么原因，我都不会意外或故意自杀。"

其他再决定还包括：

"从现在起，我要找到值得信赖的人，我会信任他们。每个人都和你不一样。"

"从现在起，我要选择自己的性伴侣。我已经长大了，不再是性虐待的受害者。"

"我会选择我享受哪种性行为……你再也不能上我的床了！"

"不管你曾经对我做了什么，今天我仍然享受性爱。你不再在我的床上了。"

"我可以毫无愧疚地欢笑、跳跃和跳舞，因为我的快乐并不是你强奸我的理由！你的变态才是！"

为了完成再决定的工作，来访者可以想象自己作为成年人进入场景，对施暴者说："你已经与我的生活无关了。"她对"儿童"说："跟我来。虐待已经结束了。从现在起，我会保护你。"

自我养育会巩固来访者的收获。这项技术最初由穆里尔·詹姆斯（Muriel James）传授给沟通分析师。来访者会为自己创造一个比童年时期更好的父母。

玛丽：乔治，你工作得很快。两次治疗，和你预想的完全一样。在这1小时结束前，我"还有一件事"让你做。为自己找到一个更好的父母自我状态。

乔治：告诉我怎么做，好吗？

玛丽：一种方法是再次回到过去，找到快乐的小乔治，用你的话说，在你姨妈毁掉你的纯真之前。找到一个小乔治快乐的场景。

乔治：这没问题。我阅读的时候总是很快乐。那算吗？

玛丽：当然算。

乔治：场景……一个场景。我在家附近的一个废弃果园的树屋里。我带了很多书，我非常开心。（乔治在微笑。）

玛丽：很好。现在这样怎么样？你爬到树上，坐在小乔治身边，成为你希望他拥有的那种父母。

乔治：（给小男孩各种赞赏……称赞他的成绩、阅读能力等……并告诉他他是个好孩子。然后，在治疗师的提示下说）我爱你。哇，真新奇。你不知道这种感觉有多新奇。我要再说一遍。乔治，我爱你。你是激发我想当父亲的那种孩子。（哭泣。）我不伤心。这是美好的泪水。

此时，来访者摆脱了虐待的影响，可以在现实层面选择用怎样的行动应对过去的施虐者。我希望来访者能够完成最后这一步，这样所需的再决定工

作就不会被"改变施虐者"或"惩罚施虐者"取代。不过，如果施虐者目前
还有可能在虐待其他儿童，就有必要立即与当地政府联系。

来访者可以选择起诉施虐者、直接与施虐者对质、告知其他家庭成员施
虐的情况，或者放下这件事。

身体虐待

身体受虐者可能从童年期开始就一直遭到父母、兄姐或其他亲属的折磨。
在"好"家庭中，作为对不良行为的惩罚，儿童会被扇耳光、打屁股、掐拧
和殴打。他们也可能会在违背自己意愿的情况下被挠痒痒或被摔跤。所有这
些行为，无论动机如何，都是虐待。家庭中没有实施虐待的成年人如果不制
止虐待行为，就会助长它的发生。

与性虐待的治疗一样，身体虐待的受害者需要回到早期场景中收集事实，
体验被阻断的情感，并认识到施虐者和旁观者需要内疚，而不是受害者。遭
受身体虐待的孩子永远不需要内疚。无论孩子做错了什么，都不会煽动他人
或理应受到身体上的痛苦惩罚。

"不自杀"决定可能是首要任务，因为遭受身体虐待的来访者往往从小就
有自杀倾向。在被殴打的过程中，甚至在知道"自杀"这个词的真正含义前，
他们就希望自己死去。这些悲惨的愿望可能会一直留在他们的"骨子里"，即
使他们成年后拥有丰富多彩，甚至可能幸福的生活。

为了决定活下去，来访者需要进入一个虐待正在发生的想象场景，并说：
"无论我遭受了多少痛苦，都不会自杀。"童年时，尽管那个孩子经历了恐惧、
痛苦、屈辱和缺爱，但并没有自杀。尽管非施虐者充满关爱却没有采取行动
阻止虐待，他也没有自杀。

> 来访者：太可怕了。爸爸对我拳打脚踢，妈妈却手足无措。当她带我去
> 医院时，告诉医生是几个大男孩干的，我不得不说我不知道他
> 们是谁。那还不是最糟的时候。我的身体伤痕累累……但都过

去了，我活下来了。我过去没有自杀。现在也不会。

做出不自杀的决定后，身体受虐的来访者需要在自己的内心深处找到一个快乐、健康、勇敢的核心，以证明"我是可爱的，即使我受到了如此糟糕的对待"。

来访者需要对早期阻碍健康生活的决定做出再决定，比如决定永远不要有感情，永远不要流露感情，永远不要太成功，永远不要不完美，永远不要去爱、去信任、去亲近其他人。

这时，来访者可以作为一个有效的拯救者进入现场，对那个孩子说："我要带你走！我爱你。从现在开始由我来照顾你。我要修复我们的生活，这样我们就不必再忍受痛苦了……我们不再是受害者了。"

虐待儿童的人本身也曾遭受过虐待，他们已经认同了施虐者。这些来访者必须做出决定："我永远不会以我被对待的方式对待他人。""在任何情况下，我都不会虐待自己的孩子或他人。"

孩子成年后可以起诉父母的性虐待。性虐待自己的孩子和性虐待邻居的孩子一样危险。我期待有一天，殴打自己孩子的人也会像殴打邻居孩子的人一样被判入狱。这样，我就不会把同情浪费在那些因虐待孩子的身体而被起诉的成年人身上。我认为，在此类诉讼中，那些没有阻止虐待行为的目击者也应该被包含在内。

如果身体虐待是由警察或教师实施的，父母应当立即提起诉讼，因为潜在的重大损失或金钱损失可能导致当局停止制裁虐待行为。像性虐待一样，身体虐待犯罪者不应被允许继续与儿童一起工作。

情感虐待

当孩子被批评、羞辱或蔑视时，就遭受了情感虐待。孩子被忽视或默默地不被喜欢，也是情感虐待。就像治疗性虐待和身体虐待的受害者一样，情感虐待的受害者也需要在发展自我价值感和自我养育功能方面得到帮助。

回到早期场景时,他们需要被鼓励进行言语上的反击,以激发自己的活力,否定虐待信息。

> 来访者:你说我蠢,你才蠢。我想不出还有什么比羞辱一个有阅读障碍的孩子更愚蠢的事了。你太愚蠢了,不配当老师!

> 来访者:你说我生来就坏。你说这话的时候,对我来说也是个坏妈妈。

> 来访者:奶奶,我不想再听你多说一句话了!闭嘴!

来访者做出的新决定:我要活着、成长、信任、爱。尤为重要的是,他们决定争取自己的成功,而不是因为小的不完美而批评自己。有时,了解那些在情感上虐待过他们的人也会有所帮助。

> 治疗师:让我和你母亲谈谈。她叫什么名字?

> 简:伊莱恩。

> 治疗师:成为伊莱恩,坐在那把空椅子上。(患者移动。)现在,伊莱恩,我希望你尽可能诚实地回答。首先,养育孩子让你很难承受的是什么?

> 简(伊莱恩):没钱。我必须养活简和她的弟弟,而她的浑蛋父亲只有在需要钱的时候才会出现。

> 治疗师:那很难。你的生活很艰难。成为母亲前,你的生活好吗?

> 简(伊莱恩):当然不好!妈妈工作的时候,我必须得照顾她所有的孩子。

> 治疗师:所以你从小就讨厌孩子。这就是说,简这些年来一直搞错了。她认为是自己有问题。其实她并没有什么问题。家里的麻烦实际上来自你糟糕的生活。

> 简:是的,我想是这样的。(微笑。)确实,好吧。即使我是个完美的孩子,我想她也不会想要我。

> 治疗师:是啊,她的生活很糟糕。然后她继续为自己创造了糟糕

　　的生活。

简：那么问题来了，我还要继续走这条该死的路，为自己创
　　造糟糕的生活吗？谁知道呢？（叹气。）我想这多少也是
　　我来这里的原因。

　　来访者可以学习用自我肯定代替自我批评，并从中获得乐趣。第五章
中列举了许多幼稚但有效的技巧。每个治疗师和来访者还可以再多想几十种
方法。

　　一些受到情感虐待的孩子长大后会寻找他人进行虐待。他们会对无家可
归的人说："去找份工作吧，你这个浑蛋。"当少年棒球队的一名队员被三振
出局时，他们会大喊："怎么了，你瞎了吗？"他们羞辱自己的孩子或学生。
他们不记得小一点、慢一点、冲动一点或不完美一点是什么样子的。他们对
所有人都失去了同情心。

　　治疗师需要教导来访者停止批评自己，而不是批评他们虐待他人（当然，
这会让他们觉得多了一个批评自己的人）。当来访者学会尊重自己时，才更容
易学会尊重他人。

第十三章

如何钓鱼*：实施再决定

鲍勃·古尔丁

　　1949 年，我搬到了美国北达科他州，先是在一位老朋友那儿做临时工，后来就留在了那里。我努力工作，与他一同建立起一家不断发展的全科诊所，满足了周边将近 16 万平方千米土地上 8000 人口的健康需求。春末的一天，一位银行家朋友唐·斯图尔特（Don Stewart）说："医生，你工作太辛苦了。你需要去钓鱼。"

　　"见鬼，唐，"我回答道，"我所有的钓鱼经历只有 6 岁时在纽约的东河丢下过几只虫子，10 岁时往我叔叔家的车道上抛过一把扫帚，以及 18 岁时在麦迪逊的门多塔湖一无所获。我不会钓鱼。"

　　"我是飞钓①的一把好手，"唐说，"我教你。这周末我们开车去怀俄明州的沙溪钓鳟鱼吧。"于是我就去钓鱼了。果然不出我所料，我什么鱼也没钓到，但我确实学到了一些东西。在唐去世前的 20 年里，我几乎每年都和他出去钓鱼——黄石公园、冰川附近、北达科他州和南达科他州、佛罗里达州的

---

* 1969 年 9 月，鲍勃在一次周末研讨会上，首次向与会者讲述了"如何钓鱼"的故事。后来，鲍勃把这个故事写在《力量在患者身上》（*The Power is in the Patient*）中发表。多年来，这个故事一直是执行再决定的经典范例，也是这位充满热情的男士的可爱写照。

① 飞钓是一种特殊的钓鱼方法，在北美和欧洲很流行。——译者注

鳄鱼湖和印第安河以及其他一些地方。我学到了钓鳟鱼的所有知识……关于飞蝇钓饵、如何绑飞蝇、如何在钓线上使用飞蝇、如何绑锥形钓线、使用什么样的钓竿、使用什么样的钓线、如何涉水、如何在涉水位置的上游使用干飞蝇、如何使用湿飞蝇、如何在黄石河或麦迪逊河这样的大溪流中使用四分法、如何迎风抛竿。我学会了如何寻找上升的鱼群、如何使用偏光眼镜观察鱼群上升的情况、如何处理浮线保持其浮动、如何不向其他钓手透露秘密信息、如何从他们口中套出秘密信息（尽管在飞钓手中"套"不是一个好词），以及当你饥饿难耐，而溪流中唯一的食物是不上钩的鱼时，如何不做一个纯粹的飞钓手。我学会了如何在必要时把所有双锥线都拉出来。无论风向如何，我通常都能在任何合理的距离内把飞蝇扔进锡杯里。我学会了如何在后抛时避免拍打水面，如何避免钩住身后的树或草。我学会了如何避免让鳟鱼看到我的影子。

我学到了很多。我想我钓到的鱼比没钓到的多，但据我所知，我真的没钓到多少鱼。久而久之，我的朋友和家人开始在我从黄石公园、矛鱼峡谷或大本德回来的路上跟我打招呼："好吧，爸爸（或医生），这次你钓了几条？哈哈哈。"唐通常能钓到 10 条，而我只能钓到 1 条。我开始因为没有钓到鱼而受到很多安抚，也开始自暴自弃式地自嘲。

一次，我 3 岁的儿子菲尔、我以及我的一位成年朋友一同去水坝抓螃蟹。我儿子带回家的信息是："我钓到 3 条鱼，艾尔钓到 1 条鱼，爸爸没钓到鱼，哈哈哈。"

时间就这样过了。1967 年，唐去世了，我也放弃了钓鱼，因为对我来说，真正的乐趣在于陪伴、露营和围着篝火聊天。乐趣在于煎鱼，在深夜喝威士忌，在篝火熄灭时畅谈人生哲理，在黎明时起床钓鱼，直到游客到来，然后躺在阳光下，看鸟儿飞过，倾听潜鸟的鸣叫，欣赏在麦迪逊河中饮水的雄伟麋鹿。

1969 年夏天前我都没有再钓过鱼，直到我的两个儿子菲尔和哈里建议我们三人一起去钓鱼。听起来不错，于是我们一起制订了计划。

"但这一次，"我大声说，"我要钓到我的那份鱼。毫无疑问，我已经决定了。"

这与玛丽和我正在进行的"再决定"工作不谋而合。我们许多人在年少时通过赞同他人对我们提出的疯狂要求，学会了如何生存和如何与之相处。长大成人后，我们仍旧让早期的、非理性的（暂时的）决定支配着我们的生活。我意识到，不知何故，我决定钓不到鱼。尽管我还没有了解这个决定的所有后果，但我知道，如果我想把鱼带回家，就必须改变这个决定。当时，我在一家集团公司进行了一次灾难性的投资，在成功进行了 20 年全科和精神科的治疗工作后，我几乎破产。我有一种预感，我的鱼和我的财务状况都与早年那个自毁的决定有某种联系。

于是，我们计划在劳动节和蒙特雷爵士音乐节之间的 2 周去钓鱼。我通知了我的同事，顺便去看了年迈的母亲，告诉她我会有几周没法与她见面，因为我要去钓鱼了。

"哦，鲍勃，你没可能的！"她惊呼道，"你从没钓到过一条鱼！"

然后我听到了这之间的联系。

"你不会钓鱼，哈哈！"（我想我不会。）

"你没时间去玩！"（我想我没有。）

"别幼稚了！"（我不会的。）

"你根本不懂钱。"（我想是的。）

"那就努力工作。"（对啊。）

我决定遵守的一系列禁止信息：不要做小孩；不要玩乐；不要赚钱；不要钓到鱼。但要工作。就你的运气来说，最好努力工作。

当时我就知道了，我要改变我的生活……去钓鱼，去玩乐，去享受自己的时间，去享受我想要的东西。而不是像以前那样，失去朋友，失去金钱，失去鱼，以及几乎失去一切。不要再这样，不要再这样，不要再这样！我已经做出了自己的决定："我要去钓鱼！"

于是，在 1969 年劳动节前的周五，我们出发去黄石公园。刚走到海湾大桥，我就想起我忘了带防水靴——这是我决定去钓鱼的第一个失误。

不穿防水靴，怎么能在吉本河或特鲁克基河的湍急水域或黄石公园的寒冷水域钓鱼呢？但是，等等，我想，我可以买一双新防水靴。我一直想要一双毡底靴，就像 15 年前作为生日礼物我买给唐·斯图尔特的那种，但我从没给自己买过（另一种钓不到鱼的方式？），尽管我在石头上滑倒过几十次（谁能坐在溪水里钓鱼？）。啊哈，我想，现在我明白我为什么没有钓到鱼了。我曾因没有站稳，摔跤坐到了溪流里。在一些人际关系中，我也摔过跤，这一切都让我无法玩乐，无法尽情享受，无法无忧无虑。毕竟，如果一切都太美好了，我怎么会努力工作呢？我正在理解！

劳动节傍晚，我们抵达黄石公园。所有游客都开始收拾行李。在第二天到来前，除了我们这些钓鱼的人，公园里将空无一人。一大早，我开车来到西黄石小镇，买了一双毡底鞋和一双长筒靴，兴高采烈地回到麦迪逊营地钓鱼。

我很快就钓到了半打鳟鱼，并把它们放了回去，因为我们有一整天时间钓鱼，而这里只允许钓 3 条。

突然，我再也钓不到鱼了。菲尔和哈里还在钓。我到底做错了什么？我看了看我的飞蝇。飞蝇没问题。我又看了看鱼竿和鱼线。鱼竿没问题，鱼线浮了起来。啊哈！我的鱼线现在从 2.7 米长变成了 1.8 米长，因为每次绑飞蝇它都会缩短。我把旧钓线拿掉（放进口袋里，以便以后绑锥形钓线），换了一根新的。绑好新飞蝇，我又回去钓鱼。好极了！我的决定奏效了！

后来，我们一致认为这里的鱼已经不再出来了。可能是没有饵了，也可能是鱼吃饱了，还可能是阳光提高了水面的温度，于是我们涉水上岸。我开始建议我们躺在草地上喝杯冰啤酒，但转念一想，此行的乐趣在于钓鱼，而不是边喝啤酒边思考哲学问题。于是我们离开，前往吉本河，那里峡谷幽深，日出较晚，水流湍急，鱼群潜伏在幽暗的深处，但会懒洋洋地浮上来吞食诱饵。我们驱车开往吉本河畔的露营地，在咆哮的瀑布下，有将近一千米长的危险涉水路……斯图尔特曾经总是在这段路途中奋力搏击，而我则懒洋洋地在路边的浅滩钓鱼，因此只能钓到不到 25 厘米长的几条鱼。而唐则会带着两三条 45~50 厘米长的鱼回来，还有他放归小鱼的故事。

"这次不行，"我这个渔夫说，"这次我也要去上游钓几条大鱼。"我们三人并排涉水而上，穿过宽阔的浅水区时，钓到了几条小鱼，又把它们放生了。到了困难的地方，菲尔去了右边，我去了左边的裂缝和岩石区域，哈里则同意跟着在后面的水潭里钓鱼。当我们在距离瀑布下游大约 140 米看到瀑布时，我们每个人都已经将 45 厘米长的翻车鳟鱼放进了鱼篓。我们还钓到了几条不到 30 厘米长的鳟鱼。然后，我钓到了一条非常大的鱼。我只有一根 1.4 千克重的测试鱼线，所以我必须和它周旋，不能让它跑掉……我和它周旋，翻过岩石，穿过深潭，全身湿透，但我一直坚持，直到问题成为谁先累倒。它决定生存，我决定捕鱼。我赢了……一条 58 厘米长、丰满、漂亮的棕色的鱼。当我网住它的时候，我听到了一片喝彩声和喇叭声。我抬头，看到游客们在吉本瀑布边的围墙上排成一排，为我的战斗和我的收获欢呼。我因为钓到鱼而获得了安抚，而不是因为没有钓到鱼！

就这样过了 2 周！每当我钓鱼失败时，就会环顾四周，看看自己正在做什么，从而判断保持旧决定还是采取新决定。有时，我会绑一只黑色的飞蝇，而周围正在变成飞蝇的幼虫是灰色的。当浮游的黑色飞蝇周围都是灰色幼虫时，没有鳟鱼会上钩。有时，我会把钓线搭在树上，把时间花在钓不到鱼的树丛里，而不是能钓到鱼的水里。有时，如果累了，我会在收线时溅起水花，从而吓跑警惕的虹鳟鱼。于是，我会停下来休息、恢复体力，然后再去钓鱼。在草地上，有时我会忘乎所以，拖着自己的影子穿过宁静的小溪；然后从东面靠近，在河流的弯道处丢下飞蝇，让它轻轻漂动，逗弄观望的棕色鱼儿，直到……我钓到它。多么快乐啊！我在 2 周内钓到的鱼比我 20 年钓到的鱼还多。

我现在仍在钓鱼。

第十四章

结语

再决定是开始，而不是结束。做出再决定后，患者开始以新的方式思考、感受和行动。此时，他可能决定终止治疗。我们赞赏这种选择。我们的治疗理念是，治疗应尽可能紧凑、快速，终止治疗是一种胜利，就像毕业一样。在可能的情况下，我们希望来访者无须额外治疗就可以践行他的再决定，而只在他遇到困难时才回到治疗中。我们还告诉来访者，他不一定非要遇到困难才能与我们联系。我们喜欢他打电话或写信与我们分享他成功的喜悦，也鼓励他来探望我们。

因为喜欢短期治疗，所以我们对自己设计的治疗形式非常满意——为期1个周末、1周、2周及4周的工作坊。工作坊结束后，工作也就结束了。我们知道，一些来访者并不会选择这种治疗形式，而且大多数治疗师也会以持续治疗为主。无论采用哪种治疗方式，我们都认为，来访者在做出了想要的个人改变后应当被鼓励终止治疗。在他遇到了不知如何解决的困难时，也应当被欢迎回来。这样可以最大限度地减少依赖和移情问题。

当来访者准备结束治疗时，我们会请他闭上眼睛，假装在自己家里。"把注意力放在自己身上。提醒自己已经做出了再决定。你打算如何将它们付诸实践？你会有什么不同？如果你愿意，把你的家人带入场景……或者仍然保持独自一人。无论是哪种情况，请注意你的感受……你的思维……你的行为方式。"然后，我们请他想象自己和全家人一起在餐桌边。"看到家里其他人了吗？你和他们的互动怎么样？他们注意到你的变化了吗？你想象他们是高兴的，还是不高兴？如果他们注意到的变化并不是你希望的，你将如何展示你希望他们注意到的变化？不要告诉他们你的变化，要展示给他们看！"来访者报告他的想法。"再次回到你的家中。看看自己或他人是否可能劝说你放弃在治疗中取得的成果？"

然后，我们会让来访者想象自己工作的场景，并就自己和工作中的他人提出相同的问题。如果来访者在想象中遇到了困难，我们会与他重新制定合约，共同解决困难。如果来访者没有意识到其他人可能不高兴，我们会提出我们的想法。例如，一位女士曾经非常依赖母亲的建议，但现在却非常独立；母亲可能会不高兴。如果我们已知来访者的问题，但他却没有报告解决方案，我们会提醒他注意这一事实。

鲍勃：我喜欢你对自己未来的想象。你儿子呢？你没有提到他。如果他喝醉酒回家，想借钱，你会有什么反应？

奥德：我对太多问题进行了工作，做了太多事，都忘了告诉你埃德的事了。你知道，他现在很好。如果他再喝酒，然后回家……那就是他的问题了。他知道……我跟他谈过了……欢迎他戒酒。而且，我肯定已经放弃做对他无效的酗酒顾问了。他不喝酒，也可以要钱，我可能也会给他。重要的是，我对他怎么过自己的人生没有负罪感了，我也不用负责。

鲍勃：好！

帕特，那位想象自己在父母的糖果店里做出再决定的来访者，认为父母对她的改变不会有很好的反应。

玛丽：帕特，你真让我惊讶。你刚来的时候，给自己的人生抹上了很多污点。你就像一个带刺的梨子。现在你很快乐，很可爱。你打算如何保持这种状态？

帕特：我一直在想这个问题，我有一些想法。

玛丽：好极了！回到家里，说出你的想法。说说你的行为和感受会有什么不同。

帕特：好的，我回去了。（停顿。）我很好。是我父母。不，即使我父母来了，我也很好。他们不知道他们在我们店里时可以很开心。当父亲开始抱怨一切……抱怨我……我就默默地……默默地……在他挖苦我的时候挖苦他。（咯咯笑。）当他开始嘲讽时，我会假装在吃树莓棒棒糖。这就是我喜欢我们住的地方的原因之一……棒棒糖。

有时，鲍勃会给来访者提供他的"便捷公式"，用于改变父母或朋友的行为。

鲍勃：好吧，我听说你已经厌倦了她的抱怨。我告诉你该怎么做，只要你保证不说"是的，但是"。

丹娜：（笑。）好的。

鲍勃：首先，当你妈妈开始抱怨时，问她："妈妈，今天发生了什么好事吗？"如果她继续抱怨，就问她："那么，除此之外，你怎么样呢？"如果没用，就说"再见"，然后离开。当她开始学会告诉你发生了什么好事时，安抚她的情绪。

我们也会警告来访者，不要回家当没有报酬的、不受欢迎的家庭治疗师。

玛丽：你们所有人再过几小时就要离开了。我想给你们一些建议。不要给你的家人或朋友做治疗。请记住，当你们在这里享受美好时光，为自己带来巨大改变时，他们还在家里做着同样的傻事。他们从你那里知道不是"不能"，而是"不愿"，或者没有人能让他们产生感受，他们不会感到兴奋的。他们也不会因为你给他们画了一张他们正在玩什么游戏的示意图而发生变化。事实上，你们中的任何一个人如果对家人进行了心理输出，就是在玩我称为"敌意分析"的游戏。"敌意分析"是指以敌意为根本动机的分析。"亲

爱的，不是我生你的气，而是我想让你看看你病得多重！"你们
治疗师往往是最严重的问题制造者。天啊，即使不是心理学家的
儿子或女儿，做个孩子就已经够糟了。所以，别再给你的家人做
心理医生了，好好爱他们吧。

鲍勃：是的，我同意。重新回去后，不要浪费时间。

对于某些问题来说，再决定是所需的一切。恐惧症尤其如此。如果一个
人放弃了恐惧，并在现实情境的自我测试中获得了成功，她就不会再害怕了。
在我们治疗恐惧症患者的 10 年中，没有人报告自己又重新患上了同样的恐惧
症。许多人一旦放弃了一种恐惧症，就会自发地在其他情况下也不再害怕。

做出再决定后，许多来访者都想把它锚定下来，这样，他们在紧张的时
刻，就不会再回到以前的行为或感受中。他们会在治疗结束后把自己微笑的
照片带回家，买一个傻傻的玩偶代表他们过去无用的担忧，或者把鲍勃画的
"精子和卵子"的图画挂到卧室墙上。一位来访者用一张大卡纸从团体成员那
里收集了他们亲笔签名的正面安抚，将其挂在办公桌后，并配上说明："这就
是加利福尼亚州那些人眼中的我。"一位女士购买了一个水晶泪珠，提醒自己
已经告别了家庭的伪悲剧。

有时，为了增强来访者的再决定，他可能需要学习新技能。放弃对水的
恐惧是一个良好的开端，但只有当事人真正学会游泳才能确保在水中的安全。
鲍勃具备一名优秀的飞钓手的必要技能，但需要练习对这些技能保持警觉。

在两次治疗间和再决定后，家庭作业对任何来访者来说都有帮助。菲利
克斯·史密斯（Felix Smith）是一名治疗师，他正在为一对非常体贴、充满
爱心的同性恋伴侣进行治疗。每个人都抱怨对方从不倾听。

在 1 小时治疗即将结束时，菲利克斯说："我看到一只想象中的睿智老鸟
在房间的角落里栖息，它知道你们的问题所在。你们俩小时候都有过很多很
多不被倾听的经历。"他们点了点头。"所以，现在你们都急于被倾听，以至
于没有精力去倾听。是这样吗？"

他们咧嘴一笑，承认菲利克斯想象中的鸟可能是对的。

1 小时时间已经到了，菲利克斯给他们布置了家庭作业。"从现在开始到下次治疗前，你们每人每天练习 5 分钟，不要打断地倾听另一个人。"这样，每个人都能保证有 5 分钟说话而另一个人静静倾听的时间。

当这对伴侣下次到来时，他们欣喜若狂。这个简单的任务给他们的关系带来了巨大的改变。他们说，他们不需要进一步治疗了。几个月后，菲利克斯走在家附近的人行道上，一辆车突然停下来，一个男人跳下车大喊："我想再次感谢你！我们还在互相倾听，我们的生活很棒！"坐在驾驶位上的另一名男子挥手致意。然后，这对伴侣开车离开了。

来访者在做出再决定后可能需要，也可能不需要额外的治疗。通常情况下，他们还需要一些治疗，以便做出其他再决定……亲密、成功或爱玩。在信任他人方面存在问题的来访者，以及从未体验过情感亲密的来访者，在寻求友谊和亲密关系的过程中，可能需要进行长期或间歇性的治疗。

曾沉迷于不安全活动的冲动型来访者需要团体的支持，从而在不具破坏性的行为和关系中找到兴奋感。

喜欢参加生日聚会的佐伊不再"羞怯"，她参加了一个持续的团体，帮助自己练习成为积极、自信的团体成员。

有些来访者在尝到治疗的甜头后，会继续接受治疗，因为他们已经了解到了治疗的价值。乔治只接受了两次治疗，就摆脱了被姨妈性虐待的历史，后来他决定加入一个持续的团体。他说希望通过治疗来反思和充实自我。他很享受与团体成员建立的亲密关系，并完成了几项重要的个人合约。

我们向所有来访者预言，他们时不时就会玩以前的游戏，体验过去的刻板情绪。他们可能因为自己不够完美而苛责自己，也可能因为自己能够识别出游戏，比以前更快地放弃游戏结局而祝贺自己。

再决定不是魔法。重新做出亲密决定的来访者可能找不到生活伴侣，而不得不用友谊代替性亲密。在人生的不同时期，我们每个人都可能面临似乎无法解决的危机，遭受似乎无法承受的损失。那些因人生改变而体验过兴奋与奇妙的来访者，会更加愿意用建设性的方式应对新的压力，并在感到卡住时重返治疗。

再说一次，再决定是一个开始。再决定后，她会发现自己拥有自主的能力，并会带着热情、兴奋和活力来体验全新的、自由的自我。她需要走到自己的世界练习改变，练习是一个持续的过程。她将用另一副眼镜、另一双眼睛看待这个世界，不会再因最初的决定给世界染上浑浊的色彩，而是看得清清楚楚、明明白白，仿佛雨水洗去雾霾。